◆ 医学临床诊疗技术丛书 ◆

神经科疾病
临床诊疗技术

刘嘉林　张　祥　高建霞　主　编

中国医药科技出版社

内 容 提 要

　　本书较为系统、全面地介绍了神经科疾病的诊断方法和治疗技术，包括疾病的临床表现、辅助检查、诊断、鉴别诊断和治疗等方面的知识。并结合临床实际，重点介绍了诊断和治疗上的临床经验以及如何做好病情记录、医患沟通等方面的方法与要求。本书立足临床实践，内容全面翔实，重点突出，是一本实用性很强的神经科疾病诊疗读本，适合神经科专业人员以及基层医务工作者阅读。

图书在版编目（CIP）数据

　　神经科疾病临床诊疗技术/刘嘉林，张祥，高建霞主编．—北京：中国医药科技出版社，2017.4
　　（医学临床诊疗技术丛书）
　　ISBN 978 - 7 - 5067 - 8589 - 1

　　Ⅰ.①神…　Ⅱ.①刘…　②张…　③高…　Ⅲ.①神经系统疾病 - 诊疗　Ⅳ.①R741

　　中国版本图书馆 CIP 数据核字（2016）第 191827 号

美术编辑　陈君杞
版式设计　郭小平

出版	中国医药科技出版社
地址	北京市海淀区文慧园北路甲 22 号
邮编	100082
电话	发行：010 - 62227427　邮购：010 - 62236938
网址	www. cmstp. com
规格	787 × 1092mm ¹⁄₃₂
印张	11⅛
字数	240 千字
版次	2017 年 4 月第 1 版
印次	2017 年 4 月第 1 次印刷
印刷	三河市汇鑫印务有限公司
经销	全国各地新华书店
书号	ISBN 978 - 7 - 5067 - 8589 - 1

定价 35.00 元

版权所有　盗版必究
举报电话：010 - 62228771
本社图书如存在印装质量问题请与本社联系调换

编写人员名单

主　编	刘嘉林	张　祥	高建霞	

副主编　韩　虎　李继来　韩　辉

　　　　王伟超　王廉昌　李　研

编　委　（按姓氏笔画排序）

	王伟超	王廉昌	牛小莉	牛树清
	刘斯文	刘嘉林	齐亚超	李　研
	李继来	李淑娟	何伟亮	张　祥
	和英坤	徐国栋	高建霞	韩　虎
	韩　辉	魏英丽		

前　言

神经系统主要包括中枢神经系统和周围神经系统，是统率和协调全身各系统器官的重要部分。神经系统疾病对人们的生命和社会活动有着不可忽视的影响。神经系统疾病病种繁多，临床表现复杂，治疗难度较大。神经科作为临床的一个重要分支，近年来随着科学技术的迅速发展，新的诊疗技术不断涌现，大大促进了神经科的发展。这对神经科医师提出了更高的要求，其不仅需要现代化的辅助诊断检测技术，还需要全面掌握神经内科的基础知识和临床技能，只有这样才能及时、准确地诊断疾病，给予患者及时合理的治疗。鉴于此，我们组织了相关专业的专家学者编写了此书。

本书共分为十三章，包括周围神经系统疾病、脊髓疾病、脱髓鞘疾病、脑血管疾病、颅内感染性疾病、颅内肿瘤、发作性疾病、颅内压异常、锥体外系疾病、神经系统变性疾病、神经－肌肉接头疾病、自主神经系统疾病和癔症等内容。本书在编写过程中尽可能多地收集目前神经系统的常见病、多发病，在内容编排上侧重于常见病，对常见神经科疾病的诊断、检查方法和治疗做了详细的介绍，重点介绍了诊断和治疗方面的临床经验，把具有丰富临床经验的高年资医师的临床思维方法和经验介绍给年轻医师，让他们不走弯路。在临床经验介绍中，书中特别强调了如何做好病情告知、医患沟通等方面的问题，帮助年轻医师更好地构筑和谐医患关系，希望为神经科的临床工作者提供帮助。

　　本书在编写过程中，参阅了大量相关专业文献书籍，得到了多位同道的支持和关怀，在此表示衷心感谢。本书编写人员众多，若内容存在纰漏之处，敬请读者和同道批评指正。

编者

2016 年 11 月

目 录

第一章

周围神经系统疾病 ◆∙∙∙

第一节 三叉神经痛

三叉神经痛是三叉神经分布区闪电式的反复发作性剧痛，可分为特发性和继发性两种，可能因三叉神经脱髓产生异位冲动或伪突触传递所致。三叉神经痛又称痛性抽搐，是一种濒死样、撕裂样的面部疼痛，持续数秒到 1 分钟左右，几乎总是在一侧（仅 5% 以下为双侧性发生），其通常由触摸受累区、冷风、吃饭、刷牙，有时甚至谈话可引发。本症中年后期开始，更多发生于成年及老年人，在 40 岁以上的患者可达 70% ~ 80%，女性较男性略多。

【诊断】

1. 临床表现

（1）多见于老年人，多于 50 岁以上起病，女性多于男性，是男性的 2 ~ 3 倍。疼痛局限于三叉神经一或两个分支分布区，第 2、3 支最常见，多为单侧性，极少三支同时受累。表现为历时短暂的电击样、刀割样或撕裂样剧痛，每次常持续数秒，突发骤止，通常无预兆，间歇期完全正常。疼痛以面颊、上下颌及舌部最明显。轻触鼻翼、颊部和舌可以诱发，这些点称为扳机点。通常洗脸、刷牙易诱发第 2 支疼痛，咀嚼、哈欠和讲话诱发第 3 支发作，以致患者不敢洗脸、进食，表现面色憔悴和情绪低落。

（2）严重病例伴有面部肌肉反射性抽搐，口角牵向患侧，称为痛性抽搐。同时可伴有面红、结膜充血、流泪和皮温高等。严重者可以昼夜发作，失眠或睡后易醒。

（3）病程可呈周期性，每次发作期为数日、数周或数月，缓解期数日或数年。病程越长，发作愈频繁，病情愈严重，一般不会自愈。神经系统检查通常无阳性体征。

2. 检查

（1）三叉神经诱发电位检查示峰潜伏期延长。

（2）头颅 CT 或 MRI 检查原发性正常，继发性可明确相关的病因。

3. 诊断要点 典型的原发性三叉神经痛，可根据以下几点做出诊断。

（1）疼痛部位严格局限于三叉神经分布区内。

（2）疼痛为突发骤止、历时短暂、频繁发作的剧烈疼痛，并可有"触发点"。

（3）神经系统查体无阳性体征。

（4）影像学检查排除其他继发性三叉神经痛。

4. 鉴别诊断

（1）牙痛：三叉神经痛易误诊为牙痛，许多患者拔牙后疼痛仍不解除才被确诊。牙痛多由牙龈炎、龋齿造成，多呈持续性钝痛，多局限于牙龈部，进冷、热食物可加剧，口腔检查和 X 线检查有助于鉴别。

（2）副鼻窦炎：为局限性持续钝痛，局部有压痛，可有发热、白细胞增多、流脓涕等炎症表现，鼻腔检查及 X 线摄片可确诊。

（3）颞颌关节炎：疼痛主要发生在咀嚼时，局部有压痛，关节运动障碍。

（4）非典型面部神经痛：多发生于忧郁和神经质的患者。疼痛模糊不定，超出三叉神经分布范围，可放射至耳后、颞部、肩等处，通常为两侧，无触痛点，情绪变化可加重疼痛。

（5）蝶腭神经痛：疼痛在颜面深部，可由牙部发出，亦可放射至颞、眼眶、乳突、耳部、枕部、肩部及手部等处，眼眶有压痛。疼痛无规律，阵发或持续性。发作时有鼻黏膜充血、阻塞、流泪等。蝶腭神经节封闭有效。

（6）舌咽神经痛：疼痛部位在舌根、软腭、扁桃体、咽部及外耳道等处，进食、吞咽、说话可诱发。扁桃体可有压痛。用4%可卡因、1%潘妥卡因或丁卡因等喷涂于咽部、扁桃体及舌根部，如能止痛即可确诊。

（7）三叉神经炎：疼痛为持续性，压迫神经分支所在处疼痛可以加剧。三叉神经区可有感觉减退或过敏。亦可伴有运动障碍。病因可由流感、急性上颌窦炎、额窦炎、下颌骨骨髓炎、伤寒、疟疾、梅毒、糖尿病、痛风、酒精中毒、铅中毒、食物中毒等引起。

【治疗】

1. 药物治疗 特发性三叉神经痛首选药物治疗，抗癫痫药治疗有效。

（1）抗癫痫药物：①卡马西平，常为首选，起始剂量为0.1g，口服，每日3次；常用剂量为每日0.6g，最大剂量为每日1.0g；疼痛停止后逐渐减量，采用最小有效维持量每日0.6~0.8g，有效率约70%，孕妇禁用；不良反应有头晕、嗜睡、口干、恶心、消化不良、行走不稳等，但多于数日后消失；偶尔出现皮疹、白细胞减少，需停药；曾有发生共济失调、复视、再生障碍性贫血、肝功能障碍等报道，需立即停药。②苯妥英钠，0.1g，口服，每日3次，如无效可每日增加0.05g，数日后加至每日0.6g；卡马西平或苯妥英钠单药治疗无效者两药合用可能有效；③氯硝西泮，每日6~8mg，口服，

40%～50%的病例能完全控制，25%明显缓解；不良反应有嗜睡和步态不稳，老年患者偶见短暂性精神错乱，停药后消失；卡马西平或苯妥钠无效时可试用。

（2）氯苯氨丁酸：起始剂量5mg，口服，每日3次，常用剂量每日30～40mg；不良反应有恶心、呕吐和嗜睡等，约30%的病例不能耐受不良反应。

（3）维生素 B_{12}：国外文献报道，大剂量维生素 B_{12} 可能缓解疼痛，机制不清。剂量为1000～2000μg，肌内注射，每周2～3次，连用4～8周为1个疗程。通常无不良反应，偶有一过性头晕、全身瘙痒和复视等。

（4）哌咪清：文献报道，哌咪清治疗难治性三叉神经痛疗效优于卡马西平。剂量为第1～4日，每日4mg；第5～9日，每日6mg；第10～14日，每日8mg；第14日以后，每日12mg，均分为2次服。约83.3%的病例可出现手颤、记忆力减退、睡眠中肢体抖动等不良反应。多见于用药后4～6周，通常不需终止治疗。

（5）封闭疗法：服药无效者用无水乙醇、甘油封闭三叉神经分支或半月神经节，以甘油为首选，使之发生变性；不良反应为注射区面部感觉缺失，但可获得止痛效果。可采取以下方法。①周围支封闭：在眶下、眶上、上颌、下颌神经分支处局部麻醉，注入无水乙醇0.3～0.5ml，疗效期短（一般1～6个月），除眶上神经封闭现已少用；②半月神经节封闭：注射药物破坏节内感觉神经细胞，疗效较持久，但注射技术较难，CT监视下注射可提高成功率。

2. 手术治疗　传统方法是三叉神经感觉根部分切断术，止痛效果为目前首选。近年来推崇微血管减压术。手术暴露脑桥三叉神经感觉根及压迫该神经的异常走行或扭曲血管，减压术无须切断神经可取得止痛效果。近期疗效可以达到80%以上；并发症包括听力减退或丧失，面部感觉减退，滑车、外展、面神经暂时性麻痹等。

【病情观察】

仔细观察患者疼痛的性质、部位和特点。如为继发性者，应观察有无原发病的临床表现；注意观察治疗后患者症状、体征的改善与否，以评估治疗疗效；观察药物治疗或手术等其他治疗的效果，尤其是应注意有无治疗药物本身的不良反应。

【病历记录】

1. 门急诊病历 记录患者就诊的主要症状，如疼痛的性质、部位，疼痛诱发因素等。记录有无外伤、肿瘤、炎症等病史。记录神经系统损害的体征，患者的营养状况、精神面貌等。记录诱发电位的检查结果。

2. 住院病历 记录患者入院前的诊疗经过、所用药物及效果如何。详细记录本病的诊断依据和鉴别诊断要点。记录治疗后症状变化、治疗效果，行手术治疗、封闭治疗或半月节射频热凝治疗的，患者家属应签署知情同意书。

【注意事项】

1. 医患沟通 应向患者详细说明本病的特点，尽量减少其恐惧情绪，使其配合治疗。因多数患者可能选择门诊治疗，故应向患者及家属交代药物可能引起的不良反应，需定期随访，以便及早发现、及时调整治疗方案。行封闭治疗或半月节射频热凝治疗的，患者或亲属应签署知情同意书。

2. 经验指导

（1）典型的原发性三叉神经痛，可根据疼痛发作部位、性质与特征，触发点的存在和诱因，以及神经系检查正常、不伴有感觉障碍等而获得确诊。继发性三叉神经痛发作特征虽与原发性三叉神经痛相似，但在发作间期常有持续的钝痛，神经系检查可发现三叉神经受累的体征，如面部感觉减退，角膜反射消失，嚼肌无力、萎缩及下颌偏斜等。疑为继发性三叉神经痛者，应行颅底 X 线平片、头部 CT 或 MRI、脑脊液等检查以明确病因。

（2）三叉神经炎又称三叉神经感染性神经病，可因病毒感染、鼻窦炎、下颌骨骨髓炎、糖尿病、痛风、酒精中毒、铅中毒等引起，疼痛呈持续性，压迫神经分支所在处时疼痛加剧，神经系统检查可有三叉神经受累体征。

（3）本病的治疗以止痛为目的，一般先用药物治疗，无效时，可用神经阻滞疗法或手术治疗。

（4）药物治疗是本病的基本治疗，治疗时应严格掌握用药疗程及相关不良反应。

（5）近年来，国内外开展伽玛刀治疗本病，其适应证为药物治疗和神经阻滞治疗无效，手术治疗失败或复发，身体情况不适于手术治疗者。

第二节 特发性面神经麻痹

特发性面神经麻痹（idiopathic facial palsy）又称 Bell 麻痹（Bell palsy），是茎乳孔内面神经非特异性炎症导致的周围性面瘫。

【诊断】

（一）病因

本病病因尚未完全阐明。一般认为本病与嗜神经病毒感染有关。受凉、病毒感染（如带状疱疹）和自主神经功能不稳等可引起局部神经营养血管痉挛，导致神经缺血水肿。由于骨性面神经管仅能容纳面神经通过，面神经一旦发生炎性水肿，必然导致面神经受压，也可以发生于 Guillain – Barre 综合征。

（二）病理

早期病理改变为面神经水肿和脱髓鞘，晚期可有不同程度轴索变性，以在茎乳孔和面神经管内的部分尤为显著。

（三）临床表现

（1）任何年龄均可发病，以 20～40 岁最为多见，男性略多。绝大多数为一侧性。发病与季节无关。通常急性起病，发病前可伴麻痹侧乳突区、耳内、耳后或下颌角疼痛。患者往往在清晨起床时发现闭目不全、口角歪斜，症状可于数小时或 1～3 日内达到高峰。

（2）面部表情肌瘫痪，可见额纹消失，不能皱额蹙眉，眼裂变大，不能闭合或闭合不全；闭眼时眼球向上外方转动，显露白色巩膜，称为 Bell 征；鼻唇沟变浅，口角下垂，示齿时口角偏向健侧；口轮匝肌瘫痪使鼓腮和吹口哨漏气；颊肌瘫痪可使食物滞留于患侧齿颊之间，并常有口水自该侧流下。多为单侧性，双侧多见于 Guillain - Barré 综合征。泪点随下睑外翻而泪液外溢。

（3）不同部位的面神经损害可出现不同的临床症状。鼓索以上的面神经病出现同侧舌前 2/3 味觉丧失；发出镫骨肌支以上受损时出现同侧舌前 2/3 味觉丧失和听觉过敏；膝状神经节病变除有周围性面瘫、舌前 2/3 味觉障碍和听觉过敏外，还可以有患侧乳突部疼痛、耳郭和外耳道感觉减退、外耳道或鼓膜疱疹，称 Hunt 综合征，系带状疱疹病毒感染所致。

（4）通常在起病后 2 周进入恢复期。

（四）检查

（1）检测面神经兴奋阈值和复合肌肉动作电位能估计预后。

（2）肌电图的面神经传导速度测定，对鉴别面神经是暂时性传导障碍还是永久性失神经支配有帮助。

（五）诊断及鉴别诊断

根据急性起病的周围性面瘫即可诊断，但需注意与以下情况鉴别。

1. Guillain - Barré 综合征　可出现周围性面瘫，多为双侧性，对称性肢体下运动神经元瘫痪和脑脊液蛋白 - 细胞分离现象是特征性表现。

2. 莱姆病 伯氏螺旋体感染导致的面神经麻痹，多经蜱叮咬传播，伴慢性游走性红斑或关节炎史。可应用病毒分离及血清学试验证实。

3. 糖尿病性神经病变 有糖尿病史，常伴其他脑神经麻痹，以动眼、外展及面神经麻痹居多，可单独发生。

4. 其他 中耳炎、迷路炎和乳突炎等可并发耳源性面神经麻痹；腮腺炎、腮腺肿瘤和化脓性下颌淋巴结炎所致者有原发病史和特殊症状；颅后窝肿瘤或脑膜炎引起周围性面瘫起病缓慢，有其他脑神经受损或原发病的特殊表现。

【治疗】

1. 治疗原则 减轻面神经水肿，改善局部血供，康复治疗。

2. 药物治疗

（1）急性期应尽早使用肾上腺皮质激素类药物，可用泼尼松 10mg，口服，每日 3 次，连续 5 日后在 7～10 日内逐渐减量；或地塞米松 10～20mg/d，7～10 日为 1 个疗程。

（2）抗病毒治疗，可予以阿昔洛韦 0.5g，静脉滴注，每日 2 次。

（3）维生素 B_1 100mg、维生素 B_{12} 200～250μg，肌内注射，每日 1～2 次；或甲钴胺（弥可保）500μg，肌内注射，隔日 1 次替代维生素 B_{12}。

（4）加兰他敏 2.5～5mg，肌内注射，每日 1～2 次。

（5）0.4%～0.6% 麝香溶液 2～4ml，面神经干及面部穴位注射，每日 1 次；或泼尼松注射液 25mg，面神经干注射，隔日 1 次。

（6）改善周围血液循环功能的药物。

3. 理疗 急性期可选用超短波透热、红外线照射或耳后茎乳孔周围的局部热敷等。病后 7～10 日可采用碘离子透入疗法。

4. 针刺疗法 急性期过后，为促进神经传导功能的恢复和加强肌肉的收缩，此时可给予瘫痪面肌针刺或电针治疗，常取穴位有翳风、听宫、听会、太阳、攒竹、阳白、颊车、地仓、下关、四白、承泣、丝竹空、睛明等。

5. 功能疗法 面肌的功能训练应尽早开始。

6. 护理 严重的面神经炎由于眼睑闭合不能、瞬目动作及角膜反射消失，使角膜长时间暴露，易导致眼内感染，特别是角膜损害。为此，要注意不要吹风和持续用眼，外出或睡眠时使用眼罩或眼膏保护角膜。

7. 手术治疗 长期不能恢复者，可试行面神经与副神经或面神经与膈神经吻合术，但术后随意运动能否通过长期训练而建立尚难确定。

【病情观察】

注意观察治疗后症状是否缓解，面神经麻痹是否恢复，恢复期应行电生理检查以评估预后，并观察有无后遗症。使用糖皮质激素治疗者，应注意观察有无相关的不良反应。

【病历记录】

1. 门急诊病历 记录患者的起病方式。记录面瘫发生的时间，发病前有无起病诱因，有无糖尿病、高血压、肿瘤、外伤等病史。记录周围型面瘫及有定位意义的阳性体征。记录面神经兴奋阈值、复合肌肉动作电位检查结果。

2. 住院病历 记录患者入院前的诊疗经过、效果如何。详细记录本病的诊断依据。详细记录患者治疗后的病情恢复情况、药物治疗的不良反应。记录电生理等辅助检查的结果。

【注意事项】

1. 医患沟通 由于本病常使面容变化很大，故患者可有明显的心理障碍，表现为拘束、抑郁、妨碍社会交往带来的自卑。医师应向患者说明病情及预后情况，消除其紧张情绪，使之积极配合治疗。应积极指导患者进行必要的功能训练。需使用糖皮质激素治疗者，应告知患者及家属常见的不良反应，征得其理解与配合。

2. 经验指导

（1）诊断本病时，应首先判定是否为特发性面神经炎，根据本病的起病形式和临床特点，诊断并不困难。主要需与能引起周围性面瘫的其他疾病（如急性炎症性脱髓鞘性多发性神经病、耳源性面瘫、面神经鞘瘤、颞骨骨折、颅后窝病变等）相鉴别。

（2）诊断本病时，应评估患者的面瘫程度，常可依据面瘫简易评分法、定性检查（包括感应－交流电刺激、神经兴奋性试验、神经电图、肌电图）和定位诊断（包括泪腺分泌试验、镫骨肌反射、味觉试验、颌上腺流量试验）来判定。

（3）早期应用超短波深部透热治疗，可减轻面神经水肿，病程 2 周后，可应用低频疗法，刺激面肌收缩、改善血循环，刺激血管运动神经、防止肌肉萎缩，同时辅以面肌的锻炼及按摩。

（4）发病初前 2 日应用糖皮质激素可防止病损进展至完全神经支配，但应注意有无使用的禁忌证。

第三节　急性炎症性脱髓鞘性
多发性神经病

急性炎症性脱髓鞘性多发性神经病，又称格林－巴利综合征，是一种病因及发病机制尚不完全清楚的周围神经广泛的炎症性脱髓鞘疾病，可能与病毒感染或自身免疫等有关。本病主要损害脊神经根和周围神经（脑神经多见），急性或亚急性起病，其特点为四肢对称性弛缓性瘫痪，常伴脑神经麻痹，脑脊液蛋白－细胞分离。本病任何年龄均可罹患，但以儿童及青壮年居多，男性多于女性。四季均可发病，但以夏秋季（6~10月）为发病高峰。

【诊断】

1. 临床表现

（1）病史：多数患者起病前1~4周有上呼吸道或消化道感染症状，可有受凉、雨淋、涉水和过度疲劳史，少数有免疫接种史。多数1~2周内病情达高峰，部分3~4周内症状达高峰。

（2）瘫痪：80%以上的患者首发症状为双下肢无力，逐渐加重并向上发展累及上肢，少数可上、下肢同时受累。瘫痪大多呈对称性，远端向近端发展，下肢重于上肢，少数近端向远端发展或远、近端同时受累，并累及躯干。严重病例四肢呈完全性瘫痪和呼吸肌麻痹。瘫痪呈弛缓性，腱反射减弱或消失，病理征阴性，但极个别病例可出现Babinski征阳性，这是脊髓受累的表现。早期肌萎缩不明显。

（3）感觉障碍：一般病例感觉障碍较轻，可主诉四肢远端麻木或疼痛，蚁走感或针刺感。体格检查可发现肢体远端呈手套或袜套样末梢神经炎改变，少数可表现为节段性、束性感觉障碍。常见肌肉压痛（腓肠肌最明显）和肢体牵拉痛。部分病例可无感觉障碍。

（4）脑神经麻痹：约有一半的病例伴发脑神经麻痹，也有少数患者仅有脑神经麻痹而无肢体瘫痪。脑神经受累可一侧性，但双侧性更多见。以舌咽神经、迷走神经麻痹最多见，（尤其在儿童）面神经次之（以成人多见）。其他脑神经受损依次为外展神经、动眼神经、舌下神经和三叉神经。

（5）自主神经功能障碍：较少见，表现为肢端出汗、发红、肿胀及皮肤营养障碍，部分严重病例可有血压不稳、心动过速、心电图异常等。括约肌功能一般不受影响，极少数可有短暂的尿潴留、便秘、大小便失禁等。

2. 检查

(1) 脑脊液：脑脊液蛋白分离是本病特征性表现，即脑脊液的蛋白增高而细胞数正常，是本病的特点之一。半数病例蛋白质在起病第 1 周内可正常，第 2 周蛋白增高，第 3 周增高最明显，到第 12 周后绝大多数又恢复正常。蛋白增高程度不一，通常为 $1 \sim 5g/L$。细胞数一般少于 10×10^6 个/L，偶可达 50×10^6 个/L，以单核细胞为主。

(2) 心电图：严重病例可出现异常，常见窦性心动过速和 T 波改变，如 T 波低平，QRS 波电压增高，可能为自主神经功能异常所致。

(3) 肌电图：早期肢体远端的神经传导速度可正常，但此时 F 波的潜伏期已延长，随着病情的发展 80% 的病例神经传导速度明显减慢，常超过 60% ~ 70%，波幅可正常。

(4) 电生理检查：可发现运动及感觉神经传导速度（NCV）明显减慢、失神经或轴索变性的证据。发病早期可能仅有 F 波或 H 反射延迟或消失，F 波异常代表神经近端或神经根损害，对本病诊断颇有意义。脱髓鞘可见 NCV 减慢、远端潜伏期延长、波幅正常或轻度异常，轴索损害表现为远端波幅减低。但由于脱髓鞘病变节段性和斑点状特点，可能某一神经 NCV 正常，另一神经异常，因此早期应检查多根神经。

(5) 腓肠神经活检：显示脱髓鞘和炎性细胞浸润提示本病，但腓肠神经是感觉神经，本病以运动损害为主，因此活检结果仅作诊断的参考。

3. 诊断要点　病前 1 ~ 4 周的感染史，急性或亚急性起病，起病时无发热，四肢对称性迟缓性瘫痪，感觉功能多正常或轻度异常，可伴有脑神经损害、呼吸麻痹、大小便功能多正常，脑脊液有蛋白 - 细胞分离现象，肌电图神经传导速度减慢。

4. 鉴别诊断

(1) 脊髓灰质炎：多在发热数日后，体温未完全恢复正常时出现瘫痪，常累及一侧下肢，无感觉障碍及脑神经受累。病后3周可见CSF蛋白细胞分离现象，应注意鉴别。

（2）癔症性瘫痪：根据神经体征不固定、腱反射活跃及精神诱因等鉴别。

（3）重症肌无力全身型：可呈四肢对称性迟缓性瘫痪，但一般起病较慢，症状有波动，多晨轻暮重，疲劳试验及新斯的明试验阳性，脑脊液正常。

（4）周期性瘫痪：发作时肢体对称性迟缓性瘫痪，过去有发作史，病前常有过饱、过劳、饮酒史。无感觉障碍及脑神经损害，脑脊液正常，发作时多有血钾降低及心电图呈低钾样改变，补钾后症状无缓解。

（5）急性脊髓炎：高位脊髓炎可有四肢瘫痪，早期肌张力呈迟缓性，但有感觉障碍平面，大、小便障碍。随着病情的发展肌张力增高，腱反射亢进，病理反射阳性。脑脊液细胞、蛋白正常或轻度增高。

【治疗】

1. 对呼吸的强化护理及并发症的预防　本病的主要危险是呼吸麻痹，需要保持呼吸道通畅，定时翻身拍背，使呼吸道的分泌物及时排出，预防肺不张及呼吸道感染。密切观察呼吸困难程度、肺活量和血气分析的改变，以便及时做出使用呼吸机的决定。如有缺氧症状，肺活量降低至20~33ml/kg以下，则使用呼吸机。通常先用气管内插管，如无好转则行气管切开，用外围有气囊的插管，外接呼吸机或人工辅助呼吸。通气量不足或过大，都可影响气体的正常交换而危及生命。应随时调整呼吸机的通气量、通气频度或捏皮囊的幅度及频度。应加强护理，保持呼吸道通畅，预防并发症。呼吸麻痹的抢救是增加治愈率、减少死亡率的关键。

2. 延髓麻痹者宜及早下细的鼻饲管　进食后30分钟宜取坐位或半坐位，以免食物误入气管而致窒息或肺部感染，喂食后的鼻饲管一定要用温开水洗干净，以防食物在鼻饲管内腐烂变质。尿潴留者先用腹部加压帮助排尿，无效时则要间歇导尿。便秘者依次用大便软化剂、轻泻剂及灌肠治疗。

3. 辅助治疗 可用 ATP、辅酶 A、B 族维生素等营养神经的药物。抗生素预防感染。中医、中药等增加机体抵抗力及调节免疫功能。肢体瘫痪的患者，应保持肢体于功能位，尤其防止足下垂。

4. 血浆交换疗法 一般认为本疗法治疗有效，能缩短自发病到独立行走的时间，缩短用人工辅助呼吸的时间，缩短疾病分级量表好转所用时间，1 ~ 2 个月时患者的好转百分数增高，6 个月患者的神经系统后遗症百分数低于对照组。

5. 大剂量人体免疫球蛋白 一般认为可缩短病程。用量 0.4g/（kg·d），静脉滴注，自慢速开始，初为每小时 40ml，以半小时增加 10 ~ 15ml 的速度至每小时 100ml。

6. 肾上腺皮质激素 由于本病的病程差异很大，影响因素很多，激素给予的时机、种类、剂量、剂型及给予方法等不同，而各地报道又无严格的对照，差异较大，所以肯定的结论有待大量病例的证实。一般轻症病例可口服泼尼松，每次 10 ~ 20mg，每日 3 ~ 4 次。重症病例用地塞米松，10 ~ 15mg 或氢化可的松 200 ~ 300 静脉滴注，每日 1 次，持续 10 ~ 14 日。随病情好转而逐渐减量，以后改为口服泼尼松维持量，一般疗程为 1 个月左右。目前多数专家主张气管切开前应用肾上腺皮质激素以控制或减轻病情的发展，而气管切开后就不再应用肾上腺皮质激素，以减少肺部感染的机会。

7. 其他免疫抑制剂 有报道用环磷酰胺、硫唑嘌呤等治疗有效。因无严格的对照，疗效难以判断。

8. 康复治疗 瘫痪时宜经常被动活动肢体，肌力开始恢复时应及时主动和被动结合进行活动，活动宜早，在力所能及的情况下尽量活动。可配合针灸、推拿及理疗。

【病情观察】

应全面、仔细地观察患者的症状、体征及病情严重程度。重症患者应严密观察生命体征、心肺功能；重点观察患者治疗后病情改善、恢复情况；注意复查脑脊液及神经电生理学检查以评估治疗效果。长期卧床患者应注意观察有无坠积性肺炎、压疮等并发症的出现。如有呼吸机辅助呼吸，应观察治疗是否有效；注意观察有无水电解质平衡紊乱，如有，应予及时纠正。

【病历记录】

1. 门急诊病历 记录患者肢体瘫痪的部位和时间，记录起病方式，发病前有无上呼吸道感染症状及疫苗接种史，有无重金属接触史及有机物接触史。记录神经系统检查结果。记录脑脊液、肌电图、神经传导速度等辅助检查结果。

2. 住院病历 详细记录疾病的发生发展过程、门急诊的诊疗经过。记录本病的诊断依据。重点记录患者治疗后的病情变化。记录行脑脊液、电生理等辅助检查结果。需要特殊检查或治疗者（如辅助呼吸、血浆置换等），应记录与患者或家属的谈话内容，签署知情同意书。

【注意事项】

1. 医患沟通 应告知患者家属有关本病的临床特点、诊断方法、治疗手段等，尤其是要告知本病严重者可死亡，以使患者家属能有足够的思想准备，并积极配合以上治疗的实施。用血浆交换治疗、呼吸机辅助呼吸时，均须讲明治疗的必要性，以征得患者家属的同意和配合。

2. 经验指导

（1）典型病例根据其临床症状、实验室检查和电生理检查，诊断不难。但非典型病例的诊断实属不易。鉴别诊断时应考虑到初次发作的周期性瘫痪、急性脊髓炎、脊髓灰质炎、肉毒中毒、血卟啉病及农药中毒和其他原因引起的多发性神经病。

（2）确诊或疑诊本病患者均应收入住院进一步治疗。本病主要是对症和支持治疗。在药物治疗或血浆交换等治疗的同时，重视患者的常规护理及对症治疗十分重要，如心电监护、血气分析、电解质测定等，以维护患者的生命体征稳定。如有辅助呼吸指征，则应立即予以辅助呼吸治疗。情况紧急时，可行气管插管、气管切开等治疗。应严密观察呼吸变化，随时清除口腔及呼吸道分泌物，保持呼吸道通畅。有延髓麻痹者宜及早予以鼻饲。有条件时应行血浆交换疗法。疾病后期如留有后遗症，则可予以康复治疗，以提高患者的生活质量。

（3）本病主要的危险是呼吸肌麻痹，临床应密切观察病情变化，以期尽早发现呼吸肌麻痹，求得及时有效治疗。治疗中加强对患者的观察及护理十分重要，有助于本病治疗的顺利实施。糖皮质激素使用应严格掌握适应证，应用时应持慎重态度。

第四节　臂丛神经炎

臂丛神经炎（brachial plexus neuritis）是由多种病因引起的发生在臂丛神经支配区，以疼痛、肌无力和肌萎缩为主要表现的综合征，多发生于受寒、流行性感冒、斑疹伤寒及其他感染性疾病之后，多见于成人。

【诊断】

（一）症状与体征

（1）临床特点为上肢疼痛，首先在颈根及锁骨上部，以后迅速扩展至肩后部、臂及手。

（2）臂丛神经干压痛明显。

（3）受累上肢肌力减弱；腱反射减弱或消失。

（4）手或手指的浅感觉减退，严重者有皮肤变薄及手指肿胀等改变。

（二）检查

1. 实验室检查 脑脊液检查多数在正常范围，个别患者蛋白轻度增加至 500~600 mg/L。

2. 特殊检查 神经传导速度检查示 NCV 减慢，F 波潜伏期延长。

（三）诊断要点

（1）成人，急性或亚急性起病，起病前有感染病史。

（2）臂丛神经干压痛明显，受累上肢肌力减弱，腱反射减低或消失。

（3）手或手指的浅感觉减退，肌肉萎缩不明显。

（4）NCV 减慢和 F 波潜伏期异常。

（四）鉴别诊断

1. 肩关节或肩关节周围炎 此病也见于成年患者，疼痛位于肩关节和上臂。活动肩关节时，肩部疼痛加剧，但其疼痛仅限于肩关节和上臂。严重患者肩关节固定、强直，肩关节肌肉常有压痛点。而无神经干损害体征。

2. 肩手综合征 此病常见于老年患者，在心肌梗死、心绞痛、脑血管意外、创伤或其他疾病之后出现。其症状亦为肩部疼痛，并向上肢、手部放射，但伴有手指僵硬、触痛、肿胀和运动障碍以及手和手指的颜色改变。轻症者可累及肩与手，重者还可发生手的肌肉萎缩，手屈曲、畸形和挛缩及皮肤营养障碍。

3. 神经根型颈椎病 颈根部、肩及上肢可呈烧灼样疼痛，伴麻木感，患侧上肢高举时疼痛加重，但此病头部叩击试验阳性。颈椎棘突，尤其是横突的压痛较明显。X 线检查常有颈椎曲度的改变，如生理前凸消失、椎体边缘或钩椎关节骨质增生、椎间隙变窄及椎间孔缩小等改变。

4. 颈下段脊髓外硬膜下肿瘤 患者早期也出现肩胛和上肢根性疼痛，但继而脊髓受压迫而产生横贯性损害症状。脑脊液检查示椎管有部分或完全梗死，蛋白质含量增加。颈脊髓空气或碘油造影、MRI 有助于诊断。

5. 颈肋 其主要症状也可为颈肩疼痛，并向前臂及手部内侧放射，举物或提物等上肢伸展运动时，疼痛加剧。颈根部有时可触及一硬性肿块，X 线摄片可显示颈椎横突过长或颈肋，借此可与臂丛神经炎鉴别。

6. 脊髓空洞症 病变若位于颈 5~胸 1 脊髓节段处，其临床表现将与臂丛神经炎难以区别。但此病发展缓慢，中间可有一定静止，疼痛多不严重，牵引上肢不引起疼痛加重，并且有节段性分布的痛温觉减弱或消失、触觉存在的感觉分离现象等特点。

【治疗】

（一）一般治疗

急性期应给肢体以适当的休息，上肢屈肘靠近胸前以宽带悬吊于颈，避免过多活动和提重物。局部理疗、针灸、拔火罐等综合治疗常有良效。

（二）药物治疗

糖皮质激素有消退神经水肿和止痛的作用，可用地塞米松 10mg 加入 5% 葡萄糖氯化钠注射液中静脉滴注，每日 1 次，一般应用 3~5 日，其剂量渐减并改为醋酸泼尼松口服，疗程 2~3 周。同时以加兰他敏 2mg，每日 1 次，肌内注射。疼痛明显者，可用复方对乙酰氨基酚 0.5g，每日 3 次，口服。

（三）病因治疗

如有明确病因的，应采取相应治疗。如为感染引起的，可给予积极的抗感染治疗。

【病情观察】

观察患者上肢疼痛或活动障碍的部位、疼痛的程度，观察治疗以后疼痛等症状及体征的改善情况。

【病历记录】

1. 门急诊病历　记录患者上肢疼痛或活动障碍的部位和时间，记录患者的起病方式、起病前有无感染病史，记录患者患侧运动、感觉和自主神经障碍的体征及神经电生理的检查结果。

2. 住院病历　记录患者发病过程。记录本病的诊断依据，尤其是病因诊断的依据。记录治疗后患者症状、体征的改善情况、治疗效果。

【注意事项】

1. 医患沟通　应向患者或家属说明本病特点，消除其紧张情绪，使之积极配合诊治。诊断未明时，应向患者或家属交代病情及相关辅助检查的必要性，争取其理解和配合。

2. 经验指导

（1）病因诊断尤其重要。对于引起臂丛神经炎的原发疾病应通过各种检查明确诊断，尤其是由肿瘤等引起的臂丛神经炎。

（2）根据患者的典型症状及病程，本病诊断不难。有明确病因的可采取相应治疗；病因不明的，则以对症治疗为主。如应用糖皮质激素治疗，治疗有效者可逐渐减量至停药。如疼痛明显，可用止痛药物，亦可根据患者的表现，予理疗、针灸等辅助治疗。

（3）去除病因较为重要，但大多病因难以明确，因此，治疗上多以对症、支持治疗为主。应用糖皮质激素时间不宜过长，以免发生不良反应。局部理疗、针灸、拔火罐等治疗有时疗效较好。

第五节　尺神经损害

尺神经是感觉和运动混合性神经，其包括 C_7、C_8 和 T_1 根成分，支配腕部尺侧屈肌、环指和小指屈肌及手部的小肌的大部分。尺神经损伤后手的尺侧、小指全部、环指尺侧感觉均消失。尺神经深支为运动支，有时受刺伤或贯穿伤。在腕部，尺神经易受到割裂伤。在手指及掌部，尺神经浅支亦易受割裂伤。感觉缺失与临床发展不一定相同，轻触觉缺失比痛觉缺失的范围大。

【诊断】

1. 临床表现

（1）运动：肘上损伤，尺侧腕屈肌和指深屈肌尺侧半瘫痪、萎缩，不能向尺侧屈腕及屈环小指远侧指关节。手指平放时，小指不能爬桌面。手内肌广泛瘫痪，小鱼际、骨间肌及第3、4蚓状肌、拇内收肌及屈拇短肌内侧头均瘫痪。小鱼际及掌骨间有明显凹陷。环指、小指有爪状畸形。肘上损伤爪状畸形较轻；如在指屈深肌神经供给远侧损伤，因指深屈肌失去手内肌的对抗作用，爪状畸形明显，即环小指掌指关节过伸、指间关节屈曲。不能在屈曲掌指关节的同时伸直指间关节。由于桡侧二蚓状肌的对抗作用，示、中指无爪状畸形或仅有轻微畸形。各手指不能内收外展。夹纸试验阳性。拇指和示指不能对掌成完好的"O"形，此两指对捏试验显示无力，是由于内收拇肌瘫痪、不能稳定拇指掌指关节所致。小指与拇指对捏障碍。因手内肌瘫痪，手的握力减少约50%，并失去手的灵活性。

（2）感觉：手的尺侧、小指全部、环指尺侧感觉均消失。

2. 检查 物理检查为主。必要时进行肌电检查。

3. 诊断要点

（1）神经在肘部的损害

①肘部损害可由下列原因引起：贯穿伤、骨折或脱位、关节炎。压力或反复的神经创伤，当内上髁的尺神经沟未得到保护时，尤其尺神经沟是处于下列状态时：全麻期或昏迷

期、肘支撑物、肘外翻（常继发于老年性肘骨折）。肘管综合征（尺侧屈腕肌两头间纤维带的包裹）。多数性单神经炎、神经痛肌萎缩、透析用的前臂动静脉瘘。

②患者具有运动和感觉或两者兼有受损的临床特征。其中主要有肘管综合征，肘管综合征或肘部创伤常有沿着前臂内侧放射的疼痛。在小指和环指，有时也在掌的尺侧有麻木和刺痛。肌无力和萎缩在尺神经支配的手肌最明显（尤其是第一背侧骨间肌和指展小肌）。如在指深屈肌的分支以上受损，常在小指的末端指关节处于屈曲动作时出现明显肌无力。不过，肘管综合征一般较腕管综合征少见，棒球的投掷手易患肘管综合征。

（2）尺神经的腕部及手部损害

①腕部损害：可由下列因素引起：贯穿伤、骨折或脱位、关节炎。临床特征同上，但无腕部、小指和环指的屈肌无力，掌的尺侧感觉正常。

②尺神经的手部损害：手部损害可由反复创伤如使用振动的工具、手下垂位、提重物、支撑性压迫，关节炎，腱鞘囊肿，贯穿性创伤等引起。

③神经电诊断：神经电检查可有小指的尺神经感觉动作电位的波幅减小、延时（或缺失），但如在该神经的掌侧远端的感觉支配源处时则神经电检查正常。在损害处的运动神经传导速度减弱或复合肌肉动作电位波幅减低。在腕和掌处损害时，到展指小肌和（或）第一背侧骨间肌的远端运动潜伏期延长。展指小肌和（或）第一背侧骨间肌可以失神经改变。

4. 鉴别诊断　鞭索综合征可被误为双侧桡神经麻痹，而双侧尺神经麻痹有时甚至可误为进行性脊髓肌萎缩。

【治疗】

治疗是避免对神经的异常压迫和避免肘的反复屈伸。保守治疗可能有益，在损害部位上临床与电生理一致，则可行肘管压迫的神经减压术。必要时要做肘前的神经移位，以防止因反复创伤使功能变坏，但改善机会不多。其他包括夜间使用夹板，固定肘关节于轻度外展位；可试用维生素 B_6 口服，每次 20mg，每日 3 次。腕和手部尺神经压迫的治疗，是尽可能去除压迫性损害。减轻疼痛，防止感觉体征与运动无力的进展。

【病情观察】

注意观察治疗后症状是否缓解，尺神经麻痹是否恢复，恢复期应行电生理检查以评估预后，并观察有无后遗症。

【病历记录】

1. 门急诊病历 记录患者的起病方式。记录尺神经麻痹发生的时间，发病前有无起病诱因。记录有定位意义的阳性体征。记录尺神经兴奋阈值、复合肌肉动作电位检查结果。

2. 住院病历 记录患者入院前的诊疗经过、效果如何。详细记录本病的诊断依据。详细记录患者治疗后的病情恢复情况、药物治疗的不良反应。记录电生理等辅助检查的结果。

3. 经验指导

(1) 尺神经损伤是黄斑裂孔术后的一种眼外并发症，可以归咎于手术后面朝下手臂固定的姿势。实施手术的外科医师应告诫患者尽量减少双肘固定姿势的时间，尤其应当对弯曲肘部施加的压力减到最小。

(2) 根据损伤情况，做减压、松解或吻合术。为了获得长度，可将尺神经移至肘前。尺神经吻合后的效果不如桡神经和正中神经。桡神经大部分为运动纤维，正中神经大部分为感觉纤维，而尺神经中感觉与运动纤维大致相等，故缝合时尤须注意准确对位，不可旋转。在尺神经远侧单纯缝合感觉支及运动支，效果良好。如无恢复，可转移示指、小指固有伸肌及中环指屈指浅肌代替骨间肌和蚓状肌，改善手的功能。

（3）尺神经损伤修复后手内肌功能恢复较差，特别是高位损伤。除应尽早修复神经外，腕部尺神经运动与感觉神经已分成束，可采用神经束缝合，以提高手术效果。晚期功能重建主要是矫正爪形手畸形。

第六节　腓总神经损害

腓总神经是感觉和运动的混合性神经，其包括 L_4、L_5、S_1 根成分，其起源于膝上的坐骨神经，在近胫骨颈处分为两支，一支为浅支，支配腓肌和足的背外侧部及小腿下外侧的感觉；另一支为深支。支配足趾伸肌和第一与第二趾间的足背部一小块区域皮肤的感觉。

【诊断】

1. 临床表现　表现为腓肠肌萎缩和无力，引起踝外翻无力；胫前肌群无力，引起踝和足趾背屈无力。足背部趾短伸肌也萎缩和无力。踝部内翻和跖屈正常。感觉缺失极轻微。有时只累及浅表分支，在这种情况下患者感觉缺失相似，但踝内翻无力。压力性麻痹通常在几周或几个月后自发性恢复。

2. 检查　一般体格检查即可诊断，必要时可做神经肌电图检查，有助于神经损伤部位的确定，为判断损伤程度、预后及观察神经再生提供依据。

3. 诊断要点

（1）足下垂，走路呈跨越步态。

（2）踝关节不能背伸及外翻，足趾不能背伸。

（3）小腿外侧及足背皮肤感觉减退或缺失。

（4）胫前及小腿外侧肌肉萎缩。

周围神经损伤是常见的创伤，可以单独发生，也可与其他组织损伤合并发生。周围神经损伤后，受该神经支配区的运动、感觉和营养均将发生障碍。临床上表现为肌肉瘫痪、皮肤萎缩、感觉减退或消失。闭合性损伤，如关节脱位或骨折，可挤压或牵拉神经；骨筋膜室综合征对神经血管的压迫；锐利骨折端刺破和切割作用致伤神经；暴力冲击钝性挫伤，石膏外固定压伤浅表神经；肢体被暴力牵拉等因素致伤神经。开放性损伤，如锐器切割和火器伤致神经断裂；机器绞伤或撕脱伤等。这类神经损伤范围有时可达 20～30cm，治疗困难，预后差。

【治疗】

该处损伤位置表浅，神经均可触及，应尽早手术探查。应按损伤原因进行相应治疗。为了促使神经功能的恢复可给予理疗、电刺激、针灸、体疗及 B 族维生素等。功能不恢复者，晚期行肌腱移位或踝关节融合矫正足下垂畸形。

【病情观察】

应全面、仔细地观察患者的症状、体征及病情严重程度。重症患者应严密观察肌肉萎缩情况及功能；重点观察患者治疗后病情改善、恢复情况。

【病历记录】

1. 门急诊病历 记录患者腓肠肌萎缩和无力发生时间，记录起病方式。记录神经系统检查结果，记录神经肌电图检查结果。

2. 住院病历 详细记录疾病的发生发展过程、门急诊的诊疗经过。记录本病的诊断依据。重点记录患者治疗后的病情变化，记录神经肌电图检查结果。

【注意事项】

1. 医患沟通 应告知患者家属有关本病的临床特点、诊断方法、治疗手段等，尽量减少其恐惧情绪，使其配合治疗。行手术治疗的，患者或亲属应签署知情同意书。

2. 经验指导

（1）腓总神经损伤引起腓骨肌及胫骨前肌群的瘫痪和萎

缩，患者不能伸足、提足、扬趾及伸足外翻，呈马蹄内翻足。步行时患者高举足，使髋关节、膝关节过度屈曲，当足落地时先足尖下垂，接着用整个足跖着地，似马或鸡的步态，或称跨阈步态。感觉障碍分布于小腿前外侧和足背，包括第一趾间隙。跟腱反射不受影响。

（2）腓总神经在腓骨上部，位置表浅而易受撞击、挤夹、压迫、冷冻等外界因素的损害，也可能为代谢障碍（糖尿病）、结缔组织疾病（结节性多动脉炎）和麻风所累。

（3）应按损伤原因进行相应治疗。为了促使神经功能的恢复可给予理疗、电刺激、针灸、体疗及 B 族维生素等。

第七节　坐骨神经损害

坐骨神经是较大的感觉和运动混合性神经，其包括 L_4、L_5、S_1、S_2 和 S_3 根成分，支配屈膝肌、部分内收大肌和所有膝以下的肌肉。髋关节后脱位、臀部刀伤、臀肌肉挛缩手术伤及臀部肌内注射药物、妇女孕产创伤等均可致其高位损伤。坐骨神经损害时可在足的表面有感觉缺失并可延伸到腿及膝的外侧部。在膝的上方，坐骨神经再分为腓总神经和胫神经。

引起坐骨神经损害的原因较多，其中包括：贯穿伤；外部压迫（昏迷、全麻等）；误注射部位；盆部肿瘤和动脉瘤；怀孕子宫、难产期间创伤的压迫；股部及骨盆骨折；髋部手术、骨折或移位。

【诊断】

1. 临床表现

（1）坐骨神经损伤：可引起股后部肌肉及小腿和足部所有肌肉全部瘫痪，导致膝关节不能屈、踝关节与足趾运动功能完全丧失，呈足下垂。小腿后外侧和足部感觉丧失，足部出现神经营养性改变。由于股四头肌腱全，膝关节呈伸直状态，行走时呈跨越步态。如在股后中、下部损伤，则腘绳肌正常，膝关节屈曲功能保存。

（2）坐骨神经痛：临床上根据坐骨神经痛部位不同可分为根性痛、干性痛和丛性痛，其各种类型的共性特点如下。

①根性坐骨神经痛：表现有椎旁压痛及叩压痛，增加腹压时疼痛剧烈，屈颈试验时95%的患者阳性，并出现脊神经根定位症状及体征，脑脊液检查可显示部分梗死及生化异常的改变。

②干性坐骨神经痛：压痛点位于大转子点并向下放射，坐骨神经区均有压痛，椎旁压痛不明显。下肢旋转试验多为阳性。直腿抬高试验亦为阳性。出现干性定位症状与体征。90%的患者出现足底部麻木感。

③丛性坐骨神经痛：出现多干性疼痛，如可出现坐骨神经（下肢放射痛）及股神经（大腿前部放射痛）和臀上神经与闭孔神经（膝部放射痛）疼痛症状，叩击腰骶部反而自觉感觉良好。并出现膝反射和跟腱反射减弱或消失。

2. 检查 一般体格检查即可诊断，必要时可做脊柱X线片、CT、MRI检查，可有相应的改变。

3. 诊断要点 临床特征为膝盖以下腘绳肌腱和所有肌肉萎缩和无力，伴踝反射丧失。除由长隐神经（股神经的分支）支配的内踝周围皮肤外，全足有麻木感。

主要根据创伤史和临床表现诊断。但需注意坐骨神经痛的病程依病因而异。坐骨神经炎常于发病1周左右疼痛最剧烈，经过适当治疗，一般于4~8周内恢复预后好，但可复发。某些病例为慢性，症状起伏不定，持续数月不愈。腰椎间盘突出，轻症可于数周或2~3月治愈，重症常持续较久，数月后方减轻。少数病例甚至可数年不愈，并常反复发作，或遗留腰及下肢沿坐骨神经分布区酸痛，或在用力时产生疼痛，腰椎椎管狭窄症，手术治愈率可达 70% 以上，有效率超过 90%。

【治疗】

1. 对症治疗　疼痛可用对乙酰氨基酚加可待因 30mg，每日 3～4 次，以及其他非甾体类镇痛药，如异丁苯乙酸、萘普生等。肌肉痉挛可用地西泮 5～10mg 口服，每日 3 次；或环苯扎林 10mg 口服，每日 3 次，可能有效。严重病例可用地塞米松每日 10～15mg，静脉滴注，7～10 日；一般可口服泼尼松 10mg，每日 3～4 次，10～14 次为一疗程。也可用 1%～2% 普鲁卡因加泼尼松龙各 1ml 椎旁封闭。

2. 病因治疗　腰椎间盘突出急性期卧硬板床休息 1～2 周常可使症状稳定。

3. 理疗　包括针灸及热疗等。

【病情观察】

应全面、仔细地观察患者的症状、体征及病情严重程度。重症患者应严密观察生命体征；重点观察患者治疗后病情改善、恢复情况。

【病历记录】

1. 门急诊病历　记录患者肌肉瘫痪的部位和时间，起病方式，患者疼痛部位与疼痛时间，患者有无发病诱因。记录神经系统检查结果及 X 线等辅助检查结果。

2. 住院病历　详细记录疾病的发生发展过程、门急诊的诊疗经过。记录本病的诊断依据。重点记录患者治疗后的病情变化，记录 CT、X 线等辅助检查结果。

【注意事项】

1. 医患沟通　应告知患者家属有关本病的临床特点、诊断方法、治疗手段等。因多数患者可能选择门诊治疗，故应向患者及家属交代药物可能引起的不良反应，须定期随访，以便于早发现病情变化、及时调整治疗方案。

2. 经验指导

(1) 硬板床休息，可坚持做床上体操。要劳逸结合，生活规律化，适当参加各种体育活动。运动后要注意保护腰部和患肢，内衣汗湿后要及时换洗，防止潮湿的衣服在身上被焐干。出汗后也不宜立即洗澡，待落汗后再洗，以防受凉、受风。

(2) 在急性疼痛期，不要拾起超过 4.5 千克的重物，不要用腿、臂和背部用力上举重物，可推但不要拉重物。为了避免牵拉坐骨神经，以减轻疼痛，患者常有一些特殊的减痛姿势，如睡时喜向健康一侧睡，病侧下肢的髋膝部微屈。坐下时以健康侧的臀部着力。站立时身体重心移在健侧。弯腰拾物时，患肢膝部屈曲，时间久后便造成脊柱侧弯，大多数弯向病变一侧。任何牵拉坐骨神经的试验都可诱发或加重疼痛。沿着坐骨神经通路的各点，如腰椎旁，环跳穴、委中穴、踝关节外侧腓骨小头下方和足底中央可有明显的压痛。除疼痛外，小腿外侧面和足背处有针刺、发麻等感觉，大腿后方及小腿的肌肉松软无力，日久有轻度的肌萎缩。

(3) 对继发性坐骨神经痛，首先必须查明病因，有无结核、外伤、肿瘤等病史，并去医院进行全身检查，妇女应做妇科检查，以找出原发病灶。X 线摄片对查明病因有重要意义。少数患者必要时可考虑腰椎穿刺和造影检查。继发性坐骨神经痛的治疗首先是去除病因，如消炎、手术切除肿瘤等。急性期应卧硬板床休息。疼痛剧烈时给予止痛和适量镇静剂。坐骨神经炎的早期可给消炎止痛剂，肾上腺皮质激素也可短期应用。口服或肌内注射 B 族维生素，患侧下肢保暖，配合针灸、理疗体疗和按摩。坐骨神经炎在病初的 5~10 天内疼痛最剧，6~8 周后减轻并逐渐恢复正常。

第二章

脊髓疾病 ◀···

第一节　急性脊髓炎

急性脊髓炎（acute myelitis）又称急性非特异性脊髓炎（acute spontaeous myelitis），是指一组原因不明的脊髓急性横贯性损害的炎症性脊髓疾病。临床表现为病损水平以下的肢体瘫痪，传导束性感觉障碍和膀胱、直肠功能障碍为主的自主神经功能障碍。一年四季均可发病，但以冬末春初或秋末冬初较为常见。

病因至今不明。目前多数学者认为本病可能是病毒感染后所诱发的一种自身免疫性疾病，创伤和过度疲劳可能为其诱因。

【诊断】

1. 临床表现　本病可见于任何年龄，以青壮年为多，无性别差异。病前 1 ~ 2 周内常有发热、不适等全身感染症状。受凉、过度疲劳、创伤等多为其诱因。发病急剧，常先有背部痛或腹痛、胸腹束带感等神经根刺激症状，继而突然出现肢体瘫痪、感觉障碍和大小便功能障碍，一般在数小时到 1 ~ 2 日内发展到最高峰。按其发病特点分为横贯性脊髓炎与上升性脊髓炎两型，现分述如下。

(1) 横贯性脊髓炎：最为常见。可损害脊髓的任何节段，但以 $T_3 \sim T_5$ 节段最多见。表现为损害平面以下运动、感觉、自主神经三大功能障碍。

①运动障碍：脊髓炎以胸段最常见，约占全部脊髓炎患者的 74.5%。常表现为双下肢截瘫，早期呈迟缓性瘫痪，肢体肌张力降低，腱反射减弱或消失，病理反射阴性，腹壁及提睾反射均消失。此期为脊髓休克期。脊髓休克期持续时间差异很大，数日至数周不等，以 1~2 周最多见。休克期越长说明脊髓损害越严重。完全性损害，休克期长。

②感觉障碍：出现受损平面以下各种感觉减退或消失，以痛、温觉消失为明显，消失区上缘可有一感觉过敏带，此区多表现为神经根的刺激症状，即疼痛或束带感。随病情的好转，感觉障碍水平可以逐步下降，直至恢复。但其恢复速度比运动障碍的恢复为慢，甚至在恢复一定的劳动力后仍留有轻度的感觉异常。

③自主神经功能障碍：如脊髓炎损害在腰骶段以上，急性期表现为尿潴留或充盈性尿失禁，脊髓休克期后，出现反射性排尿，膀胱有少量尿液时（100~200ml）即可引起排尿。如脊髓支配排尿的中枢受累，初期也出现尿潴留，但过后不能形成反射性排尿，而出现尿液淋漓失禁。此外，可见损害平面以下的皮肤少汗或无汗、皮肤干燥脱屑、指（趾）甲松脆易裂，有时出现水肿等。

(2) 上升性脊髓炎：较少见，病情严重。除横贯性脊髓炎的基本特点外，表现为病变范围迅速向上扩延，症状和体征也相应地迅速上升，可升至颈段或延髓，呈现四肢弛缓性瘫痪、吞咽困难、呼吸肌麻痹，亦可伴有高热，一般预后不良。

2. 检查

(1) 周围血象：病程早期可有轻度白细胞增高，当并发感染时可明显增高。

（2）脑脊液：压力正常。脑脊液外观无色、透明，常有轻至中度白细胞增高。蛋白质和白细胞数增高的程度与脊髓的炎症程度和血－脑屏障破坏程度相一致。

（3）X线：脊柱摄片检查无异常改变。或可见与脊髓病变无关的轻度骨质增生。可排除骨转移瘤、骨结核等引起的脊髓病。

（4）CT：可排除继发性脊髓病，如脊柱病变性脊髓病等，对脊髓炎本身诊断意义不大。

（5）磁共振（MRI）：对于早期明确脊髓病变的性质、范围、程度和确诊急性非特异性脊髓炎是最可靠的检查方法。急性横贯性脊髓炎 MRI 表现为急性期可见病变脊髓节段水肿、增粗；受累脊髓内显示斑片状长 T_1、长 T_2 异常信号，在 T_1 加权像上呈 T_1 低信号、T_2 高信号。对鉴别多发性硬化更可靠。

（6）脑干诱发电位检查：可排除脑干和视神经病变，对早期鉴别视神经脊髓炎有帮助。

3. 诊断要点

（1）发病前 1~3 周可有腹泻、上呼吸道感染等非特异性感染史。

（2）急性发病，迅速发生的截瘫，传导束型感觉障碍。

（3）膀胱直肠功能障碍，早期大小便潴留，晚期则失禁。

（4）脑脊液改变符合脊髓炎。

（5）X线、CT、MRI、VEP、MEP 等检查可排除其他脊髓病。

4. 鉴别诊断

（1）急性硬膜外脓肿：起病稍急，伴高热、全身中毒症状，病前多有其他部位化脓灶，相应部位有脊柱疼痛和压痛、叩击痛。神经系统首发症状为剧烈神经根痛，继而截瘫，硬膜外穿刺可见脓液。

（2）急性感染性多发性神经炎：四肢呈对称性弛缓性瘫痪，感觉障碍多呈末梢型，常伴有脑神经损害。大小便障碍少见，脑脊液有蛋白－细胞分离现象。

（3）脊髓根动脉闭塞：临床少见，多由动脉炎或某种原因的压迫引起。发病急，在脊髓休克期过后，可表现为受累脊髓节段的症状和体征比脊髓炎少。

（4）脊柱结核：本病早期常有低热、食欲缺乏、乏力等全身中毒症状。病变椎体塌陷压迫脊髓，可出现横贯性损害，检查发现脊柱压痛或畸形，X线可见相应改变。

（5）脊椎转移癌：老年人多见。发病较快，早期出现神经根性疼痛，不久就可发生脊髓受压症状。X线平片可见椎体破坏，如有原发病灶，则可容易做出诊断。

（6）视神经脊髓炎：为多发性硬化症的一种亚型。除有脊髓不完全损害外，尚有视力下降或原发性视神经萎缩的表现（视神经症状可出现在脊髓损害之前或之后）或有神经系统其他部位损害的表现。

（7）脊髓出血：多由创伤或血管畸形引起。发病时剧烈背痛，迅速出现脊髓损害的症状，腰椎穿刺压力增高，脑脊液多为血性，脊髓CT可见出血部位和血肿高密度影。

【治疗】

无特效治疗。治疗原则为减轻脊髓损害，防止并发症，促进脊髓功能恢复。

（一）急性期治疗

1. 肾上腺皮质激素 常用氢化可的松每日 200～300mg 或地塞米松每日 10～20mg，10～20 日为 1 个疗程；或甲泼尼龙 500～1000mg，缓慢静脉滴注，每日 1 次，连用 3～5 日，然后改为泼尼松每日 30～60mg 顿服，每周减量 5mg，5～6 周逐步停用。大剂量激素连续应用超过 1 个月，病情无任何改善者，应判为无效，可逐渐减量后停用。

2. 大量免疫球蛋白 免疫球蛋白 0.4g/（kg·d），静脉滴注，连用 3～5 日。

3. 细胞活化剂和维生素的应用 辅酶 A、ATP、肌苷、胰岛素、氯化钾等加入 10% 的葡萄糖溶液内组成能量合剂，静脉滴注，每日 1 次，10～20 日为 1 个疗程；大剂量的维生素，如维生素 B_1、维生素 B_6、维生素 B_{12} 及维生素 C 等，能加速周围神经的增生，促进神经功能的恢复，多被常规应用。胞二磷胆碱、醋谷胺也有类似作用，亦可用来促进脊髓功能的恢复。

4. 抗生素的应用 根据细菌学检查，按药物敏感状况选用敏感抗生素。

5. 脱水剂 20% 甘露醇，每次 1～2g/kg，每日 2～3 次，连用 4～6 日。

6. 其他治疗 转移因子、干扰素、聚肌胞可调节机体免疫力，对脊髓病变治疗是有益的，但确切疗效目前尚难肯定。另外还可用血液疗法、高压氧疗法等。

（二）恢复期治疗

1. 预防痉挛状态 鼓励患者积极锻炼，避免发生屈曲性截瘫，使瘫肢置于功能位，防止肢体挛缩和畸形。肌张力增高者给予推拿按摩，同时采用针灸、理疗等治疗。

2. 痉挛状态的康复 除推拿、按摩、理疗外，可口服地西泮每次 2.5～5mg，每日 3 次，托哌酮每次 50～100mg，每日 3 次；或中药外洗方等，可减轻痉挛状态。

3. 功能训练 当肌力开始恢复时，即鼓励患者多动，充分发挥已恢复的肌力，以上带下，以强带弱，促使瘫肢功能的恢复。当肌力达到一定程度时给予合理的医疗体育，加强功能训练。以最大限度地减少后遗症。

【病情观察】

重点观察患者治疗后是否缓解，如肌张力是否逐步恢复，瘫痪的表现是否减轻、感觉是否恢复，注意复查脊髓 MRI、脑脊液等，以评估治疗疗效。

【病历记录】

1. 门急诊病历 记录主要临床症状特点，如肢体瘫痪的时间和程度，记录起病诱因和急性起病方式，发病前有无感染及疫苗接种史，记录有无皮肤化脓性病灶。体格检查记录运动障碍、感觉障碍和自主神经功能变化的体征。辅助检查记录腰穿脑脊液、脊髓 CT 及 MRI 等检查结果。

2. 住院病历 详细记录患者的诊断依据，重点记录患者入院治疗后的病情变化、治疗效果及上级医师的查房记录。

【注意事项】

1. 医患沟通 应如实告知患者家属有关本病的特点、危害、预后，以使患者及家属能积极配合治疗。重症患者需加强监护，经常与家属沟通，使患者亲属能了解病情的进展程度，如急性发病时，可因呼吸困难，行气管切开；患者卧床可引起坠积性肺炎；后期可有肌力减弱等情况，患者亲属能有充分的认识和心理准备。

2. 经验指导

（1）根据急性起病、病前感染史和迅速出现的脊髓横贯性损害，结合脑脊液检查，诊断并不困难。

（2）急性横贯性脊髓炎的临床特点是急性起病，病变水平以下运动、感觉和自主神经功能障碍，病变常局限于数个节段，常在起病数小时至 2～3 日内发展为完全性截瘫，首发症状多为双下肢麻木无力、病变部位根痛或病变节段束带感，胸髓最常受累，进而发展为脊髓完全性横贯性损害。

（3）上升性脊髓炎的脊髓受累节段呈上升性，起病急骤，病变常在 1～2 日甚至数小时内上升至延髓，瘫痪由下肢迅速波及上肢或延髓支配肌群，出现吞咽困难、构音不清、呼吸肌瘫痪甚至死亡。

（4）脱髓鞘性脊髓炎即急性多发性硬化脊髓型，其临床表现与感染后脊髓炎相同，但临床进展较缓慢，可持续 1~3 周或更长时间，大多数患者前驱感染不确定或无感染史；其典型临床表现是一侧或双侧麻木感从骶段向足部和股前部或躯干扩展，并伴有该部位无力及下肢瘫痪，进而膀胱受累，躯干出现感觉障碍平面。

（5）努力减轻脊髓损害，防止并发症，促进脊髓功能恢复，减少后遗症为本病的重要治疗原则。若较大剂量的糖皮质激素连续应用超过 1 个月而病情无任何改善，提示预后差。

（6）精心细致的护理对于减少并发症、提高治愈率，起着极为重要的作用。应强调勤翻身，防止压疮，保持皮肤清洁。

第二节　脊髓蛛网膜炎

脊髓蛛网膜炎又称脊髓蛛网膜粘连或粘连性脊髓蛛网膜炎，是蛛网膜在各种病因作用下的一种慢性炎症过程。在某些病因的作用下，蛛网膜逐渐增厚，与脊髓、神经根、软膜、硬脊膜粘连，或形成囊肿阻塞髓腔，影响脊髓血液循环，最终导致脊髓功能障碍。脊髓蛛网膜炎的发病率较高，仅次于椎管内肿瘤。受累部位以胸段为最多，颈段和腰骶段较少。年龄多在 30~60 岁，男多于女。

【诊断】

1. 临床表现　发病前有感染及创伤史，本病多为亚急性或慢性起病，病程由数月至数年不等，最长者 20 年。

（1）脊髓后根激惹症状：是最常见的首发症状，占 84.2%，这是由于病变多发生于脊髓背侧的缘故。临床表现为自发性疼痛，有的如针刺样或刀割样疼痛，范围往往较广而不局限在 1~2 个神经根，有的散在分布于相隔不同区域。咳嗽、喷嚏或脊柱活动可使症状加重。腰骶段及马尾病变可引起腰痛并向下肢放射，表现为类似坐骨神经痛，夜间症状加重，且常为双侧性。

（2）感觉异常及感觉障碍：为第二位的常见症状，可见针刺、麻凉、灼热、蚁行感等，因常发生于胸段，多出现束带感。痛觉、温度觉障碍多见而深感觉障碍较少见。随着病程的进展出现根型或传导束型感觉减失，感觉障碍的程度不等和分布不规则，感觉改变的平面多不清楚，或呈进行性上升或下降，界限不固定，也可出现多发性节段性感觉障碍。

（3）运动障碍：表现为进行性肌无力和不同程度的肌萎缩。颈段病变表现为上肢下运动神经元性瘫痪及下肢上运动神经元性瘫痪，胸段病变表现为下肢的上运动神经元性瘫痪，腰骶部以下病变出现双下肢下运动神经元性瘫痪并有不同程度的肌萎缩。

（4）括约肌功能障碍：出现较晚或症状不明显，表现为间断性排尿困难、尿潴留或尿失禁、便秘等。

（5）体征特点：有的感觉或运动障碍进行性加重，由局部向上或向下逐渐进展；有的在感觉障碍范围内有节段性感觉正常；肌腱反射两侧不对称；有的临床定位体征与脊髓造影异常处不相吻合，显示多灶性损害的特点。

2. 检查

（1）脑脊液检查：脑脊液压力正常或减低。奎肯试验可表现为完全阻塞、不全阻塞、通畅或时而阻塞时而通畅。脑脊液蛋白含量增高，蛋白增高的程度与椎管内阻塞的程度不一致，与病变节段并无明显关系。脑脊液细胞数增多不明显。往往呈现蛋白－细胞分离现象。

（2）X线平片：脊柱平片多无异常，或仅有同时存在的增生性脊椎炎及腰椎横突退化等变化。

（3）脊髓造影：脊髓碘油造影诊断价值较高，在椎管内较长的区域，典型表现为碘油分散或呈斑点状或不规则条状，类似"烛泪"，可超过数个椎体节段。在此区域内碘油流动缓慢，虽经过多次倒动，分布形态较为固定而很少变化，一般缺乏明确的范围界限，碘油阻塞平面也不一定与临床、症状相符合。但若炎症局限或有蛛网膜囊肿存在时，可以出现局部骤然阻塞或充盈缺损，需与椎管内肿瘤相鉴别，但阻塞端的形态较不规则或呈锯齿状，部分病例阻塞端边缘光滑呈所谓"杯口"征，与肿瘤的充盈缺损极为相似，但一般不伴脊髓移位征象。

(4) CT 扫描：平扫难以发现异常，CT 脊髓造影（CTM）表现为硬脊膜囊内充盈缺损、脊髓移位及网状结构、椎管矢状径缩小、黄韧带增厚、纤维瘢痕增生。早期可见硬脊膜末端蛛网膜下隙不规则狭窄，神经根与硬脊膜囊壁粘连增厚。粘连严重的可见多个神经根呈带状影块，椎管梗阻。延迟扫描可见造影剂进入囊腔内，囊腔与蛛网膜下隙通连。若有空洞形成可见颈胸段脊髓内有造影剂充盈，其下方有粘连表现，上方脊髓增粗、正常或萎缩。

(5) MRI 检查：早期多无阳性发现，其后蛛网膜下隙不对称或梗阻。囊肿形成时 T_1 加权像呈低信号，T_2 加权像呈高信号，与脑脊液信号一致。感染后出现的囊肿，在 T_1 和 T_2 加权像上信号均稍高于脑脊液信号。

3. 诊断要点 脊髓蛛网膜炎的病因较多，椎管内可查明原发病的一部分，不另做诊断。那些原发病难以肯定，临床表现的神经症状又与蛛网膜炎病理改变相符合者，可诊断为脊髓蛛网膜炎。

根据感染或创伤等原因后出现根性痛和不同程度的感觉、运动障碍，病症多有波动，有较长的缓解期，呈多灶性体征，感觉障碍重于运动障碍，脊椎管有不同程度的梗阻现象，脊髓造影呈散在点片状或烛泪状和囊肿影等，可做出正确诊断。

4. 鉴别诊断

(1) 椎管内肿瘤：囊肿型脊髓蛛网膜炎与椎管内肿瘤，尤其是髓外硬脊膜内肿瘤很难区分。一般肿瘤起病缓慢，进行性加重，脊髓受压平面明确，脑脊液蛋白含量明显增高，脊柱 X 线有继发性骨质破坏，如椎弓根变扁、间距加宽，椎体后缘向前凹陷，椎间孔扩大，脊髓造影呈杯口状充盈缺损。

(2) 脊髓空洞症：多见于青年人，起病缓慢，呈单侧或双侧节段性感觉分离现象，界限分明，根痛少见，多伴有神经营养障碍及其他先天畸形。

(3) 椎间盘膨出：多见于中青年，有创伤史，起病急，症状与体征比较局限，好发于腰骶部，可有神经根痛症状。脊柱 X 线片示椎间隙变窄，CT、MRI 检查可见膨出椎间盘。

(4) 腰骶神经根炎：多见于中壮年，多有椎管狭窄、骨质增生、腰椎结核、腰骶关节炎等病变。根痛症状比较突出，腰腿痛常见，且比较严重，直腿抬高试验阳性，多限于一侧。并有皮肤干燥、水肿、血管舒缩障碍等。

【治疗】

1. 激素 虽然认为椎管内注射皮质激素能治疗蛛网膜炎，但由于其本身也是引起蛛网膜炎的原因之一，临床上多采用口服或静脉滴注的方法。氢化可的松每日 100~200mg 或地塞米松 10~20mg，2~4 周后逐渐减量、停药。必要时重复使用。

2. 抗生素 有急性感染症状如发热使症状加重时可考虑使用。若为结核引起者，可用异烟肼 0.4g 及利福平 0.6g，每日 1 次，口服；或乙胺丁醇 0.5g，每日 2 次，口服。40% 乌洛托品液静脉注射 5ml，每日 1 次，10~20 日为 1 个疗程。10% 碘化钾溶液口服或 10% 碘化钾溶液静脉注射维生素 10ml，每日 1 次，8~10 日为 1 个疗程。

3. 维生素 如维生素 B_1、维生素 B_{12}、维生素 B_3 等。

4. 透明质酸酶 透明质酸酶鞘内注射，它的作用可能是能溶解组织的渗出物及粘连，因而可改善脑脊液的吸收和循环，有利于抗结核药物的渗透，解除对血管的牵拉使其更有效地输送营养。透明质酸酶 750 ~ 1500U，鞘内注射，每 2 周 1 次，10 次为 1 个疗程。

5. 放射疗法　此法对新生物的纤维组织有效，对陈旧的纤维组织作用较小。一般使用小剂量放射线照射，不容许使用大到足以引起正常组织任何损害的剂量，并需注意照射面积的大小及其蓄积量。

6. 蛛网膜下隙注气　蛛网膜下隙注氧或注入灭菌空气，有人认为此法有一定疗效。注气每次 10 ~ 20ml，最多 50ml，每隔 5 ~ 14 日注气 1 次，8 次为 1 个疗程。

7. 手术治疗　手术的适应证：①诊断明确，病变局限，经非手术治疗，脊髓功能继续恶化者；②有脊髓蛛网膜炎的典型表现，腰椎穿刺及压颈试验、椎管造影均提示有梗阻或不全梗阻者；③椎管造影、腰椎穿刺、创伤或手术后伴有顽固性腰腿痛，造影证实病变节段有局限性压迫者。手术治疗多限于局限性粘连及有囊肿形成的病例，临床神经根受压或牵拉剧痛者或脊髓受压严重者。有急性感染征象或脑脊液细胞明显增多时，则不宜手术。

【病情观察】

重点观察患者治疗后症状是否缓解，如自发性疼痛，有的如针刺样或刀割样疼痛是否减轻，感觉障碍可见针刺、麻凉、灼热、蚁行感等是否消失，如肌张力是否逐步恢复。注意复查脊髓 MRI、脑脊液等，以评估治疗疗效。

【病历记录】

1. 门急诊病历　记录主要临床症状特点，记录起病诱因和急性起病方式，发病前有无感染及诱发原因。体格检查记录运动障碍、感觉障碍和自主神经功能变化的体征，辅助检查记录腰椎穿刺脑脊液、脊髓 CT 及 MRI 等检查结果。

2. 住院病历 详细记录患者的诊断依据，重点记录患者入院治疗后的病情变化、治疗效果及上级医师的查房记录。

【注意事项】

1. 医患沟通 应如实告知患者家属有关本病的特点、危害、预后，以使患者及家属能积极配合治疗。重症患者后期可有肌力减弱等情况，患者亲属能有充分的认识和心理准备。

2. 经验指导

（1）确定诊断后，首先考虑非手术治疗，虽然曾经采用过多种治疗方法，有时效果仍不十分理想。对早期、轻症病例，经过治疗可以使症状消失或减轻。

（2）弥漫型脊髓蛛网膜炎不宜手术治疗。局限型脊髓蛛网膜炎经积极治疗后，多数患者症状可得到改善，患者可遗留不同程度的感觉、运动及自主神经功能障碍，表现为肢体麻木或疼痛、肌肉萎缩无力、行走困难、二便不能自控等。整个过程时好时坏，有波动性，后期可出现括约肌功能障碍，部分病例发展较快。如病情继续发展，则出现感觉水平继续上升。如蛛网膜炎起始于马尾部，则病变的蛛网膜与马尾神经根广泛粘连，留有进行性的坐骨神经痛及下肢肌萎缩、肌无力、腱反射降低或消失及感觉缺失、括约肌功能障碍等。

第三节 脊髓压迫症

脊髓压迫症是椎管内占位性病变、脊髓的多种病变引起脊髓受压，随病情进展脊神经根及脊髓血管不同程度受累，出现脊髓半切或横贯性损害及椎管阻塞等特征性综合征。

【诊断】

1. 临床表现

（1）急性脊髓压迫症：起病急骤，进展迅速，表现为脊髓横贯性损伤，出现脊髓休克，病变以下呈迟缓性瘫痪，各种感觉消失，各种反射不能引出，尿潴留等。

（2）慢性脊髓压迫症：进展缓慢，通常分为早期根痛期、脊髓部分受压期、脊髓完全受压期三期，表现并非孤立，常相互重叠。

①早期根痛期：表现神经根痛及脊膜刺激症状。

②脊髓部分受压期：表现脊髓半切综合征。

③脊髓完全受压期：亦称麻痹期，出现脊髓完全横贯性损害及椎管完全梗阻。

（3）主要症状及体征

①神经根症状：表现根性痛或局限性运动障碍。根性痛是早期病变刺激引起、沿受损后根分布的自发性疼痛，根痛有时可表现相应节段"束带感"，疼痛部位固定，咳嗽、排便等可诱发或加重，改变体位可使症状加重或减轻；脊髓腹侧病变使前根受压，可出现运动神经根刺激症状，支配肌群出现肌束震颤、肌无力或肌萎缩。根性症状对病变水平有定位价值。

②感觉障碍：脊神经后根、髓内各种传导束受到刺激或损害均可引起感觉障碍。包括疼痛、感觉过敏、感觉减退或缺失、感觉分离等。根性疼痛最为常见且剧烈。根痛分布区早期常有感觉异常如麻木、蚁走感、针刺感等，后期因神经根功能丧失而出现根性感觉缺失区。感觉传导束受压时出现受压阶段以下感觉减退或消失，在感觉减退平面的上方常有一感觉过敏带，代表脊髓受压阶段的上缘。一侧脊髓丘脑束受压产生对侧2~3个节段以下的痛觉温度觉障碍；灰质后角或脊髓丘脑侧束受损时出现节段性分离性感觉障碍，即痛觉、温度觉丧失，触觉及深感觉存在；后索受损时产生受损平面以下触觉及深感觉丧失。

③运动和腱反射障碍：前根、前角及皮质脊髓束受累时，产生瘫痪、肌张力和反射改变。早期出现无力、持物不稳、

精细动作难以完成、行走易疲劳等，后期则瘫痪。前根与前角的损害为下运动神经元性损害，即肌无力、肌张力减低、腱反射减弱或消失、肌肉萎缩等；皮质脊髓束及与运动有关的其他下行传导束受损时为上运动神经元性损害，即肌无力、肌张力增高、腱反射亢进、病理反射阳性等。脊髓颈膨大部位的病变，既累及支配上肢的前根和前角，又累及支配下肢的皮质脊髓束，从而产生上肢的下运动神经元瘫痪和下肢的上运动神经元瘫痪。圆锥与马尾受压时均表现为下运动神经元瘫痪。脊髓压迫所造成的瘫痪一般为截瘫与四肢瘫，单肢瘫少见，偏瘫更少见。

④括约肌功能障碍：早期表现为排尿急迫、排尿困难，多在感觉与运动障碍之后出现，渐为尿潴留、顽固性便秘，最终大小便失禁。脊髓圆锥部位病变，括约肌功能障碍出现较早。病变在圆锥以上时，由于膀胱呈痉挛状态，患者有尿频、尿急、便秘。病变在圆锥以下时，膀胱松弛，产生尿潴留，呈充溢性尿失禁、肛门括约肌松弛、大便失禁。

⑤自主神经功能障碍：脊髓 $T_2 \sim L_2$ 的灰质侧角内有交感神经细胞，骶段内有副交感神经细胞，当受压或与高级中枢失去联系时，出现多汗、无汗、血管舒缩功能障碍，没有寒战及立毛反射等，常伴有双下肢水肿、腹胀、皮肤潮红、受损部位体表温度增高。$C_8 \sim T_1$ 脊髓灰质侧角睫状脊髓中枢损害时，出现 Horner 征。

⑥营养障碍：出现于肢体的感觉、运动障碍之后，皮肤干燥，皮下组织松弛，指（趾）甲干枯无光泽、增厚或脱落，关节常呈强直状态。

（4）脊髓受压的定位症状

①脊髓节段病变的定位：上颈段（$C_1 \sim C_4$）主要临床表现是颈枕部放射性疼痛、强迫头位、排汗障碍、高热，四肢痉挛性瘫痪逐渐加重，四肢腱反射亢进，出现病理反射；颈

以下感觉障碍；严重者可因肋间肌及膈神经麻痹发生呼吸困难，括约肌功能障碍较轻。下颈段（$C_5 \sim T_1$）上肢根性神经痛及感觉障碍，病变以下传导束型感觉障碍，上肢不同肌群出现迟缓性瘫痪，下肢呈痉挛性瘫痪，肋间肌瘫痪时呈腹式呼吸，病侧出现霍纳征、排汗障碍、括约肌功能轻度障碍。胸段（$T_2 \sim T_{12}$）双上肢不受影响，双下肢痉挛性瘫痪，肋间神经痛常见，可有束带感，部分肋间肌麻痹，病变平面以下传导束型感觉障碍，双下肢腱反射亢进，病理反射阳性，括约肌功能障碍明显。胸段受压时，可见 Beevor 征；脊髓完全横断时可出现总体反射。腰膨大（$L_1 \sim S_2$）大小便失禁或潴留，双下肢根性疼痛及感觉障碍，出现下肢不同肌群迟缓性瘫痪。圆锥（S_3 以下）有显著的膀胱直肠功能障碍，大小便失禁或潴留，可有会阴部疼痛，出现马鞍型感觉障碍，即对称性两侧臀部、会阴部、肛门生殖器区域感觉障碍；可有肛门、性器官的肌麻痹、性功能障碍，下肢无瘫痪，膝腱反射存在，跟腱反射及肛门反射消失。马尾（L_2 及 S_1 的神经根及终丝）早期出现剧烈的单侧或双侧不对称性神经根痛，常在夜间加剧，活动后减轻，卧床较久可加剧疼痛，见于会阴、大腿及小腿伸侧等。有明显肌萎缩，感觉、运动障碍不对称，膝和跟腱反射消失，无病理反射，若支配直肠和膀胱的神经受损时可发生大小便失禁。

②脊髓横断面上病变的定位

脊髓半侧损害综合征：可见于髓外硬膜内肿瘤等。表现为病变同侧受损平面以下的上运动神经元性瘫痪、深感觉障碍、感觉性共济失调，由于同侧血管舒缩纤维被阻断，早期表现为皮肤潮红、皮温增高；后期皮肤发绀、肢体冰冷，病变对侧出现痛觉、温度觉丧失而触觉存在。

脊髓前部损害综合征：可见于锥体骨折、脱位、中央型椎间盘突出等压迫脊髓前部或前动脉。表现为受压平面以下两侧肢体痉挛性截瘫，痛觉、温度觉消失，触觉和深感觉存在。

脊髓后部损伤综合征：见于脊髓后方肿瘤、椎板骨折等。表现为深感觉障碍、两点辨别觉障碍、浅感觉正常或减退、感觉性共济失调、Romberg 阳性，可有两侧运动障碍、锥体束征阳性。

脊髓横贯性损害综合征：见于脊髓创伤、硬脊膜外脓肿、转移癌等。表现为受损平面以下肢体早期出现迟缓性瘫痪，后期出现痉挛性屈曲性或伸直性瘫痪，深浅感觉消失，直肠、膀胱功能障碍。由于自主神经功能异常，出现排汗障碍、皮肤青紫发冷等；当颈胸段脊髓完全性横断时，刺激下肢引起总体反射。

2. 检查

（1）脑脊液检查：脑脊液动力改变、常规生化检查对判定脊髓受压程度很有价值。椎管严重梗阻时脑脊液蛋白 - 细胞分离，细胞数正常，蛋白含量超过 10g/L 时，黄色的脑脊液流出后自动凝结称为 Froin 征。通常梗阻愈完全，时间愈长，梗阻平面愈低，蛋白含量愈高。

（2）放射性检查

①脊柱 X 线平片：脊柱损伤重点观察有无骨折、脱位、错位等。肿瘤压迫可使椎弓根变形或间距增宽、椎间孔扩大、椎体后缘凹陷等。

②脊髓造影：髓外硬膜内肿瘤显示蛛网膜下隙内充盈缺损，出现杯口征或帽样征，脊髓受压移位；髓外硬膜外占位显示脊髓旁、蛛网膜下隙随占位的推移而受压变形，出现尖角征；髓内占位显示脊髓明显增宽增大，蛛网膜下隙明显变窄，呈梭形充盈缺损，完全阻塞时呈柱形充盈缺损。

③CT 及 MRI：可显示脊髓受压，MRI 能清晰显示椎管内病变的性质和周围结构变化。

3. 诊断要点

(1) 有创伤、椎间盘脱出、结核及肿瘤、血管畸形等病史。皮肤可有结节、窦道等。

(2) 急性脊髓压迫多数表现为脊髓横贯损害，即病变节段平面以下运动障碍、感觉障碍和自主神经症状。常伴有脊髓休克。

(3) 慢性脊髓压迫先表现神经根和脊膜刺激症状，然后表现为脊髓部分受压，逐渐变为脊髓完全性横贯损害。

(4) 脊髓压迫症病变节段平面定位诊断的同时，应确定病变在横断面上位于髓内、髓外硬膜内或硬脊膜外。髓内病变神经根刺激症状较少见，症状多为双侧性，感觉障碍通常呈下行性进展，常出现分离性感觉障碍，受累节段支配的肌肉萎缩明显，括约肌功能障碍较早出现。髓外硬脊膜内病变时神经根刺激或压迫症状发生率甚高，早期多表现为脊髓半侧损害综合征，感觉障碍呈上行性进展，受压节段支配的肌肉萎缩相对不明显，括约肌功能障碍出现较晚。硬脊膜外病变有神经根刺激症状，脊髓损害的症状较晚发生，感觉障碍呈上行进展，受压节段支配的肌肉萎缩不明显，括约肌功能障碍出现较晚。

4. 鉴别诊断

(1) 脊柱结核：有结核病史及原发性结核灶，有消瘦、低热、盗汗、血沉增快等症状，X线检查可见椎体破坏、椎间隙变窄、椎旁脓肿阴影等。

(2) 椎间盘突出：有坐骨神经痛史，直腿抬高试验阳性、中央型腰椎间盘突出常与马尾肿瘤症状相似，需造影检查确诊。

(3) 脊髓蛛网膜炎：发病前多有感染或发热病史，病程长而波动，很少有神经根痛，体征范围广而不均，脑脊液中蛋白细胞增多，椎管造影可示碘油流动缓慢，呈点滴状或不规则条索状。

（4）脊髓空洞症：多见于青年人，好发于颈段，病程长，发展慢，有明显的痛温觉与触觉分离现象。脑脊液正常，无蛛网膜下隙阻塞。

（5）脊椎肥大性关节炎：多见于中年以上患者，有神经根痛，重者可压迫脊髓，蛛网膜下隙可梗阻，X线平片可见骨刺形成。

（6）急性脊髓炎：急性期阶段脑脊液蛋白含量可增高，但一般少有椎管完全梗阻，随着病情好转，脊髓水肿可以完全恢复，此点可资鉴别。

（7）脊髓血管畸形：常有蛛网膜下隙出血史，病情常有起伏，脊髓血管造影有助于鉴别诊断。

【治疗】

主要是对症治疗，根据不同情况，有的则需行紧急减压手术治疗。

（一）一般治疗

患者应适当休息，吃含纤维素多的蔬菜，防止出现大便干燥、排便困难；脊柱破坏性病变，应睡硬板床；适当进行体育锻炼，有肢体功能障碍者，应鼓励进行肢体运动。

（二）药物治疗

恶性肿瘤手术前后或非手术者都可进行化疗；脊柱结核性压迫，应在手术前后给予抗结核药物治疗；炎症所致的压迫应针对性地使用抗生素治疗；非肿瘤性质的压症症，给予 B 族维生素及改善循环药物治疗。

（三）手术治疗

治疗原则是去除压迫病因，手术是有效的治疗方法，要早期诊断，及早手术。手术效果与肿瘤的性质、生长部位、病程、术前一般情况及神经功能状态、手术操作技巧等有关。

除髓内肿瘤浸润性生长，界限不清难以完全切除外，大多数肿瘤均可手术切除，对晚期患者或肿瘤难以全切除者，行椎板减压术常可获得近期疗效。先天畸形或脊柱创伤引起的脊髓压迫，前入路行椎间盘切除或后入路行椎板切除。炎症所致的压迫，应在切除前后给予抗生素治疗。

（四）其他疗法

1. 离子导入疗法　在脊髓患病区域的上下或前后放置大小合适的电极，进行钙或碘离子导入，电流强度根据电极面积大小而定，每次 15～20 分钟，每日或隔日 1 次，15～20 次为 1 个疗程。

2. 中波–直流电离子导入法　选用适当的电极，有受损脊髓区域前后对置，脊柱部位电极加 10% 碘化钾溶液阴极导入，前面电极衬垫加 10% 氯化钠溶液，先通中波电流，几分钟后通直流电流，每次 15～30 分钟，电流强度根据电极面积而定，直流电密度比单用时略小，每日 1 次。

3. 超声波疗法　以脉冲超声波在脊柱区域采取转动法，声强 0.75～1.25W/cm^2，每分钟 10～20 分钟，每日 1 次，10～15 次为 1 个疗程。

【病情观察】

观察患者治疗后症状变化，尤其是压迫症状是否缓解；注意复查脊柱 X 线摄片、CT、MRI 等，以了解病情控制与否和进展程度。

【病历记录】

1. 门急诊病历　记录患者肢体瘫痪的时间、起病诱因和发病方式；有无外伤、椎间盘突出、结核、肿瘤等病史。记录神经根症状和脊髓横贯损害症状、肢体瘫痪的体征，以及有鉴别意义的阴性体征。辅助检查记录腰椎穿刺脑脊液、脊椎 X 线片、脊髓 CT 或 MRI、脊髓造影等检查结果。

2. 住院病历　详细记录患者的诊断依据，以及与其他相关疾病的鉴别要点。重点记录手术前后症状的变化、治疗效果。需手术者，患者或其直系亲属应签署知情同意书。

【注意事项】

1. 医患沟通 应告知患者及家属本病发病原因和疾病可能的进展程度，应向家属讲明，手术是本病唯一有效的治疗方法，手术前，患者或其直系亲属应签署知情同意书。

2. 经验指导

（1）首先必须明确损害是压迫性的还是非压迫性的，通过必要的检查以确定脊髓压迫的部位或平面，进行分析压迫是在髓内还是髓外，以及压迫的程度，最后分析压迫病变的性质。

（2）在梗阻平面以下行腰椎穿刺放脑脊液并做压颈试验时，可能造成占位病灶移位而使压迫症状加重，表现腰椎穿刺后根痛、肢体力弱和尿潴留明显加重，应予注意。怀疑硬脊膜外脓肿时，切忌在脊柱压痛部位及其附近进行腰椎穿刺，以防将病原菌带入蛛网膜下隙，造成化脓性感染。

（3）恶性肿瘤或转移瘤手术者，术后需进行放疗或化疗，不宜手术者可行放疗或化疗。如为结核引起，手术后应予以抗结核治疗；如为脓肿引起，手术后应予积极的抗生素治疗。

（4）应尽快去除脊髓压迫的病因，能行手术者应及早进行，如切除椎管内占位性病变、椎板减压术及硬脊膜囊切开术等。急性压迫手术治疗尤须抓紧时机，力争在起病6小时内减压。

（5）手术是本病目前唯一有效的治疗方法，因此，一旦诊断，就应及早手术；对晚期患者或肿瘤难以全切除者，椎板减压术常可获得短期疗效。手术后应辅以药物治疗、物理疗法，加强护理，以加强脊髓功能的恢复。对年迈及瘫痪患者应注意防止肺炎、压疮和尿路感染等并发症。

第四节 脊髓空洞症

脊髓空洞症是主要累及脊髓的慢性进行性变性病，脊髓中央管室管膜内外有液体积聚，且呈筒样串联，临床上称为脊髓空洞症。本病临床罕见（发生率仅为 7/10 万），通常发生在颈段，有时可向下延伸至胸髓或向上延伸到脑干（延髓空洞症），多在中年以上发病，其病程通常进展相当缓慢，偶可出现突然的病情恶化，一般长期处于临床稳定状态。在先天性枕大孔区畸形和后脑畸形者中，多有脊髓空洞发现，故也常称为 Arnold – Chiari 畸形脊髓空洞症。

【诊断】

1. 临床表现

（1）感觉障碍：出现节段性感觉分离，痛温觉缺失，触觉、深感觉保存。一侧开始，部分或呈披肩样分布，以后发展为双侧。尚可有自发性烧灼样痛，称"中枢性痛"。

（2）运动症状：肌肉萎缩从手部开始，逐渐波及上肢、肩胛带其他肌肉，肌束颤动、萎缩，肌无力，腱反射消失，病变以下可出现锥体束征。

（3）自主神经障碍

①空洞累及 $C_8 \sim T_1$，出现 Horner 征或反 Horner 征（受刺激所致）。

②关节病：关节痛觉消失引起磨损、萎缩、畸形，活动时有响声，称 Charcot 关节。

③皮肤损害：皮肤角化过度、增厚，损伤后引起指（趾）顽固性溃疡，末节发生坏死、脱失，称 Morvan 病。

④晚期出现括约肌障碍。

（4）脑干损害：空洞向上发展，多侵犯一侧脑干，称延髓空洞症，常累及三叉神经脊束核、疑核、舌下神经核及面神经核，表现为面部节段性向心性痛、温觉障碍，呈"洋葱皮"样，同时吞咽困难，舌肌、面肌周围性瘫痪。前庭小脑束和长束受损出现眩晕、眼震、步态不稳，偏身感觉障碍和锥体束征。

2. 检查

（1）实验室检查：脑脊髓液常规及动力学检查无特征性改变，空洞较大可引起椎管轻度梗阻和 CSF 蛋白增高。

（2）影像学检查：MRI 矢状位图像可清晰显示空洞位置、大小和范围，是否并发 Arnold – Chiari 畸形等，是确诊本病的首选方法，有助于选择手术适应证和设计手术方案；应用延迟脊髓 CT 扫描（DMCT），将水溶性造影剂注入蛛网膜下隙，在注射后 6 小时、12 小时、18 小时和 24 小时行脊髓 CT 检查，可显示高密度空洞影像；X 线平片检查可发现脊柱侧弯或后突畸形、隐性柱裂、颈枕区畸形和 Charcot 关节。

3. 诊断要点

（1）感觉分离及模糊：几个颈皮节区延伸到胸节区感觉缺失，常为非对称性，可出现与损害平面相应节段的反射消失、肌无力和肌萎缩。最后可因空洞膨胀而损害脊髓白质，出现皮质脊髓束征和感觉征，但其与空洞的大小及长度并不是密切相关。

（2）延髓空洞症症状，有下部脑干受累的临床证据，伴三叉神经分布区痛觉缺失，吞咽困难、言语构音障碍，舌萎缩，肢体和躯干的共济失调及眼震。常伴有 Arnold – Chiari 畸形，引起上颈髓压迫，有枕颈痛、下部脑干症、特征性垂直下视性眼震。有时空洞在严重脊髓损害后数月和数年出现，引起疼痛增加伴已知损害部位以上脊髓上行体征。

（3）颅内压增高：头痛，呕吐，视乳头水肿。

（4）自主神经损害：一侧面部无汗，半身无汗，皮肤划痕征阳性。

（5）其他症状：后发际低，脊柱侧弯。

（6）临床分型

①ACM – A 型：合并有脊髓空洞症者。临床上主要表现为脊髓症状，手术治疗效果差。

②ACM－B型：小脑扁桃体下疝无脊髓空洞症者。主要出现脑干和小脑症状，手术疗效较明显。

（7）实验室检查

①电生理检查：EMG可见神经源性损害；SEP示潜伏期延长。

②X线片：有助于发现骨骼畸形。

③腰穿：50%CSF蛋白增高。

④MRI：是目前最有效的检查方法，矢状位证实Chiari型畸形，小脑扁桃体下疝伴发脊髓空洞症，轴面像显示空洞的大小及残存脊髓的范围。

4. 鉴别诊断

（1）脊髓内肿瘤：进展较快，初期虽无囊性变，也可有节段性感觉分离，病变节段短，但随肿瘤长大而出现横贯性脊髓损害的症状，如痉挛性截瘫或四肢瘫、损害平面以下深浅感觉均减弱或消失、膀胱功能障碍出现早等，且椎管有不同程度阻塞，奎根试验阳性。脑脊液蛋白含量增多。脊髓造影或脊髓CT扫描或脊髓MRI检查可资鉴别。

（2）脑干肿瘤：延髓空洞症需与脑干肿瘤鉴别。脑干肿瘤好发于5~15岁儿童，病程较短，开始常为脑桥下段而非延脑症状，临床表现为外展、三叉神经麻痹，眼球不能向上下左右凝视，且有眼球震颤等，其后随肿瘤长大而有更多的脑神经麻痹及交叉性瘫痪。如双侧脑干肿瘤则出现双侧脑神经麻痹及四肢瘫。疾病后期可出现颅内压力增高等，可与延髓空洞症相鉴别。

（3）颈椎病：多见于中老年，以根性痛为主要表现，感觉障碍呈神经根型或传导束型，而不呈节段性分离型感觉障碍，肌萎缩轻，一般无营养障碍。脊髓造影、颈椎X线摄片、CT扫描及MRI检查可明确诊断。

（4）运动神经元病：虽可引起肌萎缩、肌束颤动、锥体束征及延髓麻痹，但不引起感觉障碍，极易区别。

【治疗】

本病进展缓慢，有时可迁延数十年。目前尚无特效疗法。

1. 颅后窝和颈椎减压术

（1）扩大枕下开颅，尽可能打开枕大孔和切除 $C_1 \sim C_3$ 椎板，向下达扁桃体下端。

（2）切开硬脑膜，但保持蛛网膜完整。

（3）用人工硬脑膜缝合修补，重建枕大池。

（4）硬膜上缝置 3～4 根丝线穿过肌肉固定于筋膜，以防硬膜粘连。

2. 空洞体腔引流术 在空洞最宽平面处切除半个椎板或全椎板切除，用手术显微镜，在脊神经后根进入脊髓的最薄处，切一小口，将 T 形硅胶管或带有孔硅胶管向下置于空洞处，引流入蛛网膜下隙，并用细丝线固定于蛛网膜上。

3. 其他 切断空洞附近一侧脊神经感觉根，将远端游离置于空洞腔内引流于蛛网膜下隙内。

【病情观察】

应观察治疗后患者症状、体征改变情况，如疼痛是否缓解、感觉障碍有无恢复等。治疗过程中应注意复查 CT、MRI，以了解病情进展程度。

【病历记录】

1. 门急诊病历 记录患者起病的发病方式，出现感觉障碍的时间。有无平底颅、弓形足、脊柱裂等畸形，有无分离性感觉障碍、运动症状和营养性障碍的特征。记录脑脊液检查、脊髓 CT 或脊柱 X 线平片等检查结果。

2. 住院病历 记录患者入院前的发病经过、门急诊的诊疗经过。记录手术或放疗前后症状的变化、治疗效果。需行手术者，应由患者本人或其直系亲属签署知情同意书。

【注意事项】

1. 医患沟通　应告知患者及家属本病的特点、预后、可能的并发症，使患者及家属能理解、配合治疗。未明确诊断者应尽快完善 MRI 等辅助检查。需行放射治疗或手术治疗前，应告知患者或家属治疗的必要性及风险等，并签字同意为据。

2. 经验指导

（1）青壮年发病，起病隐袭，缓慢进展的病程，早期出现节段性分离性感觉障碍，肌肉无力及萎缩以及皮肤、关节营养障碍是本病的特征。

（2）某些先天性缺陷者，脊髓造影可见脊髓受压或增宽，延迟性增强 CT 扫描及 MRI 可明确空洞的位置和大小等，均是诊断本病的参考条件。有脊柱外伤、脊髓出血、脊髓蛛网膜炎等病史，可协助诊断继发性脊髓空洞症。

（3）本病患者应及时行上述相关检查，尤其是 MRI，以明确诊断。确诊本病患者，如能早期治疗，部分患者症状可有不同程度缓解。主要方法有支持疗法、放射治疗和手术治疗。如有手术指征，可予以手术治疗。注意随访、观察，部分患者进展至瘫痪而卧床不起，易发生并发症，应注意加强患者护理，以提高生存质量。

（4）本病进展缓慢，常可迁延数十年之久。目前尚无特效疗法。一般可予支持、对症治疗，符合手术条件的，可予手术治疗，目前放射治疗的效果不很肯定，应慎重。

第五节　脊髓亚急性联合变性

脊髓亚急性联合变性，是由于胃黏膜内在因子的缺乏，胃肠道内维生素 B_{12} 吸收不良、缺乏而引起的神经系统变性疾病，故又称维生素 B_{12} 缺乏症。因其临床表现主要以脊髓侧后索症状为主，表现为痉挛性瘫痪，感觉性共济失调及周围神经障碍，故又称为亚急性脊髓后侧索联合变性。

【诊断】

1. 临床表现 中年后起病，男女发病无明显差异。亚急性或慢性发病，首发症状为全身乏力和对称性肢体远端的麻刺、烧灼、发冷等感觉异常，以下肢为重。随着病情的发展，脊髓后索受害时，深感觉减退或消失，出现感觉性共济失调，行走不稳，踏地有如踩棉花感，易跌倒，闭目或在黑暗里行走症状更为明显。锥体束受损时，引起肢体僵硬及肌力减弱。周围神经受累可有手套、袜套样感觉障碍。上述症状均以下肢为主。

晚期可有小便失禁等括约肌损害症状。脑神经除了视神经以外都不受影响。少数患者可有精神症状，如易激惹、淡漠、嗜睡、多疑、反应迟钝、情绪不稳、幻觉、轻躁狂、定向力丧失、记忆力减退乃至痴呆、视神经萎缩及中央暗点。提示大脑白质与视神经广泛受累。

2. 检查

（1）周围血象及骨髓涂片检查示巨细胞低色素性贫血，血液网织红细胞数减少，注射维生素 B_{12} 每日 100μg，10 日后网织红细胞增多有助于诊断。

（2）脑脊液多数正常，少数病例蛋白含量轻度增高，椎管无梗阻。

（3）注射组胺做胃液分析检查时，通常可以发现有抗组胺性的胃酸缺乏现象，但胃酸缺乏不是必要的，少数患者胃液中仍有游离胃酸。

（4）血清维生素 B_{12} 浓度低于 100pg/ml（正常为 200pg/ml），即可诊断为维生素 B_{12} 缺乏症。Schilling 试验（口服放射核素[57]Co钴标记的维生素 B_{12}，测定尿、粪中排泄量），可发现维生素 B_{12} 吸收障碍。维生素 B_{12} 浓度低于 100pg/ml 时，注射一次维生素 B_{12}，如在 10 日后看到有显著的网织细胞增多现象，有助于证实临床诊断。近年来用 $^{60}C_0$ 钴标记的维生素 B_{12} 诊断恶性贫血并发脊髓亚急性联合变性的精确度更高，在患者血象及骨髓象未出现典型改变之前即可出现变化。

3. 诊断要点

（1）中青年发病。

（2）神经症状出现前有巨细胞性高色素性贫血。

（3）脊髓后索、侧索及周围神经损害的症状。步态蹒跚、基底步增宽、深感觉缺失及感觉性共济失调；下肢肌张力增高、腱反射亢进、病理反射阳性；四肢远端感觉异常，感觉减退，呈手套、袜套样分布。

（3）可有膀胱括约肌功能障碍。

（4）可有精神异常。

（5）有关实验室检查有异常发现，如胃酸缺乏、巨细胞性高色素性贫血、血清维生素 B_{12} 含量降低等。胃大部切除等病史及其症状、体征。

（6）排除脊髓压迫症、周围神经病、多发性硬化等疾病。

4. 鉴别诊断

（1）脊髓压迫症：病灶常自一侧脊髓开始，早期多有神经根刺激症状，逐渐出现脊髓部分或半侧受压症状，进而表现为横贯性脊髓损害的症状。腰椎穿刺可见椎管有梗阻，脑脊液蛋白含量高，脊髓造影或脊髓 CT 扫描可资鉴别。颈椎间盘病变造成的椎管狭窄也可出现类似症状，但症状不如本病对称，且进展相对缓慢，脊髓造影及脊髓磁共振成像可以明确诊断。

（2）脊髓痨：临床仅有后索及后根受损症状，无锥体束征。表现下肢深感觉消失，感觉性共济失调，腱反射减弱或消失，肌张力明显降低，并常有闪电样痛，血清及脑脊液试验反应阳性。

（3）多发性硬化：起病较急，中枢神经白质内有两个以上病灶损害的客观体征，且病程中常有复发，缓解交替出现，复发后又有新的症状出现，不伴有对称性周围神经损害的表现，诱发电位及脑脊液检查有助于鉴别。

（4）周围神经病：多种原因引起的周围神经病，可以表现为对称性四肢远端感觉障碍，也可伴有脊髓长传导束损害表现，但多不伴有贫血及维生素 B_{12} 缺乏证据。

【治疗】

早期诊断、及时治疗；一旦确诊或拟诊立即开始大剂量维生素 B_{12} 治疗；加强营养，加用其他维生素；对瘫痪肢体应加强功能锻炼，进行理疗和康复医疗。

1. 药物治疗 及早给予大剂量维生素 B_{12} 治疗，否则可导致不可逆性神经损害。①维生素 B_{12} 每日 500 ~ 1000μg，连续 2 周肌内注射；然后用相同剂量肌内注射，2 ~ 3 次/周；2 ~ 3 个月后改维生素 B_{12} 500μg，口服，每日 2 次，总疗程 6 个月；吸收障碍者需终身用药，合用维生素 B_1、维生素 B_6 疗效更佳；加大维生素 B_{12} 剂量，并不能加快神经功能恢复；也有采用椎管内注射维生素 B_{12}，其剂量推荐用 15 ~ 30μg，5 ~ 7 日 1 次。常可避免发生严重不良反应，又可取得良好效果。②有恶性贫血的患者，可以将维生素 B_{12} 与叶酸同时用，但在有明显神经系统症状者，不主张两者并用，亦不单独用叶酸治疗。维生素 C 与维生素 B_{12} 合用常可提高疗效。亦可用铁剂如硫酸亚铁 0.3 ~ 0.6g，口服，每日 3 次；或 10% 枸橼酸铁铵溶液 10ml 口服，每日 3 次。

2. 病因治疗 萎缩性胃炎胃液中缺乏游离胃酸者，可服用胃蛋白酶合剂或饭前服稀盐酸合剂 10ml，每日 3 次；可减少因胃酸缺乏引起的消化道症状。戒酒和纠正营养不良，改善膳食结构，给予富含维生素 B 族的食物，多食粗粮、蔬菜和新鲜动物肝脏也有助于治疗。

3. 其他治疗 加强瘫痪肢体的功能锻炼，辅以理疗、针灸、体疗均有助于改善症状。

【病情观察】

观察治疗后患者的症状、体征是否改善或缓解，以了解治疗效果。治疗中，注意复查血象、血清维生素 B_{12} 和骨髓等辅助检查，动态评估治疗效果。

【病历记录】

1. 门急诊病历 记录患者的起病方式。记录有无贫血、胃炎、胃癌、腹泻、胃肠手术或营养不良的病史。记录是否有重要的定位体征及有鉴别意义的阴性体征。记录血清维生素 B_{12} 测定、周围血象、骨髓象等检查结果。

2. 住院病历 记录患者的发病过程、门急诊的诊疗经过。详细记录本病的诊断依据。记录药物治疗的效果及辅助检查的结果。

【注意事项】

1. 医患沟通 应告知患者家属本病早期诊断、早期治疗的重要性和必要性，同时应使患者及家属能了解本病的发生、发展，尤其是本病是可治愈的，帮助患者树立战胜疾病的信心，指导患者合理饮食，争取其积极配合治疗。

2. 经验指导

（1）中年起病，呈亚急性或慢性发病，逐渐进展，有贫血和脊髓后束、侧索、锥体束及周围神经损害的症状和体征，结合相关的实验室检查，诊断不是很难。在疾病早期，尤其是没有血液系统表现时，应注意与脊髓压迫症、脊髓结核、多发性硬化和周围神经病等疾病鉴别，以免误诊。

（2）诊断本病者，即予以大剂量的维生素 B_{12} 治疗，治疗过程中，注意随访观察患者的症状、体征是否缓解，并注意复查血象、血清维生素 B_{12} 等，以评估治疗效果；如证实胃酸缺乏的，可加服稀盐酸合剂，以减轻消化不良的症状；如血常规提示有血红蛋白下降，则加用铁剂治疗；治疗过程中，应注意对患者的营养支持和对症治疗。

（3）本病不经治疗常在数年内发展至死亡。治疗的效果取决于早期治疗，晚期即使贫血纠正，神经损害亦为不可逆。如发病后 2~3 个月内积极治疗常可获完全恢复。

（4）以往认为，使用叶酸可使神经症状加重。现在多数学者认为，有恶性贫血的患者，维生素 B_{12} 可与叶酸同时应用，但如有明显神经系统症状则不主张两者并用，亦不单独用叶酸治疗；维生素 C 和维生素 B_{12} 并用常可提高疗效。

第六节 Friedreich 共济失调

Friedreich 共济失调又称少年脊髓型遗传性共济失调。这是一种罕见的进展性常染色体隐性遗传病，发生率为 2/10 万，儿童或青春期开始发病，30 岁左右就不能行走，稍后几年死亡。病变主要是脊髓后柱和侧柱及背根变性，而脑干及小脑受累轻微。

【诊断】

（1）首发症状是行走不稳和肢体麻木，在这时期出现四肢常有共济失调及下肢腱反射缺如，并多有轻度构音障碍。几年内可有进展出现躯干共济失调，损害足的关节位置觉和震颤觉及锥体束性肌无力（小腿比手臂更明显），双侧巴宾斯基征阳性，最后可出现远端肌萎缩和无力，无肢体痉挛，偶有皮肤感觉丧失或眼震。弓形足、脊柱侧凸和心肌病是常见的症状。眼视神经萎缩、感觉神经性耳聋和糖尿病可发生。有一种变异型，其腱反射保留，预后相当好。运动神经传导速度正常或轻微减低，感觉动作电位是减低或消失。

（2）需要鉴别和除外的疾病有维生素 E 缺陷和 β - 脂蛋白缺乏症及 GM_2 神经节苷脂贮积病。

【治疗】

（1）积极预防和控制感染。

（2）注意防止肢体畸形和挛缩的发生和发展，加强各种动作的正确性训练。

（3）试用胞二磷胆碱治疗，用水杨酸毒扁豆碱及脑活素治疗，亦可试用中药治疗和针灸、按摩、理疗、医疗体育等方法治疗。

该病进展缓慢，每因某种疾病而加重，多因并发症而死亡。

【病情观察】

多在 5～18 岁发病，平均年龄 12～13 岁，性别无差异。逐渐起病，缓慢发展，最早症状步态不稳，步态蹒跚，站立时身体摇晃，醉汉样步态。闭目难立征阳性。肌张力低，膝踝反射消失，后期因锥体束损害而出现病理反射。病情逐渐进展双上肢动作不灵活而笨拙，意向性震颤，出现小脑性构音困难，说话含糊不清。下肢的位置觉和震动觉消失。

【病历记录】

1. 门急诊病历　记录患者的起病时间和方式。记录有无与本病相关的病史。记录是否有重要的定位体征及有鉴别意义的阴性体征。

2. 住院病历　记录患者的发病过程、门急诊的诊疗经过。详细记录本病的诊断依据。记录药物治疗的效果及辅助检查的结果。

【注意事项】

1. 医患沟通　应告知患者家属本病早期诊断、早期治疗的重要性和必要性，同时应使患者及家属了解本病的发生、发展，尤其是本病是可治愈的，帮助患者树立战胜疾病的信心，争取其积极配合治疗。

2. 经验指导　本病的诊断要点是青少年期缓慢发生及渐进性共济失调，构音障碍、膝踝反射消失，有病理反射、深感觉障碍、骨骼畸形、心脏症状，常染色体隐性遗传。

第三章

脱髓鞘疾病 ◆••

第一节　多发性硬化

多发性硬化（multiple sclerosis，MS）是一种中枢神经系统白质脱髓鞘病变为特点的自身免疫性疾病。临床表现为反复发作的神经功能障碍，多次缓解复发，病情每况愈下。病变可累及脑白质、脊髓、脑干、小脑、视神经、视交叉。多见于欧美各国。近年来我国报道亦趋增多。病因至今仍尚未澄清。主要有几种学说即遗传易感性、病毒感染和自身免疫学说，到目前为止未能证明何种病毒与 MS 有关。目前最流行的看法是易感体由于病毒感染所诱发的自身免疫性疾病。

【诊断】

1. 临床表现

（1）发病年龄多在 20～40 岁，10 岁以下 50 岁以上少见，女性多于男性。起病可急、亚急、缓慢，急性可在数小时或数日内出现病灶损害症状；缓慢者可在 1 周内病情达到高峰；急性期内病情重可在数日或数月内病情恶化而死亡。平均病程少则 2～3 年，多则 12～14 年。

（2）患者以肢体痛或感觉异常为首发症状。部分患者有视力障碍。查体可见单侧或双侧球后视神经炎、眼球震颤、眼肌麻痹、共济失调、痉挛性肢体瘫痪及传导束型的感觉障碍和膀胱功能障碍等。90% 患者腹壁反射消失，痛性痉挛和核间性眼肌麻痹在本病有一定诊断意义。

（3）缓解和复发也是本病的主要特征之一。首发症状可以完全缓解，但残余的症状又可逐渐累积加重至复发。病情发展类型：①小良性型，发病轻微，以后即完全或近于完全缓解，全无或只有最低程度的病灶；②病情加重至缓解型，具有长时间的稳定性，仅稍有病灶；③慢性复发型，病情继续发展，缓解随之越来越少，而病灶则相应增加；④慢性进行型，起病隐袭病情稳步发展。

2. 检查

（1）脑脊液（CSF）检查：为 MS 临床诊断提供重要依据，为其他检查无法替代。

①CSF 单核细胞数：轻度增高或正常，一般在 $15 \times 10^6/L$ 以内，通常不超过 $50 \times 10^6/L$，超过此值排除 MS。部分病例 CSF 蛋白轻度增高。

②IgG 鞘内合成：是临床诊断 MS 的一项重要辅助指标。MS 患者的 IgG 指数增高。

（2）诱发电位：包括视觉诱发电位、脑干听觉诱发电位和体感诱发电位及运动诱发电位，MS 患者大多有一项或多项异常。

（3）影像学检查：CT 显示白质内多发性低密度灶，病灶主要分布在侧脑室周围。MRI 是检测 MS 最有效的辅助诊断方法，阳性率可达 36% ~60%，明显优于 CT，且能发现 CT 难以显示的小脑、脑干、脊髓内的脱髓鞘病灶。

3. 诊断要点

（1）多在 20 ~40 岁发病。女性略多于男性。

（2）感冒、发热、感染、外伤、手术、过度疲劳、情绪紧张等，均可诱发或引起本病的复发。

（3）多为急性或亚急性起病，病程中的复发缓解是本病的重要特点，缓解复发病例约占半数以上。缓解期最长可达20年。发作次数可达十余次或数十次。每复发一次均会残留部分症状和体征，逐渐积累而使病情进一步加重。

（4）首发症状多为肢体力弱、视力减退或失明、感觉异常、肢体麻木或疼痛、复视、共济失调、智能或情绪改变等。

（5）常见的神经系统症状和体征有肢体瘫痪、视力障碍、眼球震颤、眼肌麻痹、感觉障碍、共济失调、精神障碍及膀胱直肠功能障碍。

（6）脑脊液检查压力不高，细胞数可轻度增加，细胞分类以淋巴细胞和单核细胞为主。蛋白可轻度升高，以免疫球蛋白增多为主。IgG 指数或 24 小时合成率增高及 IgG 寡克隆区带阳性。

（7）MRI 检查病灶多散见于白质，以脑室旁和胼胝体较多，其次是脑干、小脑，形态多为圆形或椭圆形，脊髓病灶多为条形或梭形，颈髓最多，胸髓次之。T_1 加权像多表现为等信号或略低信号，质子密度和 T_2 加权像多表现为高信号，行增强扫描可有增强效应。

4. 鉴别诊断

（1）急性播散性脑脊髓炎：通常在发病前 2 周左右可有病毒感染或疫苗接种史。发病突然，早期可出现头痛，体温升高，继而出现惊厥、精神障碍、意识障碍，以及脑神经麻痹、共济失调、各种瘫痪等脑局灶性损害体征，病程呈单时相，一般仅持续数周逐渐恢复，无复发。CT 上见白质区大片低密度灶，并可伴脑水肿，可与 MS 相鉴别。

（2）视神经炎：球后视神经炎可能是单发疾病，也很可能是 MS 早期症状之一，有时很难鉴别。视神经炎如有反复发作，应考虑到 MS 的可能性。

（3）颈椎病：发病年龄较晚，起病较隐袭；早期较少出

第三章 脱髓鞘疾病 | 63

现括约肌障碍者，可发现根性分布的感觉及运动障碍，无脑脊液异常发现。临床只显示一个部位病灶损害及无缓解复发病史。颈椎 X 线及 MRI 有助于诊断。

（4）亚急性联合变性：多为维生素 B_{12} 缺乏而引起，多见于胃全切除术、原发性脂肪泻、空回肠切除术后，常伴发巨幼红细胞性贫血，血清维生素 B_{12} 水平低下，临床表现仅限于侧索及后索损害的表现，但亦可伴有周围神经损害。发病呈缓慢进展。无缓解及复发以及多部位病灶的证据。

（5）多系统变性：以橄榄脑桥小脑萎缩（OPCA）为代表，主要区别在于 OPCA 发病隐匿，缓慢进展，部分病例有家族史，头颅 CT 与 MRI 缺乏脱髓鞘性损害的影像学改变面貌，显示脑桥及小脑部分萎缩。

【治疗】

尚无特效治疗。治疗原则为控制发作，阻止病情发展，对症支持治疗。

（一）一般治疗

急性期应卧床休息，保持心情平静及环境安静。不要饮酒、吸烟、避免蒸汽浴、日光浴及受凉，积极治疗感染。亚油酸可减少复发，减轻严重程度。不饱和脂肪酸可预防 MS，因此饮食中应含有丰富的不饱和脂肪酸，限制动物脂肪，同时有一定量的维生素 C、维生素 E 及微量元素，如锌、磷等。

（二）免疫抑制治疗

1. 促皮质素及皮质类固醇类　用于急性发作期及复发期的治疗。

（1）促肾上腺皮质激素（ACTH）以每日 80U 开始静脉滴注或肌内注射，1 周。依次减为每日 40U，4 日；每日 20U，4 日；每日 10U，3 日。

（2）甲泼尼龙冲击治疗。甲泼尼龙每日 500～1000mg 加于 5% 葡萄糖 500ml 静脉滴注，3～4 小时滴完，3～7 日为 1 个疗程。症状严重控制不良者可每隔 1 月冲击 1 个疗程，必要时可进行 3 ~ 4 个疗程。每个疗程后口服泼尼松每日 60 ~ 120mg 维持。于 60 ~ 120 日后逐渐减量，每周减 2.5mg，维持量通常为每日 5 ~ 15mg 或隔日 10 ~ 30mg，长期服用。目前认为这一方法是首选方案，作用快而持久，不良反应少，疗效优于 ACTH 静脉滴注和泼尼松口服治疗。

（3）氢化可的松每日 200 ~ 300mg 静脉滴注，10 ~ 14 日，以后改用泼尼松每日 40mg，30 ~ 40 日左右渐减量。

（4）泼尼松每日 80mg，口服，1 周。后依次减为每日 60mg，5 日；每日 40mg，5 日；之后每 5 日减 10mg，4 ~ 6 周为 1 个疗程。

（5）地塞米松每日 20 ~ 40mg 静脉滴注，7 日后减为每日 10 ~ 20mg 维持，并逐渐改泼尼松口服维持。也可用地塞米松 20mg 加甲氨蝶呤 10mg 鞘内注射，对急性发作及重症者效果尤佳，可于 1 周后再行第 2 次注射。

2. 静脉大剂量免疫球蛋白 静脉滴注量为 0.2 ~ 0.6 g/（kg·d），于 6 小时内输完，5 日为 1 个疗程，间隔 2 ~ 3 月重复应用。

3. 干扰素（interferon，IFN） 应用干扰素的基本原理是它的抗病毒性和免疫调节作用。

（1）α - 干扰素（IFN - α）：系统长期使用 α - 干扰素治疗 MS，对早期和复发的病例均有明显疗效：α - 干扰素 1×10^{6}U 皮下注射，每日 1 次，6 个月为 1 疗程。

（2）β - 干扰素（IFN - β）：应用 IFN - β 治疗 MS 是近年来重要的治疗学进展之一。FDA 已批准上市的有 IFN - β_1a 和 IFN - β_1b。有报道应用 IFN - β_1a 治疗 MS，6×10^{6}U（30μg）每周肌内注射 1 次持续 2 年；应用 IFN - β_1b 治疗 MS，8×10^{6}U（250μg）或 1.6×10^{6}U（50μg）隔日皮下注射持续 3 ~ 5 年，取得良好疗效，可减少复发率，延迟疾病进展。

4. 血浆交换疗法（plasma exchange，PE） 对急、慢性进展型病例、病情较重、激素治疗无效或有禁忌证者可选用。单独使用本疗法疗效不及与硫唑嘌呤、环磷酰胺、ACTH 及泼尼松等合用。PE 是一种免疫抑制作用的血清因子或免疫活性细胞体外清除疗法，可清除 MS 血清中的致病因子如 IgG 及单克隆抗体、抗髓鞘碱性蛋白抗体及抗髓鞘形成抑制因子等以改善症状。

每 1～2 周交换 1 次，每次交换血浆为 50mg/kg，连用 10 次，或直到症状改善，每次 PE 后口服泼尼松每日 100mg，共 4 日。或于 PE 疗法同时加用环磷酰胺 1～1.5mg/（kg·d）或泼尼松 1mg/（kg·d）。约 20% 病例治疗时可出现短暂性头痛及血压下降，治疗前半小时肌内注射阿托品 0.5mg 可预防之。

5. 其他免疫疗法

（1）甲氨蝶呤（Methotrexate）：抑制二氢叶酸还原酶，有抑制细胞免疫、体液免疫及抗炎作用。小剂量口服相对无不良反应。有学者对 65 例非卧床慢性进展型并有中重度残疾的 MS 患者，用甲氨蝶呤每周 7.5mg，治疗 2 年其病情持续恶化较安慰剂组显著减轻。临床取得中等疗效时不良反应很小。

（2）环磷酰胺（Cyclophosphamide）：是一种强细胞毒性和免疫抑制剂，最适宜治疗快速进展型 MS 特别是甲氨蝶呤治疗无效者。大剂量静脉给药，单盲对照试验，不论是否追加注射对复发病例、慢性进展型病例均有效；一般均与激素联用。每月 1 次疗法对预防 MS 复发有效。

（3）硫唑嘌呤（Azatnioprine，AZA）：主要影响 DNA、RNA 和蛋白质的合成，抑制 T 淋巴细胞，可明显降低复发率，多与激素合用。每次 50mg，每日 2 次，可增至每日 200mg，分 2～3 次口服，较长期服用（1～2 年）可明显减少复发。

（4）环孢素（Cyclosporine，CYA）：特异性地作用于 T 细胞，抑制 B 细胞的作用较弱。此药有肾毒性和致高血压作用，剂量应在 2.5mg/ (kg·d) 之内, 用量 >5mg/ (kg·d) 易发生中毒, 需监测血清肌酐水平, 血清肌酐应 <1.3mg/dl。为减少不良反应可分 2～3 次口服。

(三) 对症治疗

1. 疲乏 大部分患者有疲乏感, 主要表现为全身性疲乏, 临床上难以治疗, 无特效药物。可试用金刚烷胺每日 100～300mg; 苯异妥英每日 20mg, 每日晨服, 可在一定程度上缓解症状。

2. 痛性强直痉挛发作 此种症状在部分患者尤为突出, 可用卡马西平 0.1g, 每日 3 次或苯妥英钠 0.1g, 每日 3 次; 重者可配用氯硝西泮 0.5～1mg 或阿普唑仑 0.2～0.4mg, 每日 2～3 次。

3. 震颤 静止性震颤可用苯海索 2mg, 每日 3 次或氯硝西泮, 每日 1.5～6mg 或左旋多巴。意向性震颤口服普萘洛尔 10～20mg, 每日 3 次。

4. 膀胱直肠功能障碍 尿潴留、排尿困难可选用拟胆碱能药物, 如 β_1-甲基氨甲酰胆碱、甲基氨甲酰胆碱或新斯的明等; 痉挛性膀胱可选用抗胆碱能药物, 如阿托品、普鲁苯辛等; 便秘者可用果导、番泻叶等缓泻剂, 必要时用肥皂水或生理盐水灌肠。

(四) 康复治疗

保持肢体功能位置以防止肌肉挛缩畸形, 适当做主动对抗运动以预防废用性萎缩。多种维生素治疗, 促进神经组织功能恢复; 脑细胞活化剂胞二磷胆碱、脑活素等使用, 以改善脑细胞功能。此外, 理疗、体育疗法、针灸和按摩亦可选用。

【病情观察】

观察治疗后患者的症状是否控制, 如急性期症状是否缓解, 强直发作、吞咽困难等症状是否减轻, 注意监测脑脊液的动态变化，以评估治疗疗效。应用药物治疗的，应注意有无治疗药物本身的不良反应。

【病历记录】

1. 门急诊病历　详细记录患者神经系统症状的出现时间及起病方式，如视力下降和肢体无力的时间。复发的病例记录既往发作诊治情况。既往史记录有无家族史及内分泌疾病史。体格检查记录神经系统阳性体征，例如传导束型感觉障碍、皮质脊髓束损害和 Charcot 三联征。辅助检查记录脑脊液、诱发电位及脑、脊髓 CT 及 MRI 等检查结果。

2. 住院病历　详细记录患者病情的发生发展过程和症状演变过程，不能漏检或漏记重要的阳性体征。记录头颅 MRI、诱发电位和 CSF 的检查结果。患者因急性发作住院的，应详细记录抢救治疗经过、治疗效果。

【注意事项】

1. 医患沟通　在本病的诊治过程中，医师应主动与患者进行沟通，告知病情诊断、治疗方法和特点，以便患者及家属能理解、配合，采用的治疗药物应主动征得患者及家属的同意。必须让患者及其家属逐渐明白，本病可反复的复发－缓解和不能治愈的本质。同时，医护人员应主动关心患者，病情告知要恰如其分，以树立患者的信心。

2. 经验指导

（1）诊断明确者，应根据患者的临床表现和病程，予以分型：①复发－缓解（R－R）型，临床最常见，约 2/3 患者疾病早期出现多次复发和缓解，两次复发间病情稳定。②继发进展型，约 50% R－R 型患者经过一段时间可转为此型，呈进行性加重而不再缓解，出现渐进性神经症状恶化，伴或不伴有急性复发。③原发进展型，约占 10%，起病年龄偏大（40~60 岁），发病后在相当长时间内缓慢进展，呈渐进性神经症状恶化。④进展复发型，少见，发病后病情逐渐进展，并间有复发。⑤良性型，约占 10%，病程呈现自发缓解。

（2）MS 在临床上两个主要的特征是病变时间的多发性和病变空间的多灶性。各种诊断标准要点都围绕此核心，对一个诊断未明的患者，应密切观察，从病史、临床表现和辅助检查方面进一步收集资料，理清思路，注意与相关疾病的鉴别诊断非常重要。

（3）运用 Poser 诊断标准，即：①一次发病（或复发）计"1分"，两次或两次以上复发计"2分"；②一个临床病灶计"1分"，两个或两个以上病灶计"2分"；③仅 MRI 和（或）EP 检查发现的异常（无临床表现）为临床下病灶，一项或多项异常均计"1分"；④CSF 的特征性实验室改变（IgG 指数增高、IgG 鞘内合成率增高和 CSF 寡克隆带阳性）也最多计"1分"。若前三项的和≥4 分为临床确诊 MS，等于 3 分为临床可能 MS；若总分中包括了 CSF 计分，在其前加上实验室检查支持，≥4 分为实验室检查支持确诊 MS，等于 3 分为实验室检查支持可能 MS。

（4）目前 MS 治疗的主要目的是抑制炎性脱髓鞘病变进展，防止急性病变恶化及缓解期复发；晚期采取对症和支持疗法，减轻神经功能障碍带来的痛苦。

（5）急性发作期最有效的治疗是甲泼尼龙静脉冲击疗法。治疗时应注意有无副作用，如有胃肠道疼痛、出血等不良反应，可用质子泵抑制剂洛塞克 20mg，每日 1 次，口服；或用洛塞克 40mg，静脉缓慢注射，每日 1 次。

（6）缓解期的治疗目前较为肯定的是用 β–干扰素，但价格昂贵以及其副作用限制了临床应用。因此，一般而言，对症、支持治疗是十分重要的。

第二节　视神经脊髓炎

视神经脊髓炎（neuromyelitis optica，NMO）又称 Devic

disease，是主要累及视神经和脊髓的急性或亚急性中枢神经系统脱髓鞘疾病。临床上以视神经和脊髓同时或相继受累为主要特征，呈进行性或缓解与复发病程，目前多认为是多发性硬化的一个变异型。视神经和脊髓的损害可同时或先后间隔一段时间而发生。病因尚未阐明，一般认为是病毒感染所致的自身免疫性疾病。

【诊断】

1. 临床表现 好发于青年，男女均可发病。急性严重的横贯性脊髓炎和双侧同时或相继出现的球后视神经炎是本病特征性的临床表现，可在短时间内连续出现，导致截瘫和失明。

（1）视神经受损症状：单眼视力部分或全部丧失；一些患者在视力丧失前 1~2 日感觉眼眶疼痛，眼球运动或按压时疼痛明显；眼底改变为视神经乳头炎或球后视神经炎。

（2）脊髓受损症状：脊髓受累以胸段和颈段多见，表现为急性或亚急性起病的横贯性脊髓损害或上升性脊髓炎样表现。

2. 检查

（1）脑脊液检查：脑脊液压力与外观一般正常。CSF 生化检查糖和氯化物含量一般正常，蛋白质含量正常或轻度增高。部分病例免疫球蛋白（IgA、IgG）含量有增高，蛋白质电泳检查出现寡克隆区带。当脊髓肿胀明显或伴发蛛网膜炎时，可能出现髓腔不完全梗阻，蛋白含量可明显升高。脊髓病变发作期，单相病程和复发型患者约半数病例 CSF 中的白细胞增高，但通常不超过 100×10^6/L。分类中以淋巴细胞和单核细胞为主，个别病例白细胞超过 300×10^6/L。

（2）影像学检查：CT 和 MRI 检查。由于 CT 对本病的分辨率低，且不能做矢状面扫描，显示病灶效果不佳；MRI 在一定程度上能清楚地显示出脊髓内脱髓鞘病灶，一般表现为

长 T_1（低信号）、长 T_2（高信号）影像，矢状面可以显示出病灶上、下界限，横切面显示病灶以背侧、外侧多见。

（3）电生理学检查：大部分病例视觉诱发电位异常，表现为 P100 潜伏期的延长及波幅降低。躯体感觉诱发电位有可能发现临床上的病灶。

（4）血液检查

①血常规：急性发作时白细胞可增高，以多形核白细胞为主。

②血沉：急性发作期可加快。

③免疫学指标：急性发作时，外周血 Th/TS（辅助性 T 细胞/抑制性 T 细胞）比值升高，总补体水平升高，免疫球蛋白升高。随病情缓解而趋下降。

3. 诊断要点

（1）多见于 20~40 岁青壮年，两性患病率差异不大。

（2）急性或亚急性起病，发病前数日至数周常有上呼吸道感染或消化道感染史。

（3）可以视神经损害或脊髓损害为首发症状，亦可两者同时发生。视神经和脊髓可以相隔数日、数周而先后发病，以 2 个月为最多，最长达 10 年。

（4）视神经病变可以是视神经炎或球后视神经炎，双眼可同时受累，也可一侧损害，隔数日或数周累及另一侧。开始时眼球胀痛，同时有视物不清，以后视力迅速下降，甚至完全失明，有中心暗点及视野向心性缩小。眼底检查早期表现为视乳头水肿，晚期为视神经萎缩。

（5）脊髓病变表现为脊髓横贯性损伤。临床表现为相应的运动、感觉和自主神经功能损害，可为部分性或完全性，病变部位以胸段多见，颈段次之。可有背痛、肩痛，放射至上臂和胸部，下肢进行性无力，感觉异常，早期腱反射减弱，后期出现锥体束征和病理反射，还可出现痛性肌痉挛发作，

lhermitte 征等。

（6）具有 MS 脑脊液实验室检查及 CT 和 MRI 等影像检查的类似特点。

4. 鉴别诊断

（1）急性视神经炎：包括视乳头炎和球后视神经炎。部分病例由于感染引起。视神经的损害症状与视神经脊髓炎的眼部表现大致相同，但决无脊髓症状。对复发性的急性视神经炎要注意观察有无脊髓症状，以区别间隔期较长的视神经脊髓炎。

（2）急性脊髓炎：急性脊髓炎的临床表现与本病的脊髓症状基本相同，但是起病更急，瘫痪更重，最主要的是病程无缓解复发，无视神经受损的表现。

（3）急性播散性脑脊髓炎和急性出血性白质脑炎：多在感染或接种后发病，病势严重，可出现截瘫和视神经损害，但多伴有头痛、发热、呕吐、昏迷、抽搐及共济失调等广泛的脑与脊髓受累征象，病程多自限，少有复发。

（4）亚急性脊髓视神经病：多见于小儿，临床表现为腹痛、里急后重等腹部症状，有肢体无力和视力下降，但以感觉异常为主，无反复发作，CSF 也无明显改变。

（5）多发性硬化：临床表现以散在多灶病损的症状和体征为主，有明显的其他神经受累征象，肢体瘫痪形式不定，不但有眼底的改变，还有眼肌麻痹、共济失调等脑干、小脑症状；临床很少出现传导束型感觉障碍，病变水平以下的营养障碍也少见。病程缓解复发常伴有新发病灶。MRI 所见对鉴别诊断很有意义。

【治疗】

1. 皮质类固醇　甲泼尼龙 500～1000mg，静脉滴注，每日 1 次，连用 3～5 日，继之以大剂量泼尼松口服，对终止或缩短 NMO 的恶化是有效的。氢化可的松、地塞米松静脉滴注，急性期可以减轻病势或阻止病情发展；肌内注射 ACTH 可以加快疾病的恢复过程。环磷酰胺、硫唑嘌呤等细胞毒性药物在上述药物治疗效果不满意时可以合并应用。肾上腺皮质激素的大量使用，可以使肌体免疫功能低下，继发各种感染、血糖增高、骨质疏松及精神症状等，合并环磷酰胺等药物治疗时更要注意肝、肾功能及骨髓抑制。

2. 血浆置换 皮质类固醇治疗无反应者，经血浆置换有望使症状改善。

【病情观察】

观察患者的神志、瞳孔、呼吸、血压等生命指征变化，重点观察治疗后患者的症状是否控制、减轻，以评估治疗效果。

【病历记录】

1. 门急诊病历 记录患者主要症状发生的时间。记录发病前有无感染史或疾病史。记录有无家族史。体格检查记录神经系统阳性体征，如脑脊髓多灶性或弥漫性病变体征。辅助检查记录脑脊液、脑电图及脑 CT、MRI 等检查结果。

2. 住院病历 详尽记录患者的发病过程及发生、发展过程。记录本病的诊断依据和鉴别诊断要点。重点记录患者治疗后的病情变化、治疗效果等。

【注意事项】

1. 医患沟通 应及时如实向患者家属告知本病的临床特点、诊断方法、治疗方案等，以便患者能了解病情，有足够的思想准备；如有病情恶化，则随时与家属保持沟通，通报病情，理解本病的发生发展。

2. 经验指导

（1）横贯性脊髓损害有时呈上升型脊髓炎的表现，往往可导致呼吸肌不同程度甚至完全瘫痪。如呼吸困难应及时给予吸氧，勤吸痰，勤拍背；必要时做气管切开，甚至人工辅助呼吸，以维持生命。

（2）尿潴留者需保留导尿，因极易引起膀胱感染，除每隔 3～4 小时排空 1 次外，必要时应予膀胱冲洗，每日 1～2 次，并使用抗生素。

（3）从起病开始就应注意预防压疮发生。

第三节 急性播散性脑脊髓炎

急性播散性脑脊髓炎（ADEM）是广泛累及脑和脊髓白质的急性炎症性脱髓鞘疾病，也称为感染后、出疹后或疫苗接种后脑脊髓炎。本病为单相病程，症状和体征数日达高峰，与病毒感染有关，尤其麻疹或水痘病毒。ADEM 的发病机制不清楚，可能是感染时炎症破坏了髓鞘，触发了机体对髓鞘碱性蛋白的反应，由于某些特定的条件或个体的特异性反应因而引发 ADEM。也可能是感染或免疫接种触发了过强的免疫反应而引起。

【诊断】

1. 临床表现 多见于儿童，也可见于成人。症状常出现在感染或疫苗接种后 1～3 周（4～30 日），多为散发，无季节性，病情严重。临床分脑型、脊髓型、脑脊髓型。多在感染后或疫苗接种后 4～14 日起病，10 日后恢复。

（1）脑型：突然头痛、呕吐、嗜睡或精神紊乱。如幻想、妄想，检查时所见言语障碍、脑神经麻痹、偏瘫、惊厥、肌阵挛等，严重患者昏迷及去大脑强直。少数患者出现视乳头水肿，如颅内压持续增高者可出现呼吸不规则，甚至发生脑疝。

（2）脊髓型：患者突发性四肢或双下肢弛缓性瘫痪，受损平面以下感觉消失、大小便失禁等症状。

（3）脑脊髓型：以上两型的症状体征共存。病情严重，全身衰竭明显。

2. 检查

（1）实验室检查

①血常规：血白细胞增高，血沉加快。

②脑脊液检查：外观正常，压力及细胞数可轻度增高，以单核细胞为主，很少超过 $250 \times 10^6/L$，蛋白轻度至中度增高，以 IgG 增高为主，可发现 IgG 寡克隆带。

（2）特殊检查

①脑电图：多为广泛性中度以上异常，常见 θ 波和 δ 波，亦可见棘波和棘慢综合波。

②头颅 CT：可显示白质内弥散性多灶性大片状或斑片状低密度区，急性期可有明显的增强效应。

③MRI：可发现脑和脊髓白质内有散在的多发长 T_1、长 T_2 信号病灶。

3. 诊断要点

（1）多在感染或接种疫苗后 1~2 周急性起病，病情进展比较快。

（2）上述脑实质弥漫性损害、脑膜受累及脊髓炎症状。

（3）头颅 CT 和 MRI 发现脑和脊髓内多发散在脱髓鞘性病灶有助于诊断。

（4）排除其他脑炎、脑病等类似疾病。

4. 鉴别诊断

（1）单纯疱疹病毒性脑炎：可散发，发病前或发病过程中可见反复的口唇疱疹，以精神症状最为突出，有高热、抽搐、颅内压增高等症状，脑脊液中可见出血性改变，可检出特异性抗体。脑电图以额叶颞叶变化为主，可为慢波或癫痫样发放，两侧常不对称，一侧额叶反复出现更有意义，CT 和 MRI 均可见额叶和颞叶的出血性坏死损害。

（2）流行性乙型脑炎：季节性发病，蚊虫传播，急性起病，表现为高热、头痛、抽搐和颅内压增高症状，可累及大脑、小脑、脑干和脊髓等多个部位，表现全身中毒症状，周围血白细胞增高，以中性粒细胞居多，脑脊液早期以中性多形核白细胞为主，4～5日转为以淋巴细胞增高为主。发病2周以后可检出特异性抗乙型脑炎病毒抗体。MRI呈对称性双侧丘脑、基底节病损。

（3）多发性硬化：具有病灶呈时间及空间上多发的特点，脑部CT或MRI可有特征性改变等可资鉴别。

【治疗】

急性期应早期使用大剂量皮质类固醇，抑制炎性脱髓鞘过程，减轻脑和脊髓的充血和水肿。静脉滴注甲泼尼龙每日500～1000mg，或地塞米松每日20mg冲击治疗，以后逐渐减量至口服。血浆置换或静脉给予免疫球蛋白0.4g/（kg·d），连用3～5日，对重症患者有益。除上述治疗外，支持治疗非常重要。如体温、抽搐和颅内高压的控制，辅助呼吸，皮肤的保护，注意水、电解质平衡，以及避免合并感染的发生和控制都非常重要，以给患者的恢复创造良好的条件。

【病情观察】

观察患者的神志、瞳孔、呼吸、血压等生命指征变化，重点观察治疗后患者的症状是否控制、减轻，以评估治疗效果。

【病历记录】

1. 门急诊病历　记录患者主要症状如头痛、呕吐、抽搐和意识障碍的时间。记录发病前1～2周有无病毒感染史或疫苗接种史。记录有无家族史。体格检查记录神经系统阳性体征，如脑脊髓多灶性或弥漫性病变体征。辅助检查记录脑脊液、脑电图及脑CT、MRI等检查结果。

2. 住院病历　详尽记录患者的发病过程及发生、发展过程。记录本病的诊断依据和鉴别诊断要点。重点记录患者治疗后的病情变化、治疗效果等。腰穿行脑脊液检查的，应事先征得患者家属的同意。

【注意事项】

1. 医患沟通 应及时如实向患者家属告知本病的临床特点、诊断方法、治疗方案等，以便患者能了解病情，有足够的思想准备；如有病情恶化，则随时与家属保持沟通，通报病情，了解本病的发生发展。

2. 经验指导

（1）诊断时应掌握本病的临床特点：多在感染或接种疫苗后1~2周急性起病，散发，四季均可发病，患者均为儿童和青壮年，病情较严重，有些病例病情险恶。根据脑实质弥漫性损害、脑膜受累及脊髓炎症状综合分析常可确诊本病。

（2）诊断不明确者，应结合相关的临床、辅助检查，以尽快明确诊断；明确诊断的，应给予甲泼尼龙静脉冲击治疗，以迅速控制症状，同时应加强患者的管理，尤其是对症、支持治疗。对有脑水肿的，应给予甘露醇脱水、降颅压；有癫痫发作的，可用苯妥英钠或卡马西平治疗控制癫痫发作；有呼吸困难的，应予以吸氧等；后期如有后遗症的，应注意康复训练，以促进患者的康复。

（3）应重视对患者的一般支持治疗，包括维持患者内环境平衡、保护重要脏器功能和防止各种合并症。

（4）本病急性期，同样是应用糖皮质激素治疗，但应注意的是，应尽早、大剂量、足疗程，以迅速控制急性炎性脱髓鞘反应，缓解症状。

第四节　弥漫性硬化

弥漫性硬化，又称 Schilder 病，主要见于儿童及青少年，是以进行性视力障碍、痴呆、精神紊乱和痉挛性偏瘫、四肢瘫或截瘫为主要临床表现的亚急性或慢性脑白质广泛脱髓鞘性疾病。Schilder 于 1912 年报道，又称之为 Schilder 弥漫性硬化。病因至今未明。由于约半数弥漫性硬化患者的 CSF 中 IgG 增高，少数患者检出寡克隆带，脱髓鞘性病灶内可见淋巴细胞浸润，有的患者用类固醇激素及环磷酰胺等免疫抑制剂治疗有效，因此认为弥漫性硬化属于自身免疫性疾病。

【诊断】

1. 临床表现

（1）本病任何年龄均可发病，但以青壮年多见，有家族史，男女发病率约为 4:1。

（2）大多呈亚急性、慢性进行性恶化病程，停顿或改善极为罕见，极少出现缓解—复发。

（3）无特异性临床表现，痴呆或智能减退、精神障碍、同向性偏盲、皮质盲、皮质聋，不同程度的偏瘫或四肢瘫和假性延髓麻痹是最常见的临床表现，也可见痫性发作、行走困难、锥体束征、共济失调、视乳头水肿、眼肌麻痹、核间性眼肌麻痹、眼球震颤、面瘫、失语症和大小便失禁等。

2. 检查

（1）电生理学检查

①脑电图（EEG）：可表现为轻度至重度程度不同的异常，以高波幅慢波占优势，也可见异常的阵发性棘波，但均为非特异性改变，仅反映脑组织病变的部位和范围。与 SSPE 的重要区别是，后者可特有假节律性高波幅放电。

②诱发电位：因枕叶白质最易受累而导致皮质盲，故视觉诱发电位（VEP）多有异常。采用模式翻转 VEP 检查发现，皮质盲患者的 VEP 异常与患者的视野及主观的视敏度缺陷相一致。多发性硬化患者的 VEP 异常多提示视神经受损，具有一定的鉴别意义。

③神经传导速度（NCV）：因弥漫性硬化不累及周围神

经，所以 NCV 正常，而肾上腺白质营养不良（ALD）常累及周围神经，可以此与 ALD 鉴别。

（2）影像学检查：CT 可显示脑白质大片状低密度区，以枕、顶和颞区为主，可累及一侧或两侧半球；MRI 显示本病的脱髓鞘病灶优于 CT，脑白质可见长 T_1、长 T_2 弥漫性病灶。MRI 可发现 CT 上未显示的脱髓鞘病灶。

（3）脑脊液（CSF）检查：单核细胞（MNC）可完全正常，或轻度增高，约达 $50 \times 10^6 / L$。蛋白轻度增高，部分患者可见 CSF - IgG 指数增高。一般病例不出现寡克隆区带，个别患者可检出。

（4）血液生化检查：临床怀疑为弥漫性硬化的患者应常规检查血液中极长链脂肪酸（VLCFA）含量。因本病临床上易与肾上腺白质营养不良（ALD）相混淆，血中极长链脂肪酸升高是 ALD 特异性诊断标准，应常规检查。

3. 诊断要点

（1）幼儿或青少年期发病，男性较多。

（2）呈慢性、亚急性进行性加重病程，多于数月至数年内死亡。

（3）临床虽无特异性症状和体征，但痴呆或智能减退、精神障碍、同向性偏盲、皮质盲、皮质聋、不同程度的偏瘫、四肢瘫、截瘫及锥体束征和假性延髓麻痹等弥漫性脑损害症状较为常见。

（4）影像学检查有脑白质大片脱髓鞘证据，CT 显示脑白质大片状低密度区，以枕、顶和颞区为主，可累及一侧或两侧半球。MRI 可显示脑白质长 T_1、长 T_2 弥漫性病灶。

（5）EEG 可出现轻度至重度异常，以高波幅慢波占优势，为非特异性改变。

（6）NCV 正常。

（7）外周血中 VLCFA 含量正常。

4. 鉴别诊断

（1）与 ALD 鉴别：ALD 仅累及男性，多伴有周围神经受累而有 NCV 异常，部分病例可有艾迪生病的表现，血中 VL-CFA 升高是特异性诊断指标。

（2）与 MS 鉴别：MS 发病年龄在 10～50 岁，以 20～40 岁最多见，且女性多见。临床确诊的 MS 病程中有 2 次发作，或有 2 次或以上的缓解复发；中枢神经系统有 2 个或以上分离性病灶的体征，且病变可累及脑干、小脑、脊髓和视神经等。病程早期首发症状多为肢体力弱、单眼或双眼视力减退或失明，感觉异常、肢体疼痛或麻木、复视、共济失调等。以智力障碍、精神异常和痫性发作起病者极少见。多为急性、亚急性起病，也可慢性起病。CSF 寡克隆带阳性率可高达 90% 以上，CSF – IgG 指数增高可达 70% 以上。

（3）与急性播散性脑脊髓炎（ADEM）鉴别

①患者多为儿童和青壮年。

②急性起病，病前 1 个月内常有感冒、发热、感染、发疹、疫苗接种史、受凉、雨淋、分娩和手术史等。平均潜伏期 7～14 日。

③出现严重的脑和脊髓弥漫性损害的临床表现，精神症状和意识障碍较突出。脑膜受累出现头痛、呕吐和脑膜刺激征等。脑实质损害出现惊厥、精神异常、意识障碍、偏瘫、偏盲、视力障碍、不随意运动、脑神经麻痹和共济失调等。脊髓损害出现截瘫、上升性麻痹和尿便障碍等。

④病情险恶，多在病后数日至 1 个月死亡。

⑤CSF 压力、MNC 和蛋白可增高，无特异性。

⑥EEG 多为广泛中度以上异常，常见 θ 波和 δ 波，但可见棘波和棘 – 慢综合波。

⑦CT 和 MRI 可发现脑和脊髓白质内散在的多发病灶。

⑧肾上腺皮质类固醇制剂治疗有效。

（4）与亚急性硬化性全脑炎（SSPE）鉴别

①发病隐袭，潜伏期平均可达6年。

②发病年龄2~20岁，学龄儿童多见，男女发病率比为3:1，农村多于城市。

③早期（数周至数月）性格、行为改变、情绪不稳、学习成绩下降、记忆力减退、逐渐出现痴呆；其后（1~3个月）的典型症状是肌阵挛抽搐，或舞蹈样动作、手足徐动、肌强直、共济失调、癫痫发作等；继之出现角弓反张、去大脑强直和昏迷；④血清和CSF麻疹病毒抗体滴度增高。

⑤EEG周期性发作高波幅慢波或棘－慢波，周期4~20秒。

⑥CT显示脑室扩大、皮质萎缩，也可见单个或多数低密度病灶。

【治疗】

本病目前尚缺乏有效的治疗手段，主要采取对症及支持治疗，加强护理。文献曾报道本病患者使用肾上腺皮质激素和环磷酰胺可使临床症状有所缓解，使用大剂量维生素和中药治疗均无效。

1. 糖皮质激素 可试用。地塞米松15mg加入5%葡萄糖氯化钠注射液500ml中静脉滴注，每日1次，疗程14日。此后改用泼尼松每日30~40mg，分次口服，症状控制后至维持量。

2. 脱水、降颅压 有脑水肿者可用20%甘露醇125~250ml，每日2次，静脉滴注。

【病情观察】

重点观察患者的症状和体征的发生发展过程及进展程度，如试用糖皮质激素治疗，应观察治疗效果及药物不良反应。

【病历记录】

1. 门急诊病历 详细记录患者神经系统主要症状的持续

时间、病程等，如视力下降、眩晕和肢体无力的时间。记录有无家族史。体格检查记录神经系统阳性体征，如感觉障碍和皮质脊髓束损害。辅助检查记录脑 CT 及 MRI 的检查结果。

2. 住院病历　重点记录患者主要临床表现的发生发展过程，试用糖皮质激素治疗的，应注意记录病情变化、治疗效果。

【注意事项】

1. 医患沟通　因患者多为儿童或青壮年人，又无有效治疗方法，病情进展快、预后差，故而医师与患者家属沟通的主要任务就是让其理解本病的本质、不良预后和目前无有效治疗方法，从而对病情的发展早有心理准备，但注意不能给予患者及家属伤害和精神刺激。

2. 经验指导

（1）目前本病病因仍不清楚，一般认为是自身免疫性疾病。

（2）本病多累及儿童和青少年，病程表现呈进行性发展。本病的诊断为临床诊断，因此，应排除相关的其他疾病，如肾上腺白质营养不良、多发性硬化（MS）等疾病，确诊依靠脑活检或尸解的病理材料。

（3）诊断不明确者应详细询问病史、仔细全面的体格检查，选做有诊断或鉴别诊断价值的辅助检查，综合判定，尽快明确诊断。诊断明确者主要对症、支持治疗，观察患者的病情变化。在整个治疗过程中，以对症治疗为主，以延缓病情进展。

第四章

脑血管疾病 ◀••

第一节 短暂性脑缺血发作

短暂性脑缺血发作 (transient ischemic attack, TIA) 是颈动脉或椎-基底动脉系统的短暂性血液供应不足引起的一过性或短暂性、局灶性脑或视网膜功能障碍,一般持续 10~15 分钟,多在 1 小时内,不超过 24 小时完全恢复,但可反复发作,不遗留神经功能缺损症状和体征。

【诊断】

1. 临床表现 短暂脑缺血发作的特点是起病突然,历时短暂。大多无意识障碍而能主诉其症状,常为某种神经功能的突然缺失,历时数分钟或数小时,无后遗症。常呈反复发作,并在 24 小时以内完全恢复。而发作次数多则一日多次,少则数周、数月甚至数年才发作 1 次。各个患者的局灶性神经功能缺失症状常按一定的血管支配区而反复刻板地出现。

(1) 颈动脉系统的缺血发作:较多见。持续时间较短,发作频率少,易进展为完全性卒中。

①常见症状:对侧单肢无力或轻偏瘫,可伴对侧面部轻瘫。为大脑中动脉供血区或大脑中动脉-前动脉皮质支分水岭区缺血表现。

②特征性症状：眼动脉交叉瘫，病变侧单眼一过性黑矇＋对侧偏瘫及感觉障碍，Horner 征交叉瘫，病变侧 Horner 征＋对侧偏瘫；主侧半球受累出现失语症，为大脑中动脉皮质支及大脑外侧裂周围区缺血表现，Broca 失语或 Wernicke 失语、传导性失语。

③可能出现的症状：对侧偏身麻木或感觉减退为大脑中动脉供血区或大脑中–后动脉皮质分水岭区缺血；对侧同向性偏盲。较少见为大脑中–后动脉皮质支或大脑前–中–后动脉皮质分水岭区缺血而使顶、枕、颞交界区受累所致。

（2）椎–基底动脉系统的短暂脑缺血发作：较少见，发作频繁、持续时间较长，进展至脑梗死机会少。有时仅表现为头昏、眼花、走路不稳等含糊症状而难以诊断。

①常见症状：眩晕、平衡障碍，大多不伴耳鸣（脑干前庭系统缺血），少数伴耳鸣（内听动脉缺血）。

②特征性症状：跌倒发作（drop attack），为脑干网状结构缺血；短暂性全面性遗忘症（TGA），为大脑后动脉颞支缺血而累及颞叶内侧、海马引起；双眼视力障碍，为双侧大脑后动脉距状支缺血累及枕叶所致。

③可能出现的症状：急性发生的吞咽困难、饮水呛咳、构音障碍为椎动脉或小脑后下动脉缺血而引起短暂的真性延髓麻痹；小脑共济失调为椎基底动脉小脑分支缺血或小脑–脑干联系纤维受损所致；意识障碍伴或不伴瞳孔缩小。是高位脑干网状结构缺血而累及网状激活系统及交感神经下行纤维造成；一侧或双侧面、口周麻木，交叉性感觉障碍由于小脑后下动脉或椎动脉缺血造成病侧三叉神经脊束核和对侧已交叉的脊髓丘脑受损而导致延髓背外侧综合征；眼外肌麻痹及复视，是脑干旁中线动脉缺血而累及动眼、滑车及外展神经核所致；交叉性瘫痪为一侧脑干缺血典型表现，如 Weber（动眼神经交叉瘫综合征或大脑脚综合征，病变位于中脑的基

底部大脑脚的髓内，表现为同侧动眼神经麻痹。对侧偏瘫包括中枢性面瘫和舌瘫），Fovlle 综合征（脑桥旁正中征群：表现为病侧面神经麻痹和向病侧之水平性凝视麻痹及对侧偏瘫）等。

2. 检查

（1）CT 或 MRI、EEG 检查：大多正常，部分可见小的梗死灶或缺血灶。CT（10%~20%）、MRI（可达 20%）可见腔隙性梗死。

（2）弥散加权 MRI：可见片状缺血区。

（3）SPECT：可有局部血流下降。

（4）PET：可见局限性氧与糖代谢障碍。

（5）DSA/MRA 或彩色经颅多普勒：显示血管狭窄、动脉粥样硬化症、微栓子（TCD）。

（6）心脏 B 超、心电图及超声心动图：可以发现动脉硬化、心脏瓣膜病变及心肌病变。

（7）血常规、血脂及血液流变学、血液成分及流变学的关系。

（8）颈椎 X 线：颈椎病变对椎动脉的影响。

3. 诊断要点

（1）起病突然，可在几秒钟达到高峰，多数患者的发作在几分钟或一小时内逐渐缓解，有些症状可持续到 24 小时，患者在一天内可有一次或反复多次的发作。在大多数病例找不到明显确定的促发因素。缓解后不遗留神经功能缺损体征。根据病变部位的不同，可出现不同的定位体征。

（2）颈动脉超声与经颅彩色多普勒超声为 TIA 患者基本检查手段，显示颈动脉内的动脉硬化斑块与颅内及颈部动脉的狭窄与闭塞，对考虑有血管病变的患者进行筛查。MRA 作为一种无创性检查与超声相结合能够更完善地对颅内外血管进行评价。

（3）头颅 CT、MRI 有助于排除与 TIA 症状类似的颅内病变。

（4）选择性动脉导管脑血管造影（数字减影血管造影，DSA）是评估颅内外动脉血管病变的金标准。

（5）实验室检查如血常规、血凝指标的检查为 TIA 患者的基本检查。

4. 鉴别诊断

（1）局限性癫痫：癫痫发作常为刺激性症状，如抽搐、发麻，症状常按皮质的功能区扩展。局限性癫痫大多为症状性，并可能查到脑部器质性病灶。如过去有全身性癫痫发作史或有舌咬伤、尿失禁、意识障碍等症状，或脑电图有明显异常，可助鉴别。

（2）心脏病脑动脉硬化：患者常同时有冠状动脉硬化性心脏病（冠心病）、心律失常、心肌梗死伴血压过低、心力衰竭等既可诱发短暂脑缺血发作，同时也需要明确诊断和适当处理。

（3）晕厥：亦为短暂性发作，但多有意识丧失而无局灶性神经功能缺失，发作时血压过低。

（4）内耳眩晕症：常有眩晕、耳鸣、呕吐。除眼球震颤、共济失调外，少有其他神经功能缺失体征和症状。发作时间可能较长，超过 24 小时。反复发作后常有持久的听力减退。一般起病年龄较轻。

（5）偏头痛：其先兆期易与短暂脑缺血发作混淆。但多起病于青春期，常有家族史。发作以偏侧头痛和厌食、呕吐等自主神经症状为主。较少表现局限性神经功能缺失。发作时间可能较长。

（6）眼科病变：视神经炎、青光眼、视网膜血管病变等有时因突然出现视力障碍而与颈内动脉眼的缺血症状相似，但多无其他局灶性神经功能缺失。

（7）颅内占位病变：偶有颅内肿瘤、脑脓肿、慢性硬膜下血肿等颅内占位病变，在早期或因病变累及血管时引起短暂性神经功能缺失，但详细检查常可发现体征。严密随访可见症状逐渐加重或出现颅内压增高。脑成像和血管造影均有助于鉴别。

（8）精神因素：癔症性发作、严重的焦虑症、过度换气综合征等神经功能性紊乱有时类似短暂性脑缺血发作，应注意鉴别。更要避免将脑缺血发作误诊为神经官能症。猝倒症常在狂喜、受惊等精神刺激时发病，可伴有发作性睡病，罕有局灶性神经功能缺失。

【治疗】

在控制高危因素的同时进行抗血小板、抗凝治疗是主要治疗原则。

（一）去除危险因素

（1）积极治疗高血压。

（2）积极纠正血流动力学异常，包括低血压。

（3）停止吸烟。

（4）合理治疗冠心病、心律失常、心力衰竭和瓣膜病。

（5）禁止过度饮酒。

（6）治疗高脂血症。

（7）脑供血动脉狭窄的治疗。

（二）抗血小板聚集治疗

可给予阿司匹林每日 50～150mg，常规推荐每日 100mg 或双嘧达莫 75～100mg，每日 3 次，或噻氯吡啶 250mg，每日 1～2 次。注意应用噻氯吡啶时每 2 周要查血小板。对于风湿性心脏病心房颤动的患者可给予华法林每日 5～15mg，2～5 日后根据 IRN 在 2.0～3.0，改为每日 5mg。

（三）抗凝治疗

对 TIA 尤其是反复发作的患者应考虑应用抗凝药物。可用

低分子肝素 4000U，每日 2 次，皮下注射；或肝素 40~170U/kg
加入 5% 葡萄糖注射液 500ml 中缓慢静脉滴注，18U/kg 维持或
每小时 50U/kg，此后 5U/kg 每 4 小时查一次血小板出、凝血
时间。抗凝治疗多年来存在争论，但对于心房纤颤、TIA 频繁
发作或椎 – 基底动脉 TIA 患者可应用抗凝治疗。

（四）其他治疗

1. 血管扩张药和扩容药物 早期用血管扩张药物，可使
微栓子向远端移动，从而缩小缺血范围，同时血管扩张药物
可促进侧支循环的建立。低分子右旋糖酐可扩充血容量，稀
释血液，降低血液黏稠度，抑制血小板第Ⅲ因子释放，产生
抗凝作用。500ml 加罂粟碱 60mg 静脉滴注，每日 1 次，7~10
日为 1 个疗程。

2. 脑保护治疗 缺血再灌注使钙离子大量内流引起细胞
内钙超载，可加重脑组织损伤。可用钙离子通道拮抗剂防止
脑血管痉挛，增加脑血流量，改善微循环，保护脑组织。临
床适用于频繁发作的 TIA。神经影像学检查显示有缺血或脑梗
死病灶者，尼莫地平 20~40mg，每日 3 次，或氟桂嗪 5~
10mg，每日 1~2 次。

3. 尿激酶及降纤酶 ①近期频繁发作者可用尿激酶，每
日 1 次，连用 2~3 日；②高纤维蛋白原血症可选用降纤药改
善血液高凝状态，如巴曲酶和蚓激酶等。

（五）外科治疗

对于能明确诊断 TIA 发作是由于颅内外动脉所致，并已经
脑血管造影证实的反复发作性 TIA 患者，可根据患者具体情况
选择行颈动脉内膜切除术（CEA）、动脉血管成形术（PTA）
及颈动脉支架放置术。

（六）中药治疗

可给予丹参、红花、川芎等单体或复合制剂，以及扩血
管药物治疗。

【病情观察】

观察有无临床反复发作，有无渐进性发展，也可应用 TCD 微栓子监测发作频繁的 TIA 患者。根据 TIA 的定义来明确 TIA 的诊断，注意与其他疾病的鉴别诊断。密切观察 TIA 的发生、发展及演变过程，尽量阻止病情进展。

【病历记录】

1. 门急诊病历 详细记录患者就诊的主要症状，如有无头痛、头昏、意识障碍，有无肢体活动障碍及持续时间等。以往有无类似发作史，如有，记录其诊疗经过。辅助检查记录头颅 CT 或头颅 MRI 等检查结果。

2. 住院病历 详尽记录患者的发病过程、门急诊或外院的诊疗经过。记录与部分性癫痫、梅尼埃病、心脏疾病等的鉴别诊断要点。记录患者入院治疗后的治疗效果，记录有关头颅 CT、全胸片、心电图、血常规等检查结果。

【注意事项】

1. 医患沟通 应告知患者或其亲属有关 TIA 的特点及演变规律、预后及治疗药物使用的注意事项。如因病情需要使用抗凝及抗血小板药物，应告知可能会出现因使用这些药物带来的出血等不良反应。治疗中出现病情反复或病情加重，以及治疗中出现并发症、需调整治疗方案或需手术治疗者，应及时告知，并征得签字同意。

2. 经验指导

（1）目前，TIA 的临床诊断有不同程度的扩大化倾向。TIA 的临床表现最常见的是运动障碍，如只出现肢体一部分或一侧面部感觉障碍、视觉丧失或失语发作，诊断必须慎重，有些症状如麻木、头昏很常见，但不一定表明是 TIA。目前认为不属于 TIA 的症状有：①不伴有上述后循环（椎－基底动脉系）障碍表现的意识丧失；②强直性和（或）阵挛性痉挛发作；③躯体多处持续进展性症状；④闪光暗点。

（2）为预防以后再发或发生脑梗死，须寻找病因，进行治疗。首先要注意检查是否有原发性高血压、动脉粥样硬化、高脂血症和心脏病等，并予以积极的治疗，如控制血压。首次发作患者，可服用肠溶阿司匹林，依病情决定用药时间。TIA 发作频繁，症状逐渐加重，无抗凝治疗禁忌者（无出血倾向、溃疡病及严重高血压、肝肾疾病等）可及早进行抗凝治疗，可选用低分子肝素等药物，根据血凝常规检测和病情决定用药时间；对检查证实高度主动脉狭窄者（狭窄 ≥70%）可行相应手术。

（3）抗血小板聚集剂可减少栓子发生，减少复发，宜长期服用，治疗期间应监测临床疗效和不良反应；抗凝药物治疗频繁发作的 TIA，特别是颈内动脉系统 TIA 较血小板药物效果好，对渐进性、反复发作和一过性黑矇的 TIA 可预防卒中的作用。

第二节 脑 梗 死

脑梗死（cerebral infarction）又称缺血性脑卒中（cerebral ischemic stroke），是指脑动脉的主干或其皮层支动脉硬化及各类动脉炎等血管病变，导致血管的管腔狭窄或闭塞，发生血栓，造成脑局部供血中断，使局部脑组织发生不可逆性损害，导致脑组织缺血、缺氧性坏死。

【病因和发病机制】本病最常见的病因是动脉粥样硬化，其次为高血压、糖尿病和高脂血症。较少见的病因有脑动脉炎，如巨细胞动脉炎、系统性红斑狼疮、多结节性动脉炎、梅毒性动脉炎及 AIDS 等引起的血管炎性病变，还见于颈动脉或椎动脉壁分离、药物滥用（如可卡因及海洛因）、烟雾病及偏头痛等。血液学异常如血小板增多症、真性红细胞增多症、血液高凝状态和镰状细胞贫血症等也是少见的原因。

脑动脉血流中断持续 10～15 分钟，神经细胞就会发生不可逆性损害，出现脑梗死。上述变化是一个复杂的过程，称其为缺血性级联反应，它是以细胞电生理功能停止为开端，然后细胞从有氧代谢转为无氧代谢，引起高能代谢的衰竭，继而发生兴奋性神经递质释放及细胞膜内、外离子平衡失调，Ca^{2+} 内流增加，进一步激活激酶、钙调素和一氧化氮合酶等，导致大量自由基的生成，造成细胞损伤。在上述过程中，还包括转录因子的合成及炎性递质的产生等参与。造成缺血性损伤的另一种机制是细胞凋亡。到目前为止，缺血性级联反应的很多机制尚未完全阐明，有待于进一步研究。

【诊断】

（一）症状

动脉硬化性脑梗死占卒中的 60%～80%。脑动脉粥样硬化的发展，较同样程度的冠状动脉粥样硬化一般在年龄方面约晚 10 年。60 岁以后动脉硬化性脑梗死发病率增高，男性较女性稍多。高脂肪饮食者血胆固醇高而高密度脂蛋白胆固醇偏低时易有动脉粥样硬化形成。其他如在高血压、糖尿病、吸烟、红细胞增多症患者中均有较高发病率。本病起病较其他脑卒中稍慢些，常在数分钟到数小时、半日，甚至 1～2 日达到高峰。数日到 1 周内逐渐加重到高峰极为少见。不少患者在睡眠中发生。约占少半数的患者以往经历过短暂性脑缺血发作。

起病时可有轻度头痛，可能由于侧支循环血管代偿性扩张所致。头痛常以缺血侧头部为主，有时可伴眼球后部疼痛。动脉硬化性脑梗死发生偏瘫时，意识常很清楚。如果起病时即有意识不清，要考虑椎－基底动脉系统脑梗死。大脑半球较大区域梗死、缺血、水肿可影响间脑和上脑干的功能，而在起病后不久出现意识障碍。

脑的局灶损害症状主要根据受累血管的分布而定。例如颈动脉系统动脉硬化性脑梗死的临床表现主要为病变对侧肢体瘫痪或感觉障碍，主侧半球病变常伴不同程度的失语，非主侧半球病变伴偏瘫无知症。患者的两眼常向病灶侧凝视。如病灶侧单眼失明伴对侧肢体运动或感觉障碍，即为颈内动脉病变无疑。颈内动脉狭窄或闭塞可使整个大脑半球缺血造成严重症状，也可仅表现轻微的症状。这种变异极大的病情取决于前、后交通动脉，眼动脉，脑浅表动脉等侧支循环的代偿功能状况。如瘫痪和感觉障碍限于面部和上肢，以大脑中动脉供应区缺血的可能性为大。大脑前动脉的脑梗死可引起对侧的下肢瘫痪，但由于大脑前交通动脉的侧支循环供应，这种瘫痪亦可不发生。大脑后动脉供应大脑半球后部、丘脑及上脑干，脑梗死可出现对侧同向偏盲，如病变在主侧半球时除皮质感觉障碍外，还可出现失语、失读、失写、失认和顶叶综合征。椎－基底动脉系统动脉的脑梗死主要表现为眩晕、眼球震颤、复视、同向偏盲、皮质性失明、眼肌麻痹、发音不清、吞咽困难、肢体共济失调、交叉性瘫痪或感觉障碍、四肢瘫痪，可有后枕部头痛和不同程度的意识障碍。有时呈睁眼昏迷或不动性缄默状态。

（二）体征

1. 颈内动脉闭塞 对侧偏瘫，偏身感觉障碍，优势半球病变可有失语，如眼动脉受累，可出现同侧一过性视力障碍和 Horner 征。在眼动脉分出点以前闭塞时，如颅底动脉环完整，眼动脉与颈外动脉分支间吻合良好，临床上可无任何症状。

2. 大脑中动脉闭塞 主干闭塞时引起对侧偏瘫、偏身感觉障碍和偏盲，优势半球受累还可有失语。皮层支闭塞出现对侧偏瘫及偏身感觉障碍，以面部及上肢为重，优势半球受累时可有失语，非优势半球受累可出现体象障碍，深穿支闭塞可引起对侧上下肢同等程度的偏瘫，优势半球受损也可有失语。

3. 大脑前动脉闭塞 双侧大脑前动脉闭塞可出现精神症状、大小便失禁及原始反射；皮层支闭塞产生对侧下肢运动及感觉障碍，伴小便不易控制；深穿支闭塞出现对侧中枢性面、舌及上肢瘫痪。

4. 大脑后动脉闭塞 对侧同向性偏盲（黄斑回避）及一过性视力障碍；优势半球受累可出现失语、失读、失认、失写等症状；非优势半球受累可有体象障碍；深穿支闭塞可出现丘脑综合征，对侧偏身感觉障碍，感觉异常，感觉过度，丘脑性疼痛；锥体外系症状为舞蹈、震颤、手足徐动等。

5. 椎基底动脉闭塞 主干闭塞可引起四肢瘫、延髓麻痹及昏迷，患者常迅速死亡，中脑梗死出现同侧动眼神经瘫、对侧面瘫或不自主运动或小脑性共济失调，亦可出现垂直注视麻痹；脑桥梗死出现病灶侧周围性面瘫、外展神经麻痹或小脑性共济失调，两眼向病灶对侧凝视，对侧肢体瘫痪或感觉障碍。脑桥腹侧基底部梗死出现闭锁综合征，患者意识清楚，四肢瘫，双侧面瘫及延髓麻痹，故不能言语、不能进食、不能做各种运动，只能以眼球上下运动来表达自己的意愿。小脑后下动脉闭塞引起延髓背外侧综合征（Wallenberg），临床体征表现为眩晕、呕吐和眼球震颤，病灶侧软腭及声带麻痹，面部痛温觉障碍，Horner 征和小脑性共济失调，对侧半身痛、温度觉障碍。

6. 基底动脉尖闭塞 基底动脉顶端 2cm 内包括两侧大脑后动脉、小脑上动脉及基底动脉顶端呈 "干" 字形的 5 条血管闭塞产生的综合征。诊断本病时应有幕上和幕下，即脑干 - 间脑及大脑后动脉支配半球区的两个或两个以上部位梗死的症状和体征，CT 或 MRI 发现丘脑、脑干、小脑、颞叶内侧、枕叶出现两个或两个以上梗死灶。

（三）检查

1. 实验室检查 动脉硬化性脑梗死患者常有其他部位的

动脉病变,如糖尿病、高脂血症等。白细胞计数和分类计数大致正常,明显增高常提示并发感染(肺炎、泌尿道感染、压疮等)。范围较广泛的脑梗死有时可伴血糖升高和出现尿糖。

2. CT 检查 发病 24 小时内,特别是 6 小时以内多正常。24～48 小时后出现低密度灶,脑干梗死,CT 显示不佳,可做磁共振检查。

3. MRI 脑梗死发病数小时后,即可显示 T_1 低信号,T_2 高信号的病变区域。MRI 可以发现脑干、小脑梗死及小病灶梗死较 CT 更显优势。功能性 MRI,如弥散加权成像(DWI)和灌注加权成像(PWI),可以在发病后的数分钟内检测到缺血性改变,DWI 与 PWI 显示的病变范围相同区域,为不可逆性损伤部位,DWI 与 PWI 不一致区,为缺血性半暗带。功能性 MRI 对超早期溶栓治疗提供了科学的依据。MRI 最大的缺陷是诊断急性脑出血不如 CT 灵敏。

4. 脑血管造影 数字减影法(DSA)、CT 血管造影(CTA)和磁共振动脉成像(MRA)可以显示脑部大动脉的狭窄、闭塞,血栓形成的部位、程度、侧支循环情况,可见病灶处动脉骤然中断,远端不充盈或充盈不良可见管型狭窄或血栓形成影像,血管内有血栓造成的缺陷。

5. 脑脊液(CSF)检查 一般正常,当有出血性脑梗死时,脑脊液中可见红细胞。少数较大范围脑梗死伴明显脑水肿者压力也可超过 $200mmH_2O$。细胞数和蛋白可增高。目前已不再广泛用于诊断一般的脑卒中。

6. 心电图 约半数患者的心血管系统有病理变化,如高血压、心肌供血不足、心房纤颤、心律失常、束支传导阻滞、房室传导阻滞、心内膜炎等。急性脑血液循环障碍时可同时发生心肌梗死。

7. 其他 如经颅多普勒超声检查(TCD),脑局部血流量测定对了解脑血管疾病，评估颅内外血管狭窄、闭塞、痉挛或侧支循环建立的程度有帮助。应用于溶栓治疗的检测，对预后判断有参考意义。

（四）诊断要点

（1）中老年人，有动脉硬化和卒中的危险因素如高血压、糖尿病、心脏病、高脂血症、吸烟等，特别是近期有 TIA 反复发作史。

（2）急性起病，多在夜间睡眠中或安静情况下发病。晨醒后发现局灶性神经功能缺失症状，持续时间≥24 小时，具有脑梗死的一般特点，神经系统症状和体征可以用某一血管综合征解释。

（3）CT 或 MRI 发现梗死灶，或排除脑出血、炎症性疾病等。

（五）鉴别诊断

1. 出血性卒中 约有 10% 的脑出血患者发病时意识清晰而脑脊液不含血。动脉硬化性脑梗死与脑出血的临床鉴别诊断见表 4-1。

表 4-1 动脉硬化性脑梗死与脑出血的鉴别诊断

项目	动脉硬化性脑梗死	脑出血
发病年龄	多为 16 岁以上	多为 60 岁以下
起病状态	安静或睡眠中	活动中
起病速度	数小时或 1～2 日达高峰	数十分钟至数小时症状达高峰
高血压史	多无	多有
全脑症状	轻或无	头痛、呕吐等颅内高压症状
意识障碍	通常轻度或无	较重
神经体征	多为非均等性偏瘫	多为均等性偏瘫
CT 检查	脑实质内低密度病灶	脑实质内高密度病灶
脑脊液	无色透明	血性（洗肉水样）

2. 颅内占位性病变 少数的脑肿瘤、慢性硬膜下血肿和脑脓肿的患者可以突然起病，表现局灶性神经功能缺失，而易与脑梗死相混淆。

3. 颅脑损伤 脑卒中发病时患者常有猝倒，致有头面部损伤。于是常有因损伤而致神经功能障碍还是因脑卒中而导致猝倒的问题。如患者有失语或意识不清，不能自述病史时，尤应注意鉴别。

4. 脑栓塞 起病急骤，一般缺血范围较广，症状较重，常有心脏病史，如风湿性心脏病、冠心病、心肌梗死、亚急性细菌性心内膜炎，特别是合并心房纤颤者。

【治疗】

患动脉粥样硬化者应摄取低脂饮食，多吃蔬菜和植物油，少吃胆固醇含量丰富的食物如动物内脏、蛋黄和动物油等。如伴发高血压、糖尿病等，应重视对该病的治疗。注意防止可能引起血压骤降的情况，如降压药物过量、严重腹泻、大出血等。生活要有规律。注意劳逸结合、避免身心过度疲劳。经常进行适当的保健体操，加强心血管的应激能力。对已有短暂性脑缺血发作者，应积极治疗。这是防止发生动脉硬化性脑梗死的重要环节。

（一）急性期治疗

调整血压，防治并发症，防止血栓进一步发展及减小梗死范围，对大面积梗死应减轻脑水肿，必要时手术治疗防止脑疝。

1. 一般治疗

（1）卧床休息，加强皮肤、口腔、呼吸道及排便护理，防治各种并发症。保持呼吸道通畅，通过血氧饱和度和氧分压测定发现低氧血症的患者，要给予吸氧治疗。如果仍不能纠正者，辅以机械通气。气道阻塞可能是急性脑血管病的主要问题，特别是有意识障碍的患者。通气不足可造成低氧血症及高碳酸血症，导致心肺功能的不稳定。分泌物及胃内容物的吸入是严重的并发症，可造成气道阻塞及死亡。必须确保患者的气道通畅，呼吸循环稳定。充足的氧供应及过度通气对半暗带的保护可能是重要的。

（2）注意水、电解质的平衡。起病 24～48 小时仍不能自行进食者，应予鼻饲流质饮食。

（3）调控血压：抗高血压治疗可能是有害的。避免使用过量的抗高血压药物，过度的降压治疗可因降低脑灌注压而导致卒中的恶化，此外卒中患者对降压药的反应可能会过度。短效硝苯地平是禁忌的，因为动脉阻塞的患者维持足够的侧支血流是最重要的。但需溶栓治疗者，应严格控制血压以减少潜在出血的危险。

合理使用降压药，在发病 3 日内一般不用抗高血压药，除非出现下列七种情况：①平均动脉压大于 130mmHg；②出现梗死后出血；③合并高血压脑病；④合并夹层动脉瘤；⑤合并肾功能衰竭；⑥合并心脏衰竭；⑦需要溶栓治疗。若收缩压高于 220mmHg，舒张压高于 120mmHg，缓慢降压。

（4）抗感染：出现下列两种情况要使用抗生素：①出现感染的证据，如肺部和泌尿系感染；②明显的意识障碍。

（5）纠正血糖：控制血糖，血糖升高可使梗死灶扩大，除非知道患者的血糖水平，否则不能给予含糖溶液。当血糖为 200mg/dl 或更高时，需立即应用胰岛素。很多脑血管病患者既往有糖尿病史，部分是在脑梗死后首次发现。脑血管病急性期可使原有的糖尿病恶化，而高糖水平对卒中不利，所以短期胰岛素治疗是必需的。急性脑梗死患者很少发生低血糖，如发生则最好给予 10%～20% 的葡萄糖静脉输液，或静脉推注 50% 葡萄糖溶液纠正。

2. 溶栓治疗

（1）溶栓制剂

①第 3 代溶栓制剂：重组组织型纤溶酶原激活剂（rt – PA）直接激活纤溶酶而溶解血栓。

②尿激酶（UK）：UK 的半衰期约 146 分钟，入血后它直接作用于纤溶酶原，纤溶酶原主要溶栓机制是溶解血栓成分中的纤维蛋白，半衰期过后 UK 迅速被清除出血液，但其溶栓和抗凝作用仍可能继续维持 6 ~ 8 小时，疗效确切。

③不推荐使用链激酶进行静脉溶栓治疗。

（2）静脉溶栓（梗死发作 6 小时内）

①溶栓时机：对于急性缺血性梗死发病 3 小时内，无溶栓禁忌证者，推荐静脉内使用 rt – PA，rt – PA 0.9mg/kg（最大用量 90mg），UK 100 万 ~ 150 万 U。10% 静脉推注 > 1 分钟，其余 1 小时静脉滴注。治疗后，前 24 小时内不得使用抗凝药或阿司匹林。24 小时后 CT 显示无出血，可行抗血小板和（或）抗凝治疗。如轻度皮肤黏膜及胃出血，出血停止 1 周后继续给予维持量。梗死发作后 3 ~ 6 小时，不推荐常规 rt – PA、UK 静脉给药，若应用可在特殊影像（PWI、DWI）指导下应用。溶栓治疗的前提是可逆性缺血半暗带的存在。DWI、PWI 的综合应用，在确定半暗带是否存在、在溶栓治疗时间窗的把握、治疗的个体化、排除 TIA 方面极占优势，是影像下指导溶栓治疗的得力工具。

虽然国际公认的治疗时间窗在卒中后 3 小时，但挽救缺血组织的时间窗更取决于充分的侧支循环和代谢状态。这在不同个体、不同部位是可变的，即使在相同血管供血区域也可极为不同，每个个体均有对干预治疗潜在有效的自己的时间窗。部分患者虽发病仍在时间窗内，但 CT 已显示早期改变、PWI、DWI 及末端血管闭塞者，其缺血脑损伤已达最终结局，此时治疗已无效，并增加出血的风险。部分超过治疗时间窗的患者，仍存在可挽救的缺血半暗带；另外需要对时间窗重新判定，因有些患者、家属不能及时发现卒中早期神经功能缺损的症状。因此对发病 3~6 小时者，可根据 PWI、DWI 重新判断。存在下列情况时可以溶栓：①PWI>DWI；②DWI面积<1/3MCA 分布区。

②溶栓适应证：急性缺血性卒中；发病 3 小时内，MRI 指导下可延长至 6 小时；年龄≥18 岁。

③溶栓禁忌证

a. 绝对禁忌证：TIA 或迅速好转的卒中及症状轻微者；病史和体检符合蛛网膜下隙出血者；两次降压治疗后血压仍高于 185/110mmHg 者；治疗前 CT 检查发现有出血、占位效应、水肿、肿瘤、AVM 者；在过去 14 日内有大手术和创伤、活动性内出血者；7 日内进行过动脉穿刺者；病史中有血液学异常及任何原因的凝血、抗凝血疾病（PT>15s，INR>1.4，PTT>40s，血小板<100×10⁹/L）者；正在应用抗凝血药或卒中发作前 48 小时内应用肝素者。

b. 相对禁忌证：意识障碍；CT 显示早期大面积病灶（超过 MCA 分布区的 1/3）；2 月内进行过颅内和脊髓内手术；过去 3 个月患有卒中或头部创伤；前 21 日有消化道和泌尿系出血；血糖<2.7mmol/L（50mg%）或>22.2mmol/L（400mg%）；卒中发作时有癫痫；以往有脑出血史；妊娠；心内膜炎、急性心包炎；严重内科疾病，包括肝、肾功能衰竭。

溶栓同时不可合并使用的药物：禁用普通肝素、其他抗凝血药、溶栓制剂及蛇毒制剂。

④溶栓的并发症：a. 脑梗死病灶继发出血；b. 致命的再灌注损伤和脑组织水肿；c. 再闭塞。

⑤溶栓后继发性出血的问题

a. 溶栓后继发性出血分颅外和颅内两大类：颅外出血多表现为上消化道出血（不少见；多数在用药后 24~48 小时内发生），其次是皮下出血、牙龈出血等。一般轻微，不需特殊处理。颅内出血分为两类：一类是新鲜病死灶（责任灶）内出血（多发生在 24 小时之内）；另一类是责任病灶以外的脑出血。

b. 溶栓后继发脑出血的易发因素：伴有陈旧性腔隙梗死的老年患者；缺血时间超出时间窗，溶栓后因再灌注更易引起出血；大面积梗死和严重的神经功能损失，不仅容易造成继发脑出血，而且溶栓效果也不理想；脑栓塞因组织水肿严重，容易出血。

c. 脑出血及严重全身出血并发症的处理：继发脑出血有突然的意识障碍、血压升高、头痛、肢体障碍加重者，应考虑出血并发症。停止使用 rt - PA；即刻复查 CT；查血小板及凝血象；可输冻血浆，新鲜冻血浆（每袋 100ml，提前通知血库，需溶解 40 分钟），使纤维蛋白原 > 100mg；可输 1U 的血小板，特别是近期使用抗血小板治疗者（提前通知血库，需找临时献血员，4 小时以上的制备）。

⑥溶栓后复发血栓问题：急性脑梗死超早期溶栓治疗被认为是理想的抗栓治疗手段，成功的病例溶栓后 1 小时即可见效。溶栓成功后，12 小时内出现复发脑梗死，称之为"复栓"。血管再闭塞或持续加重的处理：在排除脑出血的前提下，给予低分子肝素（速避凝），5000U，皮下注射，每日 2 次，7 ~ 10 日。如血小板计数 < 80000mm^3，则停用。禁用普通肝素。

（3）动脉溶栓

①大脑中动脉阻塞发病 3 ~ 6 小时者：基底动脉阻塞 ≤ 12 小时者可行动脉溶栓治疗。具体方法是经股动脉行选择性脑血管造影，明确脑血管闭塞的部位及程度，即经导引管放入 3F 导管，尽可能地前进接近血栓部位或用多侧孔的显微导管穿入栓子，在 X 线监视下，从导管直接向栓子内注射 5mg rt - PA，然后以每分钟 1 ~ 2mg 的速度滴注，维持 20 ~ 30 分钟，总量 5mg。注入完毕后，经微导管注入少量造影剂，在 X 线屏

幕下观察闭塞血管再通情况。

②大脑中动脉阻塞者：发病 3~6 小时溶栓可能有益。基底动脉阻塞者，动脉内给予 pro - UK 和 rt - PA，即使发病超过 12 小时仍可能有益。

3. 抗凝治疗

（1）不推荐缺血性卒中后全部使用肝素、低分子肝素或肝素类物质。

（2）有些情况可以使用肝素，如心房纤颤、其他有高危再栓塞危险的心源性病因、动脉夹层或高度狭窄。

（3）肝素抗凝方法

①抗凝治疗的禁忌证（相对禁忌证）：大面积脑梗死、脑部肿瘤、脑动脉瘤、>6cm 的腹主动脉瘤、发热、新出现的心脏杂音（是否为脓毒性的栓子栓塞所致）、血小板减少症、SBP >210mmHg、近期手术创伤、脑出血或严重的胃肠道出血、脂肪栓塞。

②并发症的预防：预防胃肠道出血，反复多次检查全血细胞计数、大便潜血。监测相应的凝血指标（PT、PTT 或抗因子 Xa）。

③肝素使用方法：除以下情况外，使用肝素时，要求 PTT 达到 60~80 秒。注意肝素引起的血小板减少症。a. 剂量用法：除非脑卒中患者存在脑干缺血或神经系统查体发生变化，否则禁用，常用剂量为 3000~5000U；b. 初始速度：一般每小时 1000U；如果患者为小儿、老人或身体虚弱的患者则每小时 600~800U；对于体格健壮的年轻患者每小时给予 1300~1500U。按比例增减剂量，以达到所要求的 PTT 指标。

4. 抗血小板治疗 不能进行溶栓治疗或肝素治疗者，在排除脑出血性疾病的前提下，应尽快给予阿司匹林每日 300mg，推荐剂量为 50~325mg。静脉溶栓 24 小时后，加用阿司匹林、氯吡格雷、盐酸噻氯匹定。推荐使用阿司匹林 50~

325mg，持续至二级预防措施制订。可以减少早期再缺血的危险，而无早期出血并发症的大危险，并可改善长期预后。阿司匹林能增加 rt – PA 的出血，并抑制 rt – PA 的溶栓效应。尽管 48 小时内服用阿司匹林有一定的疗效，但最好还是在 rt – PA 结束后再应用。

5. 降纤治疗 各种蛇毒酶制剂（不适合溶栓治疗者），目前常用的蛇毒制剂有常用 DF – 521、降纤酶等，能降解纤维蛋白原，抑制红细胞聚集，增强红细胞的血管通透性和变形能力，降低血小板黏附力，抑制血栓形成。应在发病 6 小时内应用。降纤酶隔日 1 次，共 3 次，剂量为 10U、5U、5U，需在用药前后监测 FIB。发病 3 小时内应用蛇毒并持续 5 日可改善急性缺血性卒中的预后。

6. 神经保护剂 使用方法最好联合用药。

（1）钙离子拮抗剂

①作用机制：a. 能选择性地作用于细胞膜的钙通道，阻滞钙离子从细胞外流入细胞内，有防止脑动脉痉挛、扩张血管、维持红细胞的变形能力等作用，具有选择性扩张脑血管作用，特别是对 $70 \sim 100 \mu m$ 的微血管和穿支动脉增加血流量；b. 改善脑缺血区的低代谢状态，抑制缺血"瀑布效应"启动；c. 改善再灌注损伤；d. 明显减少 ATP 的消耗；e. 降低血液黏度；f. 阻止脑梗死的发展，保护脑神经元。

②常用药物：a. 尼莫地平 $20 \sim 40mg$，每日 3 次；b. 尼卡地平 $20 \sim 40mg$，每日 3 次；c. 氟桂利嗪 5mg，每日 1 次，此药更适合于椎 – 基底动脉系统病变。

（2）兴奋型氨基酸拮抗剂：评价最好的氨基酸受体损坏拮抗剂 Mg^{2+} 是其中之一。

（3）自由基清除剂：维生素 E、维生素 C、依达拉奉、Propentofylline 为黄嘌呤衍生物。

（4）阿片受体拮抗剂：纳洛酮能改善脑缺血后的神经损

伤症状，促进神经功能恢复，降低死亡率。纳洛酮主要拮抗 β - 内啡肽对中枢神经系统的抑制，增加缺血区的血流量，促使脑神经细胞的功能恢复。

7. 脑代谢活化剂 能促成大脑乙酰胆碱合成，具有既能清除自由基，又能稳定细胞膜，具有双重保护作用。可恢复缺血时膜磷脂的合成，抑制磷脂酶 A_1、A_2 活性，减少花生四烯酸聚集，增加血流，减少乳酸的合成，恢复 $Na^+ - K^+$ - ATP 酶活性。如都可喜、脑复康、胞二磷胆碱、脑活素、细胞色素 C 等。

8. 血管扩张药

（1）不用于急性期：因为有可能导致"脑内盗血"现象；有引起颅内压增高的危险；在出血性梗死时，有可能扩大出血灶；在已有系统性低血压者，由于全身血压降低可能产生脑循环的不足。

（2）适用：病变轻、无脑水肿的小梗死；起病极慢的病例；脑梗死发病 3 周以后脑水肿已消退的患者。

（3）常选用的药物：吸入含 5% ~7% 二氧化碳及氧的混合气体；罂粟碱（30 ~90mg）+ 低分子右旋糖酐中静脉滴注；己酮可可碱（200 ~250ml）静脉滴注；血管舒缓素；环扁桃酯等。

9. 防治脑水肿 梗死区域大或发病急骤时均可能产生脑水肿，更加剧病灶区灌注不足而加重缺血缺氧，甚至导致脑组织移位而产生脑疝。可用 20% 甘露醇 125 ~250ml 快速静脉滴注，注意对心功能的影响，肾功能不良者禁用。10% 甘油 200ml，静脉滴注，每日 3 ~4 次。甘油作用时间长，反跳现象少，还可供给一定的热量，但滴速过快时，可发生溶血、肾功能衰竭等不良反应。

10. 抑酸及胃黏膜保护剂 西咪替丁、雷尼替丁、法莫替丁等。预防和治疗消化道出血、胃黏膜糜烂。

（二）恢复期治疗

（1）主要目的是促进神经功能的恢复，早期对瘫痪肢体进行按摩及被动运动，开始有主动运动时即应按康复要求按阶段进行训练，避免出现关节挛缩、肌肉萎缩和骨质疏松。

（2）对失语患者应加强言语康复训练，以促进神经功能恢复。

（3）同时可用针灸、理疗，服用促进神经代谢药物、血管扩张药、钙拮抗药及抗血小板聚集药，服用中药活血化瘀、通络类药物，以防止复发。

【病情观察】

主要观察治疗后患者的症状是否缓解，如生命体征是否稳定，肌力是否恢复，头痛、呕吐等症状是否减轻；注意复查脑 CT，了解、评估治疗后病情变化、治疗疗效。采用溶栓治疗的，应观察是否有效，有无溶栓治疗的副作用，以便及时对症处理。

【病历记录】

1. 门急诊病历　记录患者的主要临床症状特点，记录患者的起病方式。如果是复发者，需记录前几次发作及治疗情况。记录以往有无 TIA、动脉粥样硬化、高血压、冠心病、糖尿病、真性红细胞增多症、血高凝状态、风湿性心脏病。体格检查记录神经系统阳性体征，注意记录颈动脉搏动情况、颈动脉处和锁骨上窝处是否有杂音。辅助检查记录影像学、血液流变学、脑脊液和心电图检查结果。

2. 住院病历　记录反映该病病程的演变规律，注意记录治疗过程中临床症状加重时的病情分析，记录 CT、MRI、DSA 的检查结果。需手术治疗、气管切开、呼吸机辅助呼吸的，或放弃进一步抢救治疗的，患者直系亲属须签字保存。

【注意事项】

1. 医患沟通　对重症有生命危险的患者，应早期不厌其烦地向患者家属交代病情，征求患者家属意见是否进一步治疗，如外科手术治疗。溶栓治疗前要征求患者家属的同意并签字。因多数梗死患者发病后 2～5 天有症状加重的特点，应事先与患者家属交代，另外有部分患者脑梗死为进展性，住院后不等于病情会一天天好转，应将该病的演变规律向家属交代。需手术治疗、气管切开、呼吸机辅助呼吸的，或放弃进一步抢救治疗的，患者直系亲属须签字为据。

2. 经验指导

（1）对本病的诊断要点一定要熟练掌握，正确应用。本病诊断有以下特点：发病年龄较大，有动脉硬化及高血压史；尤其发病前有 TIA 史；安静休息时发病，醒后出现症状，症状多在几小时或数日内逐渐加重，多数患者意识清楚，而偏瘫、失语等神经系统局灶体征明显；脑脊液多正常；CT 检查早期多正常，24～48 小时后出现低密度病灶可确诊；MRI 发现对鉴别诊断更有价值。

（2）完整的诊断需包括三步临床思维。首先，要明确是否为脑梗死，主要依据是患者的症状特点。诊断时要与脑栓塞、出血性卒中鉴别。急性暴发型要与脑炎、脑膜炎鉴别。缓慢进展型要与脑瘤、慢性硬膜下血肿等鉴别。其次，要确定病损部位和血管。因为脑损害的症状和体征大部分可归纳为某一血管供血区的脑功能缺损或多根血管供血区的脑功能缺损（多灶性脑梗死）。最后要通过病史询问，血生化和脑脊液检查、CT 或 MRI 检查等资料来分析脑血栓形成的原因。

（3）本病发病 6 小时以内 CT 检查多正常（指无低密度灶）。溶栓治疗须早期快速诊断。近年发现 CT 早期梗死的征象（约 6 小时内），如结合临床应用有早期诊断价值：①左大脑中动脉（MCA）高密度征（MCA 血栓或栓塞）；②皮质（岛叶）豆状核灰白质界线消失；③脑沟回消失，脑室变小。

（4）本病急性期的治疗原则：超早期诊断（发病后 3～6 小时内），有指征时做早期溶栓治疗最为可取；针对脑梗死后的缺血瀑布及再灌注损伤进行综合保护治疗，防止梗死扩展或再梗死，保护"半暗区"；早期康复治疗和功能锻炼；采取个体化治疗原则和整体化观念制订治疗方案，应考虑脑、心脏及其他脏器功能的相互影响，重症病例要积极防治并发症，采取对症、支持疗法；对卒中的危险因素及时给予预防性干预措施。最终达到挽救生命、降低病残及预防暴发的目的。

（5）血管扩张药有导致脑内盗血及加重脑水肿的风险，应慎用或不用。临床证明，急性期不宜使用影响能量代谢的药物，因其可加重脑缺血及脑水肿，应在脑卒中亚急性期（病后2～4周）使用。

第三节　脑动脉硬化症

脑动脉硬化症是脑血管的慢性变性与增生性改变，动脉粥样硬化范围广泛而引起普遍的脑血流减少，出现广泛的脑功能障碍。发病年龄多在50岁以上。

【病因及发病机制】

该病病因尚未完全明了，大多数学者认为与下列因素有关。

1. 脂质代谢障碍和内膜损伤　是导致动脉粥样硬化最早和最主要的始动原因。早期病变发生于内膜，大量中性脂肪、胆固醇由胞浆中移出而沉积于内膜形成粥样硬化斑块。

2. 血流动力学因素的作用　脂质进入和移出内膜的速度经常处于动态的平衡。但在动脉分叉处、弯曲处、动脉成角、转向处或内膜表面不规则时，可影响血液的流层，使血液汹涌而形成漩涡流、湍流，由于高切应力和湍流的机械性损伤，致使内膜进一步损伤。血浆中的脂质向损伤的内膜移动占优势，致使高浓度的乳糜微粒及脂蛋白多聚在这一区域，加速动脉粥样硬化的发生及发展。

3. 血小板聚集作用　近年来应用扫描电子显微镜的研究

发现，血小板易在动脉分叉处聚集，血小板与内皮细胞的相互作用而使内膜发生损伤，血小板在内皮细胞损伤处容易黏附，继而聚集，其结果是血小板血栓形成。

4. 高密度脂蛋白与动脉粥样硬化 高密度脂蛋白与乳糜微粒及 VLDL 的代谢途径有密切关系。现已发现动脉粥样硬化患者血清高密度脂蛋白降低。故认为高密度脂蛋白降低可导致动脉粥样硬化。

5. 高血压与动脉粥样硬化 原发性高血压是动脉粥样硬化的重要因素，患有原发性高血压时，由于血流冲击，使动脉壁承受很强的机械压力，可促进动脉粥样硬化的发生和发展。

【诊断】

（一）症状

起病缓慢，可有冠心病、高血压、高血脂及糖尿病等病史。

（1）头痛、头昏、注意力不集中、工作能力下降、记忆力明显减退，常有眩晕发作。早期主要为近事遗忘和思维迟缓，晚期则记忆衰退、思考困难、言语迟钝、情感呆滞，并有强哭强笑，最后发展为痴呆。

（2）性格改变，可有多疑、敏感或疑病等各种妄想。晚期行为幼稚或有各种反社会道德行为。

（二）体征

（1）出现四肢肌张力增高和不对称的锥体束征，锥体外系的强直或小脑体征如肢体或步态共济失调。

（2）有记忆力障碍（近记忆减退，远记忆力相对良好）和性格改变。

（3）眼底检查可见视网膜小动脉硬化，动脉细、反光强，动静脉压迹等。

（三）检查

1. 实验室检查 血脂分析可见胆固醇、三酰甘油和低密度脂蛋白升高。

2. 辅助检查

（1）脑电图可见低波幅慢活动。

（2）TCD 可见血管壁弹性减退，脑血流速度减慢。

（3）头颅 CT 可见脑萎缩、脑沟变宽、脑室扩大等表现。

（四）诊断要点

（1）患者出现缓慢起病的记忆力障碍和性格改变。

（2）体检有四肢肌张力高和锥体束征阳性。

（3）眼底检查发现视网膜小动脉硬化。

（4）TCD 检查示血管壁弹性减退、脑血流速度减慢；脑电图检查可见低波幅慢活动；头颅 CT 检查可见脑萎缩、脑沟变宽、脑室扩大等。

（五）鉴别诊断

1. 老年性痴呆（阿尔茨海默病）　隐袭起病，持续进行的智能衰退而无缓解，早期突出症状是记忆障碍、视空间和语言障碍，逐渐出现失语、失用、失算、判断和概括能力下降，晚期出现智能严重衰退和运动障碍，一般实验室检查无特殊发现。

2. 血管性痴呆　有血管病的危险因素，如高血压和动脉粥样硬化，有卒中或 TIA 发作史，伴局灶性神经系统症状和体征。Hachinski 缺血量表可区别血管性痴呆与阿尔茨海默病。影像学检查脑 CT、MRI 有助于诊断。

【治疗】

（一）一般治疗

患者应生活有规律，进低脂饮食，多食蔬菜、水果。避免情绪激动，防止过度劳累。

（二）药物治疗

1. 改善微循环治疗　可用血管扩张剂、低分子右旋糖酐和复方丹参等改善微循环，减轻症状，低分子右旋糖酐

500ml，每日 1 次，静脉滴注；复方丹参 20ml 加入 5% 葡萄糖氯化钠溶液 500ml 中静脉滴注，每日 1 次，一般连用 2 周。亦可同时应用抗血小板聚集药如乙酰水杨酸肠溶片（肠溶阿司匹林片）每日 100mg，口服。

2. 降血脂治疗 血脂升高者，可用降血脂治疗，如血脂康 20mg，每日 2 次，口服。

【病情观察】

观察患者治疗后头昏、头痛、记忆力减退、注意力不集中程度是否减轻或逐渐加重，以及这些症状的进展速度，神经系统局灶体征是否加重。

【病历记录】

1. 门急诊病历 详细记录患者就诊的主要症状，如有无缓慢起病的记忆力障碍和性格改变。体格检查需记录眼底检查结果及出现的神经系统局灶体征。辅助检查记录血脂、脑电图、TCD、脑 CT 或 MRI 等检查结果。

2. 住院病历 详尽记录患者的发病过程、临床特点。记录患者入院后的病情变化、治疗效果，尤其是记录脑电图、TCD、脑 CT、血脂分析等检查结果。

【注意事项】

1. 医患沟通 脑动脉硬化症缓慢起病，主要表现为记忆力减退和性格改变，因此，诊断本病者，医师应如实介绍本病的特点，尤其应嘱患者避免过度激动和劳累等，以免诱发脑梗死和脑出血。并应嘱患者家属多关心患者，提高其生活质量。

2. 经验指导

（1）患者的记忆力障碍和性格改变呈缓慢出现，眼底检查有视网膜小动脉硬化的征象，而 TCD 检查则有特征性表现，如血管壁弹性减退、脑血流速度减慢等，一般诊断不是很难。

（2）患者有高血压行降压治疗时，注意血压不宜降得过快和过低，以免引起脑供血更加不足。患者如情绪不稳定，可用丙咪嗪或甲硫哒嗪缓释片，但口服用量不宜过大；震颤麻痹伴青光眼患者禁用安坦。

（3）根据患者的症状、体征及相关的辅助检查，明确诊断者，可给予改善微循环等治疗，有血脂升高的可予降血脂治疗。治疗中观察患者的症状变化，调整治疗用药，以延缓病情发展。有相关疾病（如高血压）的，可予降压治疗。

第四节　脑　出　血

脑出血（intracerebral hemorrhage，ICH）是原发性非创伤性脑实质内出血。高血压与脑血管畸形是脑出血常见的原因。

原发性脑内出血通常不能单独从临床上与由脑梗死引起卒中相鉴别。对临床上确定的脑卒中患者，首先最好是根据临床描述脑卒中综合征和损害的部位，然后做 CT 以确定诊断为原发性脑内出血。在用抗凝剂前，甚至在用阿司匹林前必须查 CT 以除外原发性脑内出血。

在所有脑卒中患者中，脑出血占 10% ~ 20%，脑出血患者中 80% 发生于大脑半球，其余 20% 发生于脑干和小脑。

发生于硬膜内、硬膜外、蛛网膜下隙和脑实质内非损伤性脑出血又称原发性或自发性脑出血，系指脑内的血管病变、坏死、破裂而引起的出血，绝大多数是高血压伴发脑小动脉病变在血压骤升时破裂所致，称为高血压性脑出血。其他可能引起脑出血的病因虽不少，然而发病率却不多。

【诊断】

1. 临床表现　本病好发于 50 ~ 65 岁，男女发病率相近，多数有高血压、头痛病史，起病急骤，在活动状况下血压明显增高，突感剧烈头痛，呕吐，偏侧肢体无力，活动受限，意识障碍进行性加重，常于数小时达到高峰。根据出血部位不同，可分为以下几种。

(1) 内囊出血：①多系老年高血压患者；②临床表现有头痛、呕吐、失语、大小便失禁、意识障碍，三偏征（偏侧肢体运动障碍、偏身感觉障碍、偏盲）；③脑膜刺激征阳性；④多数患者为血性脑脊液；⑤头颅 CT 显示高密度出血灶；⑥当出血扩展时，昏迷程度加深，双侧肢体瘫痪或去大脑强直，进而脑干受损加重，病变侧瞳孔散大，生命体征紊乱，呼吸不规则，血压波动，双瞳孔散大，最后呼吸停止，血压下降，心跳停止而死亡。

(2) 脑干出血：①多有高血压；②起病急骤凶险；③突发意识丧失，生命体征紊乱，双瞳孔缩小，呼吸节律不齐；④交叉性瘫痪迅速发展为四肢瘫和去大脑强直；⑤凝视麻痹；⑥高热、双瞳孔针尖样缩小伴深昏迷，是桥脑出血的特征；⑦头颅 CT 或 MRI 表现；⑧预后凶险，多于 24～48 小时内死亡。

(3) 小脑出血：①轻症以头晕、头痛、频繁呕吐起病，可出现眼球震颤和共济失调，有时伴随强迫头位、头晕（Bruw 征）；②重症小脑出血破入第四脑室，病情恶化，出现颈项强直、眼球震颤或偏斜，可有偏瘫，突然发作昏迷，多因急性枕骨大孔疝而死亡；③头颅 CT、MRI 表现。

(4) 脑室出血：原发性脑室出血是指脑室脉络膜丛或室管膜血管破裂出血，继发性脑室出血是指脑实质血肿穿破入脑室，临床较为多见，其表现为：①突然昏迷加深，瞳孔缩小，脑膜刺激征阳性；②四肢软瘫，可有阵发性强直性痉挛或去大脑强直；③生命体征紊乱，呼吸循环功能衰竭；④头颅 CT 显示脑室腔有积血及蛛网膜下隙有高密度出血灶。

（5）脑叶出血：是指大脑各叶皮质下白质内出血。其临床特点为：①发病年龄较轻；②头痛伴有进行性意识障碍；③局灶性定位特征，如额叶出血有对侧上肢无力伴精神症状或智能障碍，顶叶出血有对侧偏身感觉障碍或局灶性癫痫，枕叶出血可出现皮质性偏盲等；④头颅 CT、MRI 及脑血管造影均见出血灶。

2. 检查

（1）血液检查：脑出血患者血常规检查常可见白细胞增高；尿素氮、肌酐均可较正常为高。

（2）尿液检查：急性脑血管病时常可发生轻度糖尿与蛋白尿。

（3）脑脊液：脑出血由于脑水肿而颅内压力一般较高。如临床诊断明确，则不行腰椎穿刺以防脑疝。疑有小脑出血者更不可行腰椎穿刺。如出血与缺血鉴别上存在困难时应审慎地行腰椎穿刺。脑出血患者的脑脊液，在发病 6 小时后 80% 以上由于血自脑实质内破入到脑室、蛛网膜下隙系统而呈血性；蛋白增高，脑脊液压力一般高于 $200mmH_2O$。由于脑实质内出血不一定均流入脑脊液或需数小时才破入脑室蛛网膜下隙系统，故脑出血起病初期腰椎穿刺时脑脊液中可无红细胞，但数小时后复查脑脊液仍不含血者仅占 10% 左右。

（4）CT：是确认脑出血的首选检查。早期血肿在 CT 上表现为圆形或椭圆形的高密度影，边界清楚。MRI 对幕上出血的诊断价值不如 CT，对幕下出血的检出率优于 CT。MRI 的表现主要取决于血肿所含血红蛋白量的变化。发病 1 日内，血肿呈 T_1 等或低信号，T_2 呈高或混合信号；第 2 日至 1 周内，T_1 为等或稍低信号，T_2 为低信号；第 2~4 周，T_1 和 T_2 均为高信号；4 周后，T_1 呈低信号，T_2 为高信号。CT 和 MRI 不仅能早期显示颅内、脑内出血的部位、范围、数量，明确鉴别脑水肿、梗死，了解血肿溃破走向脑室和（或）蛛网膜下隙，有助于处理的决策和诊断预后，有时也能提示病因，如血管畸形、动脉瘤、肿瘤等。

（5）脑血管造影或数字减影：可判定有无脑动脉瘤或脑动静脉畸形，争取手术时机。

（6）颅脑超声检查：天幕上大脑半球内的大血肿可显示中线波移位，但应在起病后 24 小时内进行。

3. 诊断要点

（1）50 岁以上，有高血压病史。

（2）突然起病，有较多的全脑症状，病情进展快伴局灶性神经症状者。

（3）腰椎穿刺为血性脑脊液或 CT 扫描示高密度改变。CT 值为 75~80HU；在血肿被吸收后显示为低密度影。头颅 MRI 检查：对急性期脑出血的诊断 CT 优于 MRI，但 MRI 检查能更准确地显示血肿演变过程，对某些脑出血患者的病因探讨会有所帮助，如能较好地鉴别瘤卒中，发现 AVM 及动脉瘤等。

具备第 1 条与第 2 条可考虑诊断，如同时具备第 3 条则可确定诊断。

（4）血量的估算：出血量 = 0.5 × 最大面积长轴（cm）× 最大面积短轴（cm）×层面数。

4. 病因诊断 关于病因诊断，因自发性脑出血中绝大多数为原发性高血压所致，故一般多无困难。但需注意，除高血压外，还有许多其他较不常见的病因可以引起脑出血。现将较不常见的脑出血病因列举如下，以供参考。

（1）脑实质内小型动静脉畸形或先天性动脉瘤破裂。由于病变较小，破裂后形成脑内血肿而不一定发生蛛网膜下隙出血。这种小型病变往往在破裂、出血时已毁损无遗，即使做详尽的尸检，有时亦不能辨识。但有时可在脑血管造影中显示出来。

（2）结节性动脉周围炎、病毒、立克次体感染等可引起动脉炎，导致管壁坏死、破裂。

（3）细菌性感染累及脑血管如脓毒血症等。

（4）维生素 C 和 B 族维生素缺乏，脑小血管内膜坏死，可发生点状出血亦可能融合成血肿。

（5）化学中毒，如砷中毒，可使动脉内膜坏死、出血。

（6）血液病，如白血病、血友病、血小板减少性紫癜、红细胞增多症、镰状细胞病等。

（7）颅内肿瘤出血。颅内肿瘤可侵蚀脑血管引起出血。有的是肿瘤内新生血管破裂造成脑出血。易发生出血的颅内肿瘤有胶质母细胞瘤、黑色素瘤、绒毛膜上皮癌、肾上腺癌、乳癌、肺癌的脑转移。

（8）抗凝治疗过程中，脑出血可偶尔发生于抗凝血药物剂量并不过大时，值得注意。

（9）变态反应可产生脑部点状出血。

（10）脱水、败血症所致脑静脉血栓形成有时可引起脑出血。

5. 鉴别诊断

（1）应与全身性疾病引起的昏迷相鉴别，如一氧化碳中毒、酒精、化学及药物中毒、糖尿病性昏迷、肝性脑病、尿毒症、低血糖、中暑等，此类疾病多无神经系统局灶性定位体征。

（2）以昏迷、偏瘫定位症状为主者，应与其他脑部疾病相鉴别，如脑瘤并发出血（瘤性卒中）、闭合性颅脑损伤、急性化脓性脑膜炎或脑炎等。

（3）当考虑为脑血管病时，应与其他常见急性脑血管病相鉴别（表4-2）。

表 4 - 2 常见急性脑血管病鉴别诊断

鉴别要点	缺血性脑卒中		出血性脑卒中	
	脑血栓形成	脑栓塞	脑出血	蛛网膜下隙出血
发病年龄	60 岁以上	青壮年	中老年 (50~60 岁)	各组年龄均有
发病情况	多在安静时	不定	多在活动时	多在活动时
常见病因	动脉粥样硬化	风湿性心脏病、二尖瓣狭窄伴心房纤颤	高血压,动脉硬化	动脉瘤或 AVM 破裂,动脉硬化性动脉瘤
发病缓急	较缓 (时、日)	最急 (秒、分)	急 (分,小时)	较急 (分)
意识障碍	多无	多无	常有,持续进行性加重	少 或 短暂、烦躁
头痛和呕吐	多无	少有	常有	剧烈
局灶体征	有	常有	明显	常无,或有一过性
脑膜刺激征	多无	多无	有	有,明显
发病时血压	多正常	正常	明显增高	正常或增高
瞳孔	多正常	多正常	脑疝时患侧大	患侧大或正常
眼底	动脉硬化	可能见到动脉栓塞	可能见网膜出血	可能见玻璃体下出血
脑脊液	正常	正常	多为血性压力增高	均匀血性压力增高
CT	脑 内 低 密度区	低密度区	高密度区	蛛网膜下隙及池、裂、沟、脑室内可见高密度阴影
MRI	T_1 低信号区 T_2 稍高信号区	T_1 低信号区 T_2 稍高信号区	T_1 脑内高信号区 T_2 脑内高信号区	T_1 蛛网膜下隙或脑室内高信号区

【治疗】

脑出血主要的治疗原则是在一般治疗的基础上进行脱水治疗，积极防止并发症。

如果病情和检查所见均难以鉴别时，则暂按脑出血处理较为安全，同时严密观察随访，进一步明确诊断。对已发生脑出血的患者，首先应加强卒中急性期的一般处理。同时，根据病情采取以下治疗。

（一）急性期处理

1. 一般治疗

（1）卧床休息：一般应卧床休息 2～4 周，避免情绪激动及便秘、咳嗽等能引起血压升高的因素。严密注意患者的意识、瞳孔大小、血压、呼吸等改变，有条件时应对昏迷患者进行监护。

（2）保持呼吸道通畅：昏迷患者应将头歪向一侧，以利于口腔分泌物及呕吐物流出，并可防止舌根后坠阻塞呼吸道，随时吸出口腔内的分泌物和呕吐物，必要时行气管切开。

（3）吸氧：有意识障碍、血氧饱和度下降或有缺氧现象的患者应给予吸氧。

（4）鼻饲：昏迷或有吞咽困难者在发病第 2～3 日即应鼻饲。

（5）对症治疗：过度烦躁不安的患者可适量用镇静药；便秘者可选用缓泻药。

2. 稳定血压 收缩压超过 26.6kPa（200mmHg）时，常用利血平 0.5～1mg 肌内注射，6～12 小时酌情再重复 1 次；或肌内注射 25% 硫酸镁 10ml，每 6～12 小时 1 次。血压以维持在（20.0～21.3）/（12.0～13.3）kPa［（150～160）/（90～100）mmHg］为宜。硝苯地平 10mg，每日 3 次，口服或鼻饲。降血压不宜过快、过低。

3. 降低颅内高压和控制脑水肿，防止脑疝是紧急处理的主要环节

（1）头部降温：可应用冰帽、冰液垫、冰水袋，以降低颅内压。有条件用颅脑降温仪。

（2）过度换气：利用人工呼吸机，以降低动脉血 CO_2 分压，维持在 $3.3 \sim 4.7$ kPa（$25 \sim 35$ mmHg）为宜。

（3）脱水剂：应选用安全可靠的脱水药物，甘露醇为首选。可快速静脉滴注20%甘露醇250ml，每6～8小时1次，也可用10%甘油500ml静脉滴注，每日1～2次，或呋塞米20～40mg加入50%葡萄糖40～60ml静脉注射，6～8小时一次，亦可辅助选用胶体渗透性脱水剂，如20%～25%血清白蛋白20ml静脉滴注，每日1次。干血浆一瓶溶于5%葡萄糖液200ml，过滤后静脉滴注，每日1次。

应用脱水剂时应注意，密切观察病情变化直到情况稳定为止，常规每2～4小时检测血压、脉搏、呼吸、瞳孔1次；需记录出入水量，每日输液量以1500～2500ml为宜；注意水、电解质和酸碱平衡，尤其是钾的补充；当有呕吐、多汗和高热时可静脉给药以采用10%葡萄糖加0.45%盐水混合液为宜；心肾功能不全者慎用强效脱水剂。当出现血尿时，可用呋塞米；当血容量不足血压低或高龄者，宜用胶体脱水剂。

4. 外科开颅手术治疗

（1）一般认为，下列情况适应手术治疗。①小脑出血，如果病情恶化，应即进行紧急手术可能获得转危为安的疗效。如高度怀疑小脑出血，也应考虑钻孔探查或做脑成像检查予以明确，以免贻误治疗时机。②半球浅部实质内出血，临床表现为进展性卒中，或在起病后1～2日内症状有短暂的好转或稳定，然后恶化加重，表现有颅内压增高或脑病早期征象，如脉搏变缓、血压渐升、呼吸减慢、意识障碍加深或有一侧瞳孔扩大等，如无其他禁忌可考虑手术治疗。③脑出血后恢复缓慢，如经影像检查显示有较大脑内血肿，可考虑手术清除，但需与出血性脑梗死相鉴别，对后者不宜进行手术。

（2）如有以下情况时，不宜或不应进行手术治疗。①高龄而有心脏或其他内脏疾患；②血压过高未得到控制；③生命体征很不稳定，如深度昏迷，瞳孔散大，血压、呼吸、脉搏不规则等；④出血部位位于内囊深处、丘脑、脑干者。至于血肿较小、生命体征稳定者，往往不需手术。

5. 微创颅内血肿清除术　微创颅内血肿清除术是一种治疗高血压性脑出血积极的治疗方法，由于它具有疗效好、创伤小、安全、操作简单等优点，是目前一种具有广阔前景的新技术。它比内科非手术治疗和外科开颅手术都有明显的优势。

（1）本技术说明和创新点：利用颅钻行经皮钻颅血肿抽吸引流，迅速清除颅内血肿，使颅内压很快降低，病情迅速缓解和稳定。①利用一次性穿刺针，集钻颅、抽吸、冲洗、碎吸、液化、引流为一体。能微创快速进入血肿中心，仅需1~2分钟就可以进入血肿内，针外层仅3mm，损伤小。②能牢固地固定在靶点上，即自锁固定术。③配套的针行血肿粉碎器，针尖有侧孔可以沿针轴行360°转动，全方位无盲区，彻底清除各方位的血肿。④针具密封性好，感染机会小。⑤能连续地行血肿清除作业，一边冲洗一边引流循环作业，颅内压力可保持稳定，安全，无痛苦。⑥利用正压连续冲刷液化的方法、应用生化酶血肿液化技术对血肿液化，有利于血肿彻底排出。

（2）应用范围和适应证：高血压性脑出血。①意识Ⅱ~Ⅳ级；②脑叶出血≥30ml；③基底节出血≥30ml；④小脑出血、丘脑出血≥10ml；⑤脑室内出血引起，阻塞性脑积水或铸型性脑室积血者；⑥出血量虽未达到以上标准，但出现严重神经功能缺失者。

（3）禁忌证：①病情Ⅴ级；②有继续出血征象者；③脑动脉瘤或脑血管畸形破裂所致脑出血；④多发、散在、斑片状出血；⑤血小板减少或凝血功能障碍者；⑥血肿量>170ml适于开颅血肿清除术者；⑦脑干出血。

（4）穿刺时机：包括超早期<7小时，早期<48小时，延期手术>48小时。过去认为穿刺应在发病后3~7日进行，是因为这时病情稳定，血肿已液化，有利穿刺抽吸引流。目前提倡超早期手术，及时解除或减轻血肿的压迫，不仅可挽救生命，还可缩短病程，提高患者的生存质量（减少后遗症）。

（5）并发症：①再出血；②脑脊液漏。

6. 其他对症治疗 患者躁动不安时，注意有无小便潴留、床垫不适、疼痛等。可酌情用小量镇静止痛药，如苯巴比妥0.03g，每日3次；或地西泮2.5~5mg，每日3次；需要时加用可待因15~30mg，口服或60mg肌内注射。兴奋激动或有抽搐发作时，可给地西泮10mg，肌内注射或静脉注射，必要时可重复。禁用吗啡、哌替啶等抑制呼吸中枢的药物。预防抽搐可口服苯妥英钠0.1g，每日3次。对中枢性高热应予退热药和物理降温。

（二）恢复期处理

只要患者生命体征平稳，病情不再进展，康复治疗应尽早进行。最初3个月内神经功能恢复最快，是治疗的最佳时机。在患者处于昏迷状态时，被动活动可以防止关节挛缩和疼痛，降低压疮和肺炎的发病率。

【病情观察】

观察治疗后患者的临床症状是否控制及缓解，如头痛、呕吐、意识障碍等症状是否减轻或消失，血压是否控制，肢体瘫痪程度是否控制或加重；随访头颅CT，了解患者颅内血肿是否扩大，有无脑水肿出现，以便及时处理。

【病历记录】

1. 门急诊病历 记录患者就诊的主要症状，记录有无头痛、呕吐、意识障碍，有无高血压、糖尿病史，以往有无类似发作史，如有，记录其诊疗经过。体检记录患者的生命体征、神经系统的阳性体征。辅助检查记录头颅 CT 或头颅 MRI 等检查结果。

2. 住院病历 详尽记录患者门急诊或外院的诊疗经过、所用药物及效果如何。记录患者入院治疗后的病情变化、治疗效果，尤其是记录头颅 CT、胸片、心电图、血常规等检查结果。需手术治疗的，患者亲属应签署知情同意书。

【注意事项】

1. 医患沟通 应告知患者或其亲属有关脑出血的特点、病程、预后以及治疗药物的使用、护理方面的注意事项。对诊断不明确、临床怀疑脑出血者，应告知有关头颅 CT 检查目的及患者搬动过程中带来的风险等，以得到患者或亲属的配合。病情如有恶化或需手术治疗的，医师应及时与患者家属沟通，以征得理解、同意。

2. 经验指导

（1）少量脑出血易与脑梗死相混淆，要特别注意询问患者有无头痛，发病时血压是否急剧升高等鉴别诊断的内容。如有条件应立即行头颅 CT 检查明确诊断，避免误诊误治。

（2）脑水肿可使颅内压增高，并致脑疝形成，是影响脑出血患者死亡及功能恢复的主要因素，应积极控制脑水肿，降低颅内压。临床应注意，甘露醇减量过快可导致颅内压反跳性升高，一般采用甘露醇与呋塞米合用，以便更好地控制脑水肿。

（3）一般在控制脑水肿、降低颅内压后，血压也会随之下降，如患者收缩压 < 24kPa（180mmHg）或舒张压 < 14kPa（105mmHg），可予观察而不急于用降压药物。不管是药物或是脑部病变所引起的血压持续过低，都应选用升压药（如多巴胺），以维持所需的血压水平，防止脑损害的进一步加重。

第五节 蛛网膜下隙出血

蛛网膜下隙出血（subarachnoid hemorrhage，SAH）是指脑或脊髓表面血管破裂后流入蛛网膜下隙。常见病因为颅内动脉瘤，其次为脑血管畸形，还有高血压性动脉硬化，也可见于动脉炎，脑底异常血管网、结缔组织病、血液病、抗凝治疗并发症等。和脑出血的分类相似，临床上通常将蛛网膜下隙出血分为损伤性与非损伤性两大类。颅脑受伤常引起蛛网膜下隙出血。

非损伤性（即自发性）蛛网膜下隙出血又分两种。由于脑底部或表面的血管发生病变、破裂而使血液直接流入或主要流入蛛网膜下隙时，称为原发性蛛网膜下隙出血。如系脑实质内出血后，血液穿破脑组织而进入脑室和蛛网膜下隙者则称为继发性蛛网膜下隙出血。

自发性蛛网膜下隙出血可由多种病因所引起，临床表现为急骤起病的剧烈头痛、呕吐、意识障碍、脑膜刺激征和血性脑脊液，占卒中的 10% ~ 15%。其中半数以上是先天性颅内动脉瘤破裂所致。其余是由各种其他的病因所造成。

【诊断】

1. 临床表现

（1）头痛：突感头部剧痛难忍如爆炸样疼痛，先由某一局部开始，继而转向全头剧痛，这往往指向血管破裂部位。

（2）呕吐：常并发于头痛后，反复呕吐，多呈喷射性。

（3）意识障碍：可出现烦躁不安、谵妄及胡言乱语，意识模糊，甚至昏迷或抽搐，大小便失禁。

（4）脑膜刺激征：为常见且具有诊断意义的体征。在起病早期或深昏迷状态下可能缺如，应注意密切观察病情变化。

（5）其他：神经定位体征往往不明显，绝大部分病例无偏瘫，但有的可出现附加症状如低热、腰背痛、腹痛、下肢痛等。如为脑血管畸形引起常因病变部位不同，而表现有不同的局灶性体征。如为脑动脉瘤破裂引起，多位于脑底 Willis 环，其临床表现为：①后交通动脉常伴有第Ⅲ脑神经麻痹；②前交通动脉可伴有额叶功能障碍；③大脑中动脉可伴有偏瘫或失语；④颈内动脉可伴有一过性失明，轻偏瘫或无任何症状。

出血时患者感觉头部突然有劈裂样剧痛，分布于前额、后枕或整个头部，并可延及颈、肩、背、展及两腿等部。患者可有面色苍白，全身出冷汗，恶心呕吐。半数以上患者出现不同程度的意识障碍，轻者有短暂神志模糊，重者昏迷逐渐加深。少数患者意识始终清醒，并有畏光、怕响、拒动、整日倦睡，有的出现谵妄、木僵、定向障碍、近事遗忘但较淡漠、嗜睡、虚构、幻觉及其他精神症状。部分患者可有全身性或局限性癫痫发作。最轻的病例可仅有枕颈部疼痛而易误诊为上呼吸道感染、风湿痛等。亦有仅诉腰部酸痛，足跟"抽筋"或诉眩晕等而易误诊。起病初期，患者血压上升 1 ~ 2 日后又逐渐恢复至原有水平。脉搏明显加快，有时节律不齐，呼吸无显著改变。初起时，体温常可正常，24 小时以后逐渐出现发热、脉搏不稳、血压波动、多汗、皮肤黏膜充血、腹胀等。这些症状的出现可由于出血直接影响下丘脑或动脉痉挛间接影响下丘脑所引起。

体征方面具有特征性者为颈项强直，往往在起病 1 ~ 2 日内即出现。Kernig 征及 Brudzinski 征呈阳性。这两者是蛛网膜下隙出血最常见的体征。有的患者除此以外，别无其他体征。有的患者还可出现一侧锥体束征阳性。这一征象的存在常可作为今后进行颅内动脉瘤检查的定位依据。脑神经体征以一侧动眼神经麻痹最为常见，常提示该侧有颅内动脉瘤的可能。面神经与三叉神经的麻痹也有时出现，这与颅内原发病变的存在一定关系。少数患者可有短暂或持久的局限性神经受损体征，如偏瘫、单瘫、四肢瘫、失语、感觉改变等。这与出血引起脑水肿，或出血进入脑实质形成血肿，压迫脑组织，或脑血管痉挛导致脑缺血、脑梗死等有关。眼底检查可见视网膜前即玻璃体膜下片状出血。这一征象的出现常具有特征性意义，它可以在脑脊液变化消失以后仍有痕迹可见，因此是诊断蛛网膜下隙出血的重要依据之一。有时眼内出血可侵入房水而引起视力严重减退，或永久性视力障碍。眼底出现视乳头水肿者并不多见，常提示颅内有其他占位病变的可能。

2. 检查

（1）血象：周围血象在起病初期常有白细胞增多，因此单凭此点尚不能与流行性脑膜炎或其他颅内炎症相区别。尿糖常可阳性，但血糖大多正常。偶可出现有蛋白尿。

（2）脑脊液：脑脊液的变化是最具有特征性的，颅内压常偏高，可超出 2kPa（200mmH$_2$O）。外观呈血性。镜检可见大量红细胞存在。如出血时间已久则多数红细胞呈皱缩状，其上清液呈黄至棕色。蛋白含量增高。这种情况在出血后 2～3 周仍可见到，均是由于红细胞溶解，释出大量血红蛋白所致。

（3）头颅 CT：是诊断蛛网膜下隙出血的首选方法。CT 平扫最常表现为基底池弥散性高密度影，严重时可延伸到外侧裂、前后纵裂池、脑室系统或大脑凸面。血液的分布情况可提示破裂动脉瘤的位置。

（4）头颅 MRI：可作为诊断蛛网膜下隙出血和了解破裂动脉瘤部位的一种重要方法。

（5）脑血管造影：数字减影血管造影（DSA）效果最好，可清楚显示动脉瘤的位置、大小、与载瘤动脉的关系、有无血管痉挛等。

（6）CT 血管成像（CTA）和 MR 血管成像（MRA）：其敏感性和准确性不如 DSA。

3. 诊断要点

（1）各年龄均可发病，由动脉瘤破裂引起者好发于 30 ~ 60 岁。

（2）发病前多有明确诱因，激动、咳嗽、剧烈运动、用力、排便、提重物、性交行为等。

（3）临床表现多为头痛，头痛首先可能在局部固定位置，通常在枕区，随后转为全头性并向下扩散到背部，或发作时即为广泛性头痛。重度患者可在几分钟内出现昏迷和死亡。蛛网膜下隙出血是脑卒中疾病中惟一能在 1 小时左右引起死亡的类型（猝死）。在轻度患者无意识丧失而只有昏睡，或患者能完全醒来，表现有不安、恶心、呕吐、怕光、意识模糊，有时可伴癫痫发作，均在几小时内出现。

（4）CT 可见蛛网膜下隙高密度出血征象，常见部位在纵裂、外侧裂、鞍上池和环池。

（5）腰椎穿刺可见均匀血性脑脊液，颅内压增高，1 ~ 2 周红细胞黄变，颜色由鲜红转为黄色。

4. 鉴别诊断

（1）高血压性脑出血的脑脊液大多也呈血性，但患者长期以来有高血压病史。发病后有内囊等脑实质内出血的定位体征，一般鉴别并不困难。

（2）脑肿瘤出血也可导致血性脑脊液，但从病史中可反映在出血以前即有脑瘤所致的各种症状。蛛网膜下隙出血发生于妇女有月经不调、小产史者，要除外绒毛膜上皮癌颅内转移的可能性。胸透及肺部摄片和尿妊娠试验有助于建立诊断。

（3）白血病、再生障碍性贫血等血液病引起的蛛网膜下隙出血，可通过血常规和骨髓穿刺检查而得到证实。系统性红斑狼疮、动脉炎等引起的蛛网膜下隙出血，从病史和血液检查可以得到有助于诊断的线索。没有以上各种病因线索的患者均应怀疑有颅内动脉瘤或动静脉血管畸形等疾病的存在，而于适当时机行脑血管造影。

【治疗】

蛛网膜下隙出血的治疗原则是控制出血，预防血管痉挛，去除病因和防止再出血、血管痉挛及脑积水等并发症，降低死亡率和致残率。

1. 一般处理和对症治疗 去除引起蛛网膜下隙出血的原因。对于急性蛛网膜下隙出血的一般处理与高血压性脑出血相同，对神志清醒者，给足量止痛药以控制头痛。烦躁不安者，可适当选用镇静药和镇静止痛药，如地西泮 10mg，肌内注射。其他如异丙嗪、可待因，必要时可短期用布桂嗪 30mg 口服或 0.1g 肌内注射或皮下注射，在颅内压较高或呼吸不规则的情况下，禁用吗啡、哌替啶等麻醉药。昏迷患者留置导尿管，按时冲洗。大便秘结者，给予缓泻药和润肠药，如酚酞片、开塞露等。除非有明确手术指征，绝不搬动患者和进行非急需的检查。保持呼吸道通畅，如有血压过高，宜徐缓降压。在高血压患者中收缩压不宜低于 20kPa（150mmHg），有时血压忽高忽低，脉搏明显波动，体温也不稳定，可给予普鲁卡因 1g 加氢化麦角碱 0.6mg 于 10% 葡萄糖溶液 1000ml 内静脉滴注，以改善自主神经功能。

2. 减轻脑水肿 蛛网膜下隙出血后，脑脊液中混有大量血液，甚至有凝血块，影响脑脊液循环，使颅内压增高。患者常表现剧烈头痛和意识障碍等，应积极治疗。一般应用 20% 甘露醇 250ml 加地塞米松 10mg，静脉推注或快速静脉滴注，每 4~6 小时 1 次，必要时用呋塞米 20~40mg，肌内注射或静脉注射，也可取得较好疗效。

3. 防止再出血

（1）安静休息：应绝对卧床休息至少 4 周，大小便也不可下床。有资料表明，蛛网膜下隙出血第 1 次发病后的 2~4周，复发率和死亡率很高，4 周以后复发者大为减少。而凡能引起血压升高的因素，如过早活动、情绪激动、用力大便、剧烈咳嗽等，均可导致再出血。尽量减少探视和谈话。

（2）调控血压：血压升高是引起蛛网膜下隙再度出血的主要原因，所以要注意控制血压。一般要保持在平时水平，最好不超过 20/12kPa（150/90mmHg），但不能降得太低，以防脑供血不足。在药物选择上，近年来多主张选用钙拮抗剂，如硝苯地平、尼莫地平、尼卡地平等药物。这类药物不仅可控制血压，还可通过血-脑屏障，选择性扩张脑血管，解除脑血管痉挛。

（3）抗纤溶药物：动脉瘤破裂出血处形成的凝血块，由于酶的作用可分解自溶而可能导致再出血，故一般主张用止血药物治疗。常用的止血剂如下。

①氨甲苯酸（又名抗血纤溶芳酸，对羧基苄胺，止血芳酸，PAMBA）：对术中及术后的渗血、上消化道出血及一般慢性出血效果较著。每支 10ml（100mg），供静脉注射，可与葡萄糖液或生理盐水混合注射。每次 100~200mg，每日 2~3次。注射时需缓慢，以免导致血压下降。

②6-氨基己酸（EACA，又名氨己酸，Amicar）：能抑制纤维蛋白溶酶原的形成，对因纤维蛋白溶解活性增高所致的出血有良好效果。每支 10ml（1g），初次剂量 4~6g 溶于100ml 生理盐水或 5%~10% 葡萄糖液中静脉滴注，15~30 分钟内滴完，以后持续剂量为每小时 1g。维持 12~24 小时或更久，依病情而定。不良反应为有血栓形成的可能。

③氨甲环酸（又名止血环酸或反式对氨甲基环己烷羧酸）：为氨甲苯酸的衍化物，但它抗血纤维蛋白溶酶的效价要比 6-氨基己酸强 8~10 倍，比氨甲苯酸略强，具有与上述两药相同的止血功能。每支 5ml（250mg）或每支 2ml（100mg）。

可与 5% ~10% 葡萄糖液混合使用，每次 250 ~500mg，静脉滴注或肌内注射，每日 1 ~2 次。本品毒性低，无不良反应，且有抗炎作用。

④止血酶原激酶：具有促使凝血酶原变为凝血酶的作用。每支 2ml，15mg，肌内或皮下注射，每次 15mg，每日 2 ~4 次。

⑤酚磺乙胺：能促使血小板数增加，缩短凝血时间以达到止血效果。每支 250mg，可供肌内或静脉注射，每次 250 ~500mg，每日 2 ~3 次。

这类药物易引起脑缺血性病变的可能性，一般与尼莫地平合用。

4. 防止脑动脉痉挛及脑缺血

（1）维持正常血容量和血压：避免过度脱水。脱水亦可使用胶体溶液（白蛋白、血浆等）。

（2）早期使用钙通道阻滞剂：常用尼莫地平 40 ~60mg 口服，每日 4 ~6 次，共服 21 日。必要时静脉使用，应注意其低血压等不良反应。

（3）早期手术：去除动脉瘤，移出血凝块。血凝块是引起动脉痉挛的物质，从而防止脑动脉痉挛。

5. 防止脑积水

（1）药物治疗：轻度的急、慢性脑积水可药物治疗，给予醋氮酰胺 0.25g，每日 3 次，减少脑脊液分泌。还可用甘露醇、呋塞米等药物。

（2）脑室穿刺脑脊液外引流术：适用于 SAH 后脑室积血扩张或形成铸型出现急性脑积水者。

（3）腰椎穿刺放脑脊液治疗（脑脊液置换）：行腰椎穿刺术，根据颅内压决定脱水药物的用量，并行脑脊液置换，将血性脑脊液放出，补进生理盐水，减少出血的刺激，缩短血吸收的时间。为防止蛛网膜下隙粘连可椎管内给予地塞米松5mg。当患者剧烈头痛，用一般止痛药难以控制时，可谨慎地采用腰椎穿刺放脑脊液的方法治疗，以缓解临床症状。但必须注意以下几点：①患者无脑疝形成；②头痛剧烈，用止痛药疗效不佳，又无局灶定位体征；③腰穿动作要轻柔，放液速度要慢，以防形成脑疝；④分次放出脑脊液再用生理盐水注入，注入量等于或少于放出量，症状明显改善者，可每隔2～3日重复1次，加速蛛网膜下隙内血液的清除，减少由于血液破坏后产生的大量血管活性物质如组胺、5－羟色胺、缓激肽等缩血管物质而引起的血管痉挛和减少蛛网膜下隙粘连、脑积水等并发症的发生。

6. 外科治疗 是夹闭动脉瘤或切除畸形则由神经外科医生来决定。如果手术的危险性较低则可能容易接受，此时的患者手术越快，效果越好。在临床上，无局灶性神经功能缺陷的清醒患者手术的危险性较低，可在蛛网膜下隙出血发作48小时内手术，这通常在局灶缺血发生前，以减少早期及晚期再出血的危险性。此外，手术一般应延迟至患者神经系统及普通状态良好状态时，这可能在蛛网膜下隙出血发作后1～2周。

【病情观察】

观察治疗后症状是否控制、减轻，如头痛、呕吐等表现是否缓解，意识是否清楚，注意复查CT，了解病变有无进展或稳定，以评估治疗效果。观察时应重点注意是否有再出血、脑血管痉挛、脑积水等并发症，以便及时处理。

【病历记录】

1. 门急诊病历 记录患者主要临床症状特点，如头痛、呕吐及意识障碍的时间。记录患者起病是否为活动中或情绪激动时突然起病。如果是复发者需记录前几次发作及治疗的情况。记录有无动脉瘤、脑血管畸形、高血压、动脉粥样硬化、糖尿病史，是否患血液病。体格检查记录脑膜刺激征情况及有无发热。辅助检查记录脑脊液、CT 及 DSA 等检查结果。

2. 住院病历 记录患者入院治疗后的病情变化、治疗效果，尤其是记录有无并发症出现。记录患者行腰椎穿刺、CT、DSA 检查结果。本病病情变化复杂，患者随时有死亡的危险，因此，与患者及家属的沟通、谈话等，均应有患者家属签字为证。

【注意事项】

1. 医患沟通 应向患者及家属说明病情的危害性，使之积极配合治疗，特别注意需绝对卧床，住院治疗的时程要严格遵守；未明确诊断者应积极说明患者复查头颅 CT 和 CSF 的重要性。虽 DSA 检查价格昂贵，但需作为常规的检查进行。本病患者常因再出血致突然病情加重而死亡，应及时告知家属，使之事先有心理准备；高危患者应加强监护，与患者家属经常沟通，患者家属如放弃进一步治疗，必须由其签字为证。

2. 经验指导

（1）为帮助确立诊断，一般应急查头颅 CT，若 CT 检查为阴性，应积极腰椎穿刺查脑脊液，以利于明确诊断。

（2）临床上不能单以脑膜刺激征作为诊断 SAH 的金标准。老年患者症状、体征多不典型，有时可能以精神症状为首发症状，应避免漏诊。单纯以头痛为突出表现，辅助检查阴性的患者，药物治疗效果不显著的，应注意复查头颅 CT 和脑脊液，即重视"警告性漏诊症状"，以准确诊断本病。

（3）本病的病因诊断要引起足够重视，一般以 DSA 检查为主，动脉瘤和血管畸形患者早期发现、早期治疗是改善预后的关键措施。

（4）明确诊断者，有手术指征的，应请神经外科会诊，予以手术治疗，亦可根据医院条件行介入治疗；无手术指征，则可予以相应治疗，如止血、脱水等治疗，注意观察治疗效果，有无并发症。治疗时应防治脑血管痉挛，证实有脑积水的，可行脑脊液置换治疗。

(5) 治疗时应强调绝对卧床休息，保持安静，避免引起血压和颅内压增高的诱发因素。积极控制头痛、烦躁不安及癫痫发作。

(6) 与高血压脑出血所不同的是，SAH 为防止动脉瘤破裂口血块溶解引起再出血，应使用抗纤维蛋白溶解药物以延迟血块的溶解，使纤维组织和血管内皮细胞有足够时间修复破裂处。

第六节　高血压脑病

高血压脑病是指各种病因所导致血压骤然升高而引起的急性全面性脑功能障碍。

本病的基本病因是高血压。常见于急进型高血压、急慢性肾炎或妊娠子痫等。偶见于嗜铬细胞瘤、库欣综合征或长期服用降压药突然停药而诱发高血压者。一般认为，由于血压急剧升高，超过了正常脑血管自动调节功能的极限，造成脑血流过度再灌流，小动脉痉挛，毛细血管内液体外渗，使脑组织缺血缺氧，而迅速继发脑水肿及颅内压增高。神经递质（乙酰胆碱、肾上腺素、组胺）的含量增加，可形成毛细血管壁变性坏死，点状出血及微梗死等广泛的病理改变。高血压脑病疼痛多较剧烈，多为深部的胀痛、炸裂样痛，常不同程度地伴有呕吐、神经系统损害体征、抽搐、意识障碍、精神异常以至生命体征的改变。

高血压患者如血压骤升而致脑部小动脉痉挛发生急性脑水肿时，可因急性颅内压增高而产生剧烈头痛。

【诊断】

1. 临床表现

(1) 急性期：急骤起病。主要临床表现为因血压急骤上升而导致的剧烈头痛、抽搐及意识障碍，即所谓高血压脑病"三联征"。

①血压骤增：发病前数小时即见上升，舒张压可达 16kPa（120mmHg）以上，收缩压则常超过 24kPa（180mmHg）以上。平均动脉压常在 20～26.6kPa（150～200mmHg）以上才会发生。小儿急性肾炎和妊娠毒血症患者血压在 21.3/13.3kPa（160/100mmHg）时即可出现症状。

②剧烈头痛：常伴随血压上升而致的头痛与呕吐。头痛部位以枕部为主，继之全头痛，咳嗽时加重。可伴有一侧上肢或下肢的感觉障碍。

③意识障碍：常伴有不同程度的意识障碍，如嗜睡、朦胧、昏迷、谵语或精神错乱等。

④癫痫发作：本病以癫痫发作形式出现并非少见，作为首发症状出现，可只发一次或几次，也可为癫痫持续状态。其发作可局限于半侧肢体。

⑤其他：起病前数日可有食欲缺乏、神经衰弱、失眠、不安、少尿等前驱症状。起病后数小时或数日内可出现不同程度的视力障碍，同侧偏盲或黑矇；或出现一过性偏瘫及失语，和（或）有颈强直，常可引出病理反射。眼底偶见视乳头水肿、视网膜出血与渗血，以及动脉痉挛现象，即Ⅲ～Ⅳ级以上高血压性视网膜病变。

（2）恢复期

①血压下降至正常后症状消失，辅助检查指标转入正常。

②一般可望在数日内完全恢复正常。

2. 检查

（1）实验室检查：脑脊液检查见脑脊液清亮透明，压力增高，蛋白质含量轻度增加。细胞学检查可见少量红细胞。严重者脑脊液可呈淡黄色，压力和细胞数可明显增高，蛋白质含量可高达 1～2g/L。

（2）辅助检查

①脑电图：可见广泛或局限性异常，脑水肿较重者，可见弥漫性慢波。大脑半球局灶性功能障碍者可见局灶性慢波。癫痫发作者双侧可见同步的棘慢波或尖慢波发放或局灶性痫样波发放。

②头颅 CT 和 MRI：脑 CT 示弥漫性白质密度降低，脑室变小。MRI 呈长 T_1 长 T_2 信号，尤以顶枕叶明显。

3. 诊断要点

（1）常以剧烈头痛、烦躁不安起病，随之出现恶心、呕吐、眼花、黑矇、全身性或限局性抽搐。

（2）急性起病时血压显著升高，平均动脉压≥150mmHg，妊娠高血压综合征和儿童急性肾炎患者血压≥180/120mmHg，慢性高血压患者血压≥230～250/120～150mmHg。

（3）神经系统局灶性症状如阵发性或持续性一侧肢体发麻、偏瘫、失语、偏盲等。可有不同程度的意识障碍，如嗜睡、谵妄、昏迷等。

（4）眼底检查可见视乳头水肿、视网膜上有火焰状出血及渗血、动脉痉挛变细等Ⅳ级以上的高血压性视网膜病变。

（5）及时降低血压后症状与体征迅速消失。

4. 鉴别诊断

（1）脑出血：起病急骤，常有头痛、呕吐等颅内压增高症状及不同程度的意识障碍，出现神经系统局灶体征，如偏瘫、偏盲、失语，脑 CT 检查可见高密度影。

（2）脑梗死：安静休息时起病较多，神经系统症状逐渐加重，伴心脏病者起病较急，多数患者意识清楚，脑 CT 检查早期多正常，24～48 小时后出现低密度灶。

（3）蛛网膜下隙出血：头痛、呕吐起病，脑膜刺激征阳性，脑脊液检查呈均匀血性，脑 CT 检查可见蛛网膜下隙高密度影。

（4）颅内占位：多有颅内高压症状，脑 CT、MRI 检查可资鉴别。

（5）高血压危象：血压急剧升高，引起全身多脏器功能损伤的一系列症状和体征。收缩压显著升高，严重时舒张压亦升高，尿量减少、尿蛋白阳性，心率增快，心绞痛，急性肺水肿，血液尿素氮、肌酐升高。神经系统方面出现头痛、眩晕、视物模糊、口干、皮肤潮红或面色苍白，严重时出现高血压脑病的表现。

【治疗】

尽快降低血压，降低颅内压，控制抽搐，减轻脑水肿，紧急防止脑疝或脑内出血等急症。

1. 降低血压

（1）氯苯甲噻二嗪：属噻嗪类降压药。常用 150～300mg 稀释后，15～20 分钟内于静脉注入，一分钟内血压即开始下降，可维持 4～12 小时。此药若与呋塞米合用，则降压作用更强。长期应用者，要定期检查血糖与血钠。

（2）硝普钠：以 50～100mg 溶于葡萄糖液 500～1000ml 内，以每分钟 10～20 滴的速度静脉滴注，视血压下降幅度随时调整滴速。一般用药时间不超过 24 小时。

（3）利舍平：以每次 1mg 肌内注射，注射后 1.5～3 小时才显示降压效果，每 2 小时重复 1 次，最大效果是在第 3～4 小时，作用持续时间平均是 7～10 小时，可以反复给药。

（4）甲基多巴：以 250～500mg 溶于 5% 葡萄糖液中，静脉滴注或缓慢静脉推注，但对嗜铬细胞瘤患者禁用。

（5）钙通道阻滞剂：硝苯地平 10～20mg，舌下含化，1～5 分钟即可见效，若口服，15 分钟内血压即可下降。此外还可舌下含化及塞肛等给药。它对正常人血压无作用，只降低高血压患者的血压，特别是高血压危象者（舒张压 >16kPa）选用钙通道阻滞剂，不仅迅速有效，而且用药方便。

（6）其他可选药：①肼苯哒嗪，一次剂量 10mg 肌内注射，30 分钟后即起作用；②戊双吡铵，单次剂量 10mg 肌内注射，30 分钟后起作用；或用 20~200mg 溶于 1000ml 生理盐水中，静脉滴注，于 5~10 分钟起作用。但对心、肾功能减退者禁用；③硫酸镁，成人每次 1.25~2.5g，小儿每次 0.1g/kg，肌内注射；或成人每次 1.25~20.5g，小儿每次 0.1~0.15g/kg，静脉缓慢注入，使血压降至（19.9~21.3）／（12.0~13.3）kPa［（150~160）／（90~100）mmHg］为宜，若出现嗜睡、呼吸困难等症状，应急用 10% 葡萄糖酸钙静脉注入以解毒。

2. 减轻脑水肿 可给予 20% 甘露醇 250ml，静脉快速滴注，每 6~8 小时 1 次，亦可选用 10% 复方甘油、呋塞米、依他尼酸及 50% 葡萄糖液等。

3. 控制抽搐 以地西泮 10mg 缓慢静脉注射为佳，可以反复应用。其他尚可应用副醛 3~5ml 深部肌内注射。发作控制后，可改口服抗惊厥药，如苯巴比妥钠、苯妥英钠等。

此外，对于引起高血压的原发病应继续积极地有计划地预防性治疗，坚持口服降血压药物，以防止复发；对于妊娠毒血症应及早引产；对于心、肾等并发症患者亦应给予相应的治疗措施。

【病情观察】

观察患者治疗后血压是否下降及下降的速度，患者头痛、抽搐、意识障碍、偏瘫等症状改善与否，以评估治疗效果。严重患者应密切监测生命体征。

【病历记录】

1. 门急诊病历 记录患者就诊时间及主要症状，记录有无头痛、呕吐、抽搐、阵发性一侧肢体发麻、意识障碍等症状，有无高血压、肾炎、妊娠高血压综合征等病史，体格检查应记录血压、眼底检查情况及出现的神经系统局灶体征。辅助检查记录脑 CT，脑电图等检查结果。

2. 住院病历 详尽记录患者发病过程、门急诊或外院的诊疗经过。重点记录积极降血压等治疗后患者的病情变化、治疗效果等。

【注意事项】

1. 医患沟通 应告知患者或其亲属有关高血压脑病的特点、病程、预后及治疗药物的使用、护理方面的注意事项，以使患者及家属能理解、配合临床治疗。治疗时，有关治疗效果、治疗中出现病情反复或病情加重，需调整的治疗方案，应及时告知患者或家属，并以签字同意为证。

2. 经验指导

（1）临床上诊断本病时，主要是结合患者有关高血压病史，发病时血压显著升高，尤其是舒张压在 120mmHg 以上，且有剧烈头痛、抽搐、意识障碍等明确的颅内压增高症状和神经功能障碍等，眼底和影像学检查排除脑梗死和脑出血。

（2）患者所有症状和体征在迅速有效的降血压治疗后，短期内应明显缓解或消失，否则应考虑已有脑梗死或脑出血。

（3）诊断明确者应即予以积极的降低血压、脱水、降颅内压、控制抽搐等治疗。治疗中可根据患者的血压变化及其他临床表现，适时调整治疗药物及剂量。有脑水肿的予以脱水、降颅压治疗，有抽搐的可予以地西泮治疗。血压控制在合适水平后，可予以口服降压药物治疗。

（4）降血压治疗是本病治疗的关键和中心，但注意不宜将血压降得过低，以免发生心或脑组织的低灌注状态。一般认为快速降压、使血压降至 160/100mmHg 左右既能使脑水肿和脑循环障碍得以改善，又不至于导致心、脑缺血的发生。

第七节　脑动静脉畸形

脑动静脉畸形是脑血管畸形中最多见的一种，位于脑的浅表或深部。畸形血管是由动脉与静脉构成，有的包含动脉瘤与静脉瘤，脑动静脉畸形有供血动脉与引流静脉，其大小与形态多种多样。多见于额叶与顶叶，其他如颞叶、枕叶、脑室内、丘脑、小脑与脑干也有发生。按病变的大小：直径＜2.5cm 为小型，2.5～5cm 为中型，5～7.5cm 为大型，＞7.5cm 为特大型。此类动静脉畸形也可发生在硬脑膜。

【诊断】

1. 临床表现

（1）头痛：约有60%长期慢性头痛或突发性加重，常呈搏动性，可伴有颅内杂音，低头时更明显。周期性头痛者可能与血管痉挛有关。

（2）癫痫：约有30%是癫痫大发作或颞叶性精神运动性发作形成。

（3）定位征：天幕上病变可进行性出现精神异常、偏瘫、失语、失读、失计算等局灶症状；天幕下病变可见眩晕、复视、眼球震颤、步态不稳及构音障碍等症状。

（4）视乳头水肿：约25%出现视乳头水肿，多继发于出血后导致的脑水肿。

（5）颅内出血：40%～60%为蛛网膜下隙出血。以10～40岁多发，其中约65%发病于20岁以前。后颅凹动静脉畸形以蛛网膜下隙出血为首发症状者占80%以上。

（6）血管杂音：当病灶伸展于大脑表面时，相应头颅骨或眼眶部、颈部听诊可闻及血管杂音。压迫颈总动脉可使杂音减低或消失。

（7）单侧突眼：常是由于静脉压力增高，眼静脉回流不畅所致。

（8）并发症：颅内动脉瘤、多囊肾、先天性心脏病、肝海绵样血管瘤等。

2. 检查

（1）头颅X线平片：颅骨板障血管影明显或颅骨内板局

限被侵蚀而显示模糊影或骨质菲薄，脑膜中动脉沟纡曲变宽，少数病灶伴有病理性环形钙化影。

（2）脑脊液：血管未破裂前脑脊液正常；出血时脑脊液呈均匀血性。

（3）脑血管造影：依靠脑血管造影可发现畸形血管，扩张纡曲而成簇团。如有血肿则常见血管移位。有时显示来自颈外的供血动脉。

（4）脑电图：异常率约占 61%。

（5）CT 扫描：可显示大脑局限性或半球部位低密度影，必要时增强扫描。凡脑血管造影阴性而为 CT 扫描证实者，则称为隐匿性脑血管畸形。

3. 诊断要点

（1）青年人多发，有蛛网膜下隙出血和（或）脑出血病史。

（2）有癫痫发作史，特别是局限性癫痫，或偏头痛发作病史。

（3）有局限性神经定位征，头顶部血管杂音，单侧突眼等。

（4）依靠脑血管造影或 CT 证实。

自发性蛛网膜下隙出血和（或）脑室内血肿的年龄患者，应高度警惕有脑动静脉畸形的可能。头颅 CT 检查后，应进一步做脑血管数字减影造影（DSA）检查，以明确诊断，同时了解脑动静脉畸形的供血动脉、回流静脉、病灶大小、部位、深浅并进行临床分级。

4. 鉴别诊断

（1）颅内动脉瘤：为自发性蛛网膜下隙出血最常见的病因。多见于 40～50 岁，女性多于男性。多发生于颈内动脉，大多伴有动眼神经麻痹，亦可累及视、外展、三叉神经等。脑血管造影可确诊。

（2）烟雾病：多见于儿童及少年，在儿童主要表现为头痛、智力低下、发作性偏瘫，在成人则多为蛛网膜下隙出血。脑血管造影显示颈内动脉末端狭窄或闭塞，如烟雾状在脑底部有密集的毛细血管网。

（3）胶质瘤：少数胶质瘤可发生出血。大部分患者出血前已有颅内高压及神经功能缺失症状，出血后症状迅速加重。脑血管造影显示占位性病变表现。CT 扫描可显示肿瘤影像。

（4）转移瘤：少数亦可发生出血，如绒毛膜上皮癌脑转移。脑血管造影移位明显，CT 扫描可显示肿瘤影像，常见多发。

【治疗】

（一）一般治疗

急性发作期，加强监护支持治疗的同时应禁食，严格卧床休息，避免用力、情绪激动。

（二）药物治疗

1. 脱水剂 有颅内压增高者，应给予脱水剂降压，首选甘露醇 250ml 静脉滴注，每日 1～3 次，但应注意其对肾功能的影响。

2. 止血剂 有出血者，可给予止血剂。巴曲酶 2 支静脉推注，再用 2 支静脉滴注。

3. 抗癫痫药 有癫痫症状者，应给予抗癫痫药物如口服苯妥英钠 0.1g，每日 3 次，或德巴金 0.5g，每日 1～2 次，口服，以控制癫痫发作。

4. 调血压药 有高血压者可给予降压药物，如尼卡地平 10mg 加入 5% 葡萄糖溶液 500ml 中静脉滴注，维持收缩压在 140mmHg，舒张压在 90mmHg 左右。

（三）手术治疗

1. 手术目的 阻断供血动脉并切除畸形血管团，解决及预防出血，治疗癫痫，消除头痛，解决盗血，恢复神经功能。

2. 手术适应证

(1) 动静脉畸形有大量出血,伴有血肿或多次少量出血,神经功能障碍日趋严重者。

(2) 顽固性癫痫,非手术治疗与药物治疗不能控制者。

(3) 顽固性头痛不能缓解者。

(4) 精神智力障碍进行性发展者。

3. 手术方式

(1) 动静脉畸形切除术:对病变小、切除并不困难并且患者一般情况较好者,可在清除血肿后随之将病变切除。否则待病情好转后再行二次手术切除病变。

(2) 供血动脉结扎术:可用于位于大脑前动脉或大脑后动脉供应区不宜切除的病变,且脑血管造影显示只有 1~2 条供血动脉者。

(四) 其他治疗

1. 血管内介入栓塞术　当畸形的供血动脉与正常动脉口径的比例为 4:1 时最为理想,临床上由大脑中动脉供血的大的畸形最适于做人工栓塞,其次是大脑后动脉供血的病变。

2. 放射治疗　对脑动静脉畸形亦有一定的疗效,放射治疗的作用在于缓慢地使病变血管内皮增生,血管壁增厚以期形成血栓而闭塞,达到治疗的目的。立体定向放射治疗的方法有:①伽玛刀治疗;②直线加速器放射治疗。

【病情观察】

1. 术前　观察患者对药物及非手术治疗的反应及生命体征的变化。

2. 术后　一般情况及生命体征,包括体温、脉搏、血压、呼吸、氧饱和度;神志、瞳孔和反应;外引流管中引流液的量和颜色;记录 24 小时的补液量和尿量等。

【病历记录】

详细记录自发性蛛网膜下隙出血和 (或) 脑内、脑室内出血、顽固性头痛、癫痫，进行性神经功能障碍等主要临床表现，做 CT、MRA 或 DSA 等大型检查需让患者亲属知情同意。鉴别诊断应考虑颅内动脉瘤、烟雾病胶质瘤及转移瘤瘤卒中等并做记录。治疗上宜先行非手术治疗，脱水、止血、抗癫痫及支持治疗，如病情严重危及生命需急诊手术时，则应向患者亲属反复交代病情，对术中风险和预后取得共识、知情同意并签字后方可进行。

【注意事项】

1. 医患沟通　术前应与患者亲属沟通，至少 3 次谈话，交代病情，分析预后。脑动静脉畸形破裂行急诊手术治疗的死亡率为 6.8%~20%，平均 10%。脑动静脉畸形的预后与多种因素有关，如病灶大小、深浅、部位、术前患者的意识状态等。脑动静脉畸形手术全切除率约为 80%，术后 77% 的患者能工作。不用手术治疗的脑动静脉畸形患者，5%~26% 因出血死亡，18% 出现癫痫，27% 发生神经功能障碍。

2. 经验指导

（1）自发性蛛网膜下隙出血和（或）脑室内血肿的患者，应高度警惕有脑动静脉畸形的可能。头颅 CT 检查后，应进一步行脑血管数字减影造影检查，以明确诊断，同时了解脑动静脉畸形的供血动脉、回流静脉，病灶大小、部位、深浅并进行临床分级。

（2）病情稳定，一般情况良好者宜先行非手术治疗，1~2 周病情稳定后再行手术治疗。患者应卧床休息，避免用力、情绪激动，控制血压，连续监测神志、瞳孔情况及生命体征的变化，有助于了解病情发展的趋势。若脑内血肿较大、病情较重并持续发展者，则须及时清除血肿，动静脉畸形应根据具体情况决定是否同时切除病变。病变较小切除不困难并且患者一般情况较好者，可在清除血肿后随之将病变切除，否则待病情好转后二次手术切除病变。术后严密监测神志、瞳孔及生命体征的变化，观察记录引流液的量和性质及 24 小时的出入量等。注意颅内压的监测及凝血功能的变化。控制血压，对于神志不清、昏迷加深、病情恶化者应及时复查头颅 CT，防止正常灌注压突破而颅内再次出血。

第八节　颅内动脉瘤

颅内动脉瘤多因脑动脉管壁局部的先天性缺陷和腔内压力增高的基础上引起。高血压、脑动脉硬化、血管炎与动脉瘤的发生与发展有关。脑动脉瘤多见于脑底动脉分叉之处。按其发病部位，4/5 位于脑底动脉环前半，以颈内动脉、后交通动脉、前交通动脉者多见；脑底动脉环后半者约占 1/5，发生于椎基底动脉、大脑后动脉及其分支。动脉瘤出血形成较大血肿者，病情多急剧恶化，出现脑疝危象。据统计，动脉瘤第一次破裂后，死亡率高达 30%～40%，其中半数在发病后 48 小时内死亡，存活的病例，1/3 可发生再次出血。

【诊断】

1. 临床表现　本病多发生于青壮年，常突然起病，依病情发展有如下症状。

（1）动脉瘤破裂前症状

①头痛与偏头痛：因过度用力、激动而加剧。

②海绵窦占位综合征：动眼神经、滑车神经及外展神经障碍。三叉神经眼支疼痛，眼球突出，静脉怒张，但眼球无搏动——颈内动脉海绵窦段动脉瘤或床突下动脉瘤。

③同侧动眼神经麻痹、失明（视神经）及同侧偏盲（视束）——颈内动脉后交通支动脉瘤或床突上动脉瘤。

④症状性癫痫、单瘫、轻偏瘫与失语等——大脑中动脉区域动脉瘤。

⑤Weber 综合征：动眼神经不全麻痹及病灶对侧交叉性偏

瘫，或有对侧同向性偏盲——大脑后动脉瘤。

⑥对侧同向性偏盲，动眼神经及外展神经麻痹，三叉神经第一支受损——后交通支动脉瘤。

⑦鞍区占位病征：双颞侧偏盲或伴嗅觉障碍——前交通支动脉瘤。

⑧第Ⅴ、Ⅵ、Ⅶ、Ⅷ对脑神经障碍及其他脑干症状——椎 - 基底动脉瘤或后颅窝动脉瘤。

（2）动脉瘤破裂后症状

①搏动性眼球突出与失明（颈内动脉海绵窦漏）。听诊时可在眼部闻及杂音。

②蛛网膜下隙出血：急性头痛，脑膜刺激征阳性，血性脑脊液等特征。多数患者常以此为首发症状，同时出现瘤体压迫的神经定位体征。

③病情急骤变化者，往往在 1～2 小时内瞳孔散大、呼吸衰竭、急性脑疝而死亡。

（3）实验室检查：患者血常规白细胞计数可升高；腰椎穿刺可见血性脑脊液。

2. 辅助检查

（1）头颅 CT：是目前诊断脑动脉瘤破裂引起自发性蛛网膜下隙出血的首选方法。可明确显示蛛网膜下隙出血的部位和程度；了解伴发的颅内出血或脑积水。CT 片上蛛网膜下隙出血的部位和量与脑血管痉挛的发生有很好的相关性。

（2）磁共振成像（MRI）：对蛛网膜下隙出血的检出率与 CT 检查一致。对后颅凹、脑室系统少量出血及动脉瘤内血栓形成、判断多发性动脉瘤中破裂瘤体等，MRI 优于 CT。

（3）CTA 血管成像及 MRA 磁共振血管成像：是一种很好的非侵入性无创脑血管显影检查方法，对颅内动脉瘤的检出率可达到 80%～95%，特别适用于急诊患者病情严重不允许做脑血管造影和随访患者，但有假阳性和假阴性。

（4）DSA脑血管造影：能明确颅内动脉瘤的部位、大小、形状、数目、载瘤动脉及侧支供血等情况，故是确定诊断的必不可少的最佳方法。它还对选择治疗方法具有重要参考价值。

（5）脑脊液改变：脑脊液中含有均匀的红细胞，发病1周后脑脊液可由红色转为黄色，3周后可转清。

【治疗】

（一）一般治疗

急性发作期，绝对卧床休息2~3周，头抬高30°，避免用力、情绪激动，加强监护和支持治疗，保持水电解质平衡等。

（二）药物治疗

1. 脱水剂 颅压增高可诱发再出血，应给予脱水剂降压，首选甘露醇250ml静脉滴注，每日1~3次，但应注意其对肾功能的影响。

2. 止血剂 目前对止血剂在自发性蛛网膜下隙出血治疗的作用认识仍有分歧，一般对延期手术或不能手术者，可给予抗纤溶剂以防止再出血。如6-氨基己酸6g静脉滴注或巴曲酶2支静脉推注，再用2支静脉滴注。

3. 镇静药 烦躁或癫痫症状者，应给予镇静药如苯妥英钠0.1g，肌内注射，每日3次；或德巴金0.4g，静脉滴注，每日1~2次。

4. 控制血压 有高血压者可给予降压药物，如卡尼地平10mg加入5%糖水500ml中静脉滴注，维持收缩压在140mmHg，舒张压在90mmHg左右。

5. 扩容、升压、血液稀释治疗（hypervolemia，hypertension，hemodilution，简称3H治疗）用于预防和治疗脑血管痉挛，但上述方法，特别是升高血压宜在动脉瘤夹闭后使用，以防诱发再出血。

6. 钙拮抗药　目前使用较多的钙拮抗药是尼莫地平用于预防和治疗脑血管痉挛，自发性蛛网膜下隙出血后3日内愈早用愈好，0.5～1mg/h静脉推注，用微量泵控制速度，静脉用药2周，病情稳定后改口服。

（三）手术治疗

因动脉瘤的存在具有极大的威胁性和危险性，故治疗动脉瘤的主要目的是防止出血或再出血。应在动脉瘤破裂出血之前或破裂出血后的间隙期内就抓紧时间进行手术处理。对于已发生动脉瘤破裂出血的急性期患者，应采取挽救患者生命的一系列治疗措施，如急诊手术、脱水、激素、止血、降低血压、防止血管痉挛、镇静、抗癫痫等治疗。

颅内动脉瘤的手术治疗有间接手术和直接手术两种。

1. 间接手术　是指在颅内动脉瘤近端结扎载瘤动脉。

2. 直接手术　包括：①动脉瘤瘤颈夹闭术或结扎术；②动脉瘤孤立术；③动脉瘤内致凝术（现常采用经血管内介入方法）；④动脉瘤壁加固和包裹术等。

（四）其他治疗

血管内介入治疗：①可脱球囊栓塞术；②可控微螺圈栓塞术；③Onyx液体胶栓塞术。血管内介入治疗的近期疗效较好，长期疗效尚需观察研究，一般适用于患者全身情况不适合手术、手术夹闭失败或复发者。

【病情观察】

1. 术前　观察患者对药物及非手术治疗的反应及生命体征的变化。

2. 术后　一般情况及生命体征：体温、脉搏、血压、呼吸、氧饱和度；神志、瞳孔和反应；外引流管中引流液的量和颜色；记录24小时的补液量和尿量等。

【病历记录】

详细记录自发性蛛网膜下隙出血、突发性头痛、呕吐、癫痫等主要临床表现，做 CT、MRA 或 DSA 等大型检查需让患者亲属知情同意。鉴别诊断应考虑脑血管畸形、垂体腺出血和高血压性脑出血等并做记录。手术治疗才是防止动脉瘤出血的根本治疗手段，术前应向患者亲属反复交代病情，对术中风险和预后取得共识、知情同意并签字后方可进行。

【注意事项】

1. 医患沟通 术前应与患者亲属沟通，交代病情，分析预后。颅内动脉瘤的治疗方法有手术和非手术两种。非手术治疗只用于颅内动脉瘤破裂出血或作为手术治疗的辅助手段，手术治疗才是防止动脉瘤出血或再出血的根本治疗手段。颅内动脉瘤破裂出血的急性期，特别是Ⅳ、Ⅴ级患者或拒绝手术治疗者，建议行血管内栓塞治疗和内科治疗。颅内动脉瘤经手术治疗的患者有三种后果：完全痊愈、不同程度的病残、术后死亡。

2. 经验指导 颅内动脉瘤的治疗方法有手术和非手术两种。

（1）手术治疗：是防止动脉瘤出血或再出血的根本治疗手段，其中以颅内动脉瘤夹闭术最为合理。颅内动脉瘤孤立术只适用于瘤颈无法夹闭而侧支循环良好的患者。动脉瘤壁加固术和包裹术也只适用于不能夹闭或结扎的动脉瘤，其效果不一定理想。动脉瘤内致凝术也适用于不能夹闭或结扎的动脉瘤。手术时机的选择很重要，由于蛛网膜下隙出血后 3～14 日易发生再出血，也是脑血管痉挛的好发期，故对已发生破裂出血的颅内动脉瘤的手术时间应选在出血后 3 日以内（早期手术）或 3 周以后（晚期手术）进行。由于近年来介入放射技术的进步和设备的完善，颅内动脉瘤栓塞治疗的适应范围和成功率都有很大的提高，但费用较大。

（2）非手术治疗：只用于颅内动脉瘤破裂出血或作为手术治疗的辅助手段。

第五章

颅内感染性疾病 ◄●●●

第一节　单纯病毒疱疹性脑炎

单纯疱疹病毒性脑炎（herpes simplex virus encephalitis, HSE 是由单纯疱疹病毒（herpes simplex virus, HSV）引起的一种急性中枢神经系统感染。是非流行性脑炎中最常见的类型，因其主要病理特征为脑实质的出血性坏死及神经元和神经胶质细胞核内有包涵体存在，故常称为"急性包涵体脑炎""急性出血性脑炎"或"急性坏死性脑炎"。本病呈散发，无季节性，病情严重，死亡率较高。

【诊断】

1. 临床表现

（1）一般表现：单纯疱疹病毒脑炎发病呈非季节性，四季均可发病。任何年龄均可患病，50% 以上病例发生于 20 岁以上的成人；原发感染的潜伏期为 2~21 日，平均 6 日；前驱期多有上呼吸道卡他症状，可有发热、全身不适、头痛、肌痛、嗜睡、腹痛和腹泻等症状。

（2）脑实质受损表现：多急性起病，约 1/4 患者可有口唇疱疹史；发病后患者体温可高达 38.4~40.0℃，并有头痛、轻微的意识和人格改变，有时以全身性或部分性运动性发作为首发症状。头痛、头昏和恶心呕吐发生率占 50%；精神异常发生率占 75%；意识障碍发生率占 83.3%。随后病情缓慢进展，精神症状表现突出，如注意力涣散、反应迟钝、言语减少、情感淡漠和表情呆滞，患者呆坐或卧床，行动懒散，甚至生活不能自理，或表现木僵、缄默，或有动作增多、行为奇特及冲动行为，智能障碍也较明显，部分患者可因精神行为异常为首发或唯一症状而就诊于精神科。急进型单纯疱疹病毒性脑炎，早期可出现严重意识障碍，短期死于脑水肿所致的脑疝。

（3）神经局灶症状：发生率占 85%，可表现偏盲、偏瘫、失语、眼肌麻痹、共济失调、多动（震颤、舞蹈样动作、肌阵挛）、脑膜刺激征等弥散性及局灶性脑损害表现。多数患者有意识障碍，表现意识模糊或谵妄，随病情加重可出现嗜睡、昏睡、昏迷或去皮质状态，部分患者在疾病早期迅即出现明显意识障碍。

（4）癫痫发作：约 1/3 患者可出现全身性或部分性癫痫发作，典型复杂部分性发作提示颞叶及额叶受损，单纯部分性发作继发全身性发作亦较常见。重症患者因广泛脑实质坏死和脑水肿，引起颅内压增高，出现癫痫大发作，甚至脑疝形成而死亡。病程为数日至 1~2 个月。预后较差，死亡率高，现因特异性抗 HSV 药物的早期应用，死亡率有所下降。

（5）皮肤黏膜单纯疱疹：本病 20% 患者可出现皮肤黏膜单纯疱疹。部分患者发病初可仅有三叉神经分布区的疼痛。病程呈波动性进展，并可与结核性脑膜炎或隐球菌性脑膜炎合并存在。

2. 检查

（1）脑脊液检查：常规检查脑脊液压力正常或轻度偏高，急性期脑脊液压力可明显增高，90% 以上病例白细胞数在 500×10^6/L 以内。脑脊液细胞学检查白细胞分类以单核或淋巴细胞为主,同时可见各种免疫活性细胞,如转化性淋巴细胞、浆细胞等。发病早期脑脊液细胞学一个重要的特点是脑脊液内可出现大量红细胞,晚期可有黄变。除外腰椎穿刺损伤则提示出血性坏死性脑炎;蛋白质呈轻、中度增高,糖与氯化物正常。

(2) 脑电图:单纯疱疹病毒脑炎脑电图异常率为 81%,多在中枢神经受累后 1 周出现。常出现弥漫性高波幅慢波,以单侧或双侧颞、额区异常更明显,甚至可出现颞区的尖波与棘波。

(3) 头颅 CT 检查:CT 阳性率为 50% ~ 59%,多在 5 ~ 10 日可见一侧或双侧颞叶、海马及边缘系统局灶性低密度区。若低密度病灶中出现点状高密度影提示颞叶有出血性坏死,更支持 HSE 的诊断。亦有占位效应,出现中枢神经症状发生后 1 ~ 3 日,CT 检查最早所见,单独存在,也可与低密度改变相伴出现。主要表现为中线结构移位、脑室受压等。

(4) MRI 检查:头颅 MRI 有助于发现脑实质内长 T_1、长 T_2 信号的病灶。

(5) 脑脊液病原学检查:脑脊液病毒分离虽然特异性强,但阳性率仅 4%;脑组织病毒分离,是目前最可靠的诊断手段。检测 HSV 抗原用 ELISA 法,$P/N \geq 2:1$ 为阳性,早期检测 CSF 中 HSV 抗原阴性可作为排除本病的依据之一。

(6) 免疫学检查:检测 HSV 特异性 IgM、IgG、抗原体采用 Western 印迹法、间接免疫荧光测定及 ELISA 法,病程中 2 次及 2 次以上抗体滴度呈 4 倍以上增加,即具有确定诊断的价值。

(7) 检测 CSF 中 HSV - DNA:用 PCR 可早期快速诊断,但需要用 Southern 印迹法帮助诊断结果。标本最好在发病后 2 周内送检。CSF 中病毒数量与病情轻重、头颅影像学检查异常程度及临床预后无关。

(8) 光镜及电镜检查：光镜下显示的脑组织病理学重要特征为出血性坏死；电镜下为核内 Cowdry A 型包涵体，可见于坏死区或其附近的少突胶质细胞及神经细胞核内，一个细胞核内可有多个包涵体。

3. 诊断要点

(1) 起病急，皮肤、黏膜有疱疹史。

(2) 有发热、明显精神行为异常、癫痫、意识障碍及早期出现的局灶性神经系统损害体征。

(3) 脑脊液检查示白细胞计数增多（白细胞 ≥ 5/mm³），早期中性粒细胞增多为主，后期以淋巴细胞反应为主，糖和氯化物正常；发病早期脑脊液内可有红细胞出现。

(4) 头颅 CT 或 MRI 发现颞叶局灶性出血性脑软化灶。

(5) 脑电图和颞、额区损害为主的脑弥漫性异常。

(6) 免疫学检查脑脊液中特异性单纯疱疹病毒 – IgM 抗体阳性。

(7) 脑组织活检或病理发现脑组织细胞核内包涵体，或原位杂交发现 HSV 病毒核酸。

(8) 脑脊液 PCR 检测发现该病毒 DNA。

(9) 脑组织或脑脊液标本 HSV 分离、培养和鉴定。

4. 鉴别诊断

(1) 带状疱疹病毒性脑炎：是水痘 – 带状疱疹病毒引起，带状疱疹病毒主要侵犯和潜伏在脊神经后根、神经节的神经细胞内，当病毒沿神经或血行播散进入脑部而引起脑炎。本病是由带状疱疹病毒感染后引起的变态反应性脑损害，临床表现头痛、呕吐、发热，部分患者出现意识模糊、共济失调及局灶性脑损害的症状和体征。病变程度相对较轻，预后较好。由于患者多有头面部、胸腰部及四肢等不同部位带状疱疹的病史，头颅 CT 无出血性坏死的表现，血清及脑脊液检出该病毒抗原、抗体和病毒核酸阳性可鉴别。

（2）化脓性脑膜炎：全身中毒症状明显。有头痛、呕吐，脑膜刺激征明显。脑脊液呈化脓性改变，白细胞增高，尤以中性粒细胞为主，细菌涂片及培养阳性。

（3）病毒性脑膜炎：是由肠道病毒除引起病毒性软脑膜的弥漫性炎症，也是常见的无菌性脑膜炎。多见于夏秋季，可为流行性或散发性。临床表现发热、意识障碍、平衡失调、反复癫痫发作以及肢体瘫痪等。脑脊液中的病毒分离和组织培养或 PCR 检查阳性可帮助诊断。

【治疗】

1. 抗病毒治疗

（1）无环鸟苷（阿昔洛韦）：为一种鸟嘌呤衍生物，能选择性抑制单纯疱疹病毒特异性多聚酶及胸腺核苷酶，从而抑制病毒 DNA 的合成，具有很强的抗 HSV 作用。对正常细胞无影响。常用剂量为 15~30mg/（kg·d），分 3 次静脉滴注，或每次 500mg，每 8 小时 1 次，静脉滴注，连用 14~21 日。若病情较重，可延长治疗时间或再治疗 1 个疗程。不良反应有谵妄、震颤、皮疹、血清氨基转移酶暂时性增高等。对临床疑诊又无条件做脑脊液病原学检查的病例可用阿昔洛韦进行诊断性治疗。

（2）更昔洛韦：抗 HSV 的疗效是阿昔洛韦的 25~100 倍，具有更强更广谱的抗 HSV 作用和更低的毒性。对阿昔洛韦耐药并有 DNA 聚合酶改变的 HSV 突变株对更昔洛韦亦敏感。用量是 5~10mg/（kg·d），静脉滴注，每 12 小时 1 次，疗程 10~14 日。主要不良反应是肾功能损害和骨髓抑制（中性粒细胞、血小板减少），与剂量有关，停药后可恢复。

（3）阿糖胞苷：为较广谱的 DNA 病毒抑制剂，有强大的抗病毒效应，能很好通过血－脑屏障。成人剂量 10~20mg/（kg·d），每次静脉滴注时间不少于 12 小时，连用 10 日。不良反应较少，可有疼痛综合征（全身疼痛、肌肉痛、关节痛、神经痛)、胃肠道反应（恶心、呕吐、腹泻、纳差），偶见可逆性骨髓抑制，停药后可自行消失。对肾损害较轻。孕妇、哺乳期妇女、婴幼儿、肝肾功能不全和造血功能不良者禁用。

2. 免疫治疗

（1）干扰素及其诱导剂：干扰素具有广谱抗病毒活性，是细胞经病毒感染后产生的一组高活性糖蛋白，对 RNA 作用比对 DNA 病毒更为敏感。对宿主细胞损害小；α 干扰素治疗剂量为每日 60×10^6 U，连续肌内注射 30 日；亦可用 β – 干扰素、干扰素诱生剂聚肌苷酸治疗，对多种病毒具有抑制作用。

（2）转移因子：可使正常淋巴细胞致敏而转化为免疫淋巴细胞，治疗剂量为皮下注射每次 1 支，每周 1～2 次。

（3）肾上腺皮质激素：属于免疫抑制剂。对糖皮质激素治疗本病尚有争议，有的认为激素可抑制干扰素和抗体形成，可增加病毒的复制，导致感染扩散；有的认为激素只有非特异性抗炎作用，能降低毛细血管通透性，保护血 – 脑屏障，减轻脑水肿，可缓解病情。因此对病情危重、头颅 CT 见出血性坏死灶及脑脊液白细胞和红细胞明显增多者可酌情使用；地塞米松 10～15mg 加糖盐水 500ml 静脉滴注，每日 1 次，连用 10～14 日；对临床病情较轻，头颅 MRI 见脑室周围白质有散在分布的点状脱髓鞘病灶，提示存在病毒引起的变态反应性脑损害者，主张大剂量激素冲击治疗，常可获得满意疗效。甲泼尼龙 800～1000mg 加入 500ml 糖盐水中静脉滴注，每日 1 次，连用 3～5 日；随后改用泼尼松口服，每日 80mg，晨顿服，以后逐渐减量。

3. 对症支持治疗 全身支持治疗对重症及昏迷的患者至关重要，必须加强护理，预防压疮及呼吸道感染等并发症。保持大小便通畅。高热者给予物理降温处理，癫痫发作者给予抗癫痫治疗。注意维持营养及水、电解质的平衡，保持呼吸道通畅。必要时可小量输血或给予大剂量免疫球蛋白静脉滴注或氨基酸、脂肪乳以增强机体抵抗力。

4. 脑细胞营养剂　可选用三磷酸腺苷、辅酶 A、胞二磷胆碱、脑活素、细胞色素 C，改善脑细胞代谢，促进脑功能的恢复。恢复期可进行康复治疗。

【病情观察】

重点观察患者治疗后症状、体征如何，是加重或是减轻，观察患者意识、瞳孔、生命指征、精神症状、痫性发作和重要的局灶体征的变化，以评估治疗效果。并应观察患者情绪变化，有无合并细菌感染，以便及时处理。

【病历记录】

1. 门急诊病历　记录患者就诊的主要症状及病情的发生、发展经过。记录患者发热、头痛、抽搐、昏迷和精神症状的时间和程度，记录是否呈急性起病的发病方式。记录有无感染及疫苗接种史。体格检查记录局限性或弥漫性神经系统定位体征及有鉴别意义的阴性体征。辅助检查记录腰椎穿刺脑脊液、脑电图、脑 CT 及 MRI 等检查结果。

2. 住院病历　准确记录患者症状体征的特点、病情的发展过程和包括有鉴别诊断价值的资料。详细记录治疗后患者症状的变化、有无新症状体征出现、患者精神状态、各种辅助检查的结果分析等。重点记录患者多科会诊意见及抢救经过。记录治疗中医师与患者家属的谈话以及患者表示理解和同意的签名。

【注意事项】

1. 医患沟通　诊断不明者，需经常向患者家属通报目前患者的诊断进展阶段和不能确诊的关键所在，提出下一步的检查计划，并简要说明如有重要阳性发现可解决的问题和有无确诊的希望。明确诊断者要告知，使患者家属认识疾病的严重性、病情的多变性，使其对可能出现的新症状、合并症和预后不满意有思想准备。治疗时，将需要使用药物的适应证、副作用、可能效果和价格，如实告知患者家属，以求得理解。部分患者治疗后，可能留有不同程度的后遗症，应使患者及家属能理解后遗症是病情本身造成的，鼓励患者树立乐观积极的态度和坚持不懈的功能锻炼。

2. 经验指导

（1）本病病情凶险，又临床表现不一，缺乏有确诊价值的临床表现，是很容易误诊误治的疾病，诊断时排除有相似表现的其他疾病尤其重要。询问病史时，医师一定要了解患者此次疾病的发生、发展过程。体检时，除完整的内科检查和神经内科检查外，应做较详细的精神检查，尤其是对缄默少语、抑郁、嗜睡等负性精神症状不要遗漏。应注意询问患者的大小便情况和自主神经体征。当以一侧大脑半球损害的临床表现突出时，须注意查另一侧是否真的完全正常，因为双侧大脑半球损害对于排除卒中、确定炎性病变很有帮助。

（2）明确诊断脑炎需做特异性病原学检查。脑脊液是最重要和最容易获得的标本，但腰椎穿刺时要严格掌握适应证，对于颅内压高，尤其是局灶占位性改变明显的不能腰椎穿刺。需请示上级医生同意后，在严密观察、加强脱水治疗和准备好脑疝抢救措施（如侧脑室穿刺或去骨瓣减压术）条件下慎重考虑。脑电图是最简单的筛选检查，对于诊断和鉴别诊断很有意义，考虑脑炎诊断时在门诊应尽早检查；头颅影像学检查应选择用时较短的 CT，最好是床边 CT 检查。

（3）脑疝是危重患者最可能发生的致死原因，及时合理应用脱水剂很重要。甘露醇脱水效果确切及时，适用于抢救。甘露醇如和呋塞米（速尿）等强利尿剂或甘油果糖交替可防止反跳，增强脱水效果，减少甘露醇的用量而减少不良反应。白蛋白可提高血浆胶体渗透压，减轻脑水肿，作用缓和持久，尤其适用于有低蛋白血症的患者。

（4）及时有效的抗病毒治疗是决定预后的关键。HSV 是神经元出血坏死的根源，特异性病原学检查需要特殊设备和一定的时间，为抢救生命和减少后遗症，必须在神经元发生不可逆性损害前杀灭病毒。因此一旦考虑为 HSE，就要足量使用无环鸟苷。

（5）糖皮质激素在本病治疗中具有一定的作用。但必须注意，其应用须严格掌握适应证，在有效抗病原体治疗的前提下方可使用糖皮质激素。

（6）治疗一定要有整体观念，并发症可使病情变得复杂、严重，使患者体质下降，根据病情及早采取措施防治并发症，有时对预后起决定作用，可挽救生命。各种有针对性的措施要落到实处，维持内环境平衡，供给足够的热量、维生素、纤维素和蛋白质，保护重要脏器功能才能有抗病和康复的平台。

第二节　化脓性脑膜炎

化脓性脑膜炎（purulent meningitis，简称化脑）是化脓性致病菌所致的脑膜炎症，是严重的颅内感染，常与化脓性脑炎或脑脓肿同时存在。临床上以起病急骤、发热、头痛、呕吐、惊厥、意识障碍和脑膜刺激征阳性以及脑脊液脓性改变为特征。

【诊断】

1. 临床表现　不同病原菌引起的化脓性脑膜炎临床表现基本相似，其共同特点是起病急，患者常表现呼吸道感染症状，有畏寒、发热、头痛、恶心、呕吐、嗜睡、惊厥、神志改变、颈项强直等，体温升高达 38～40℃，新生儿及 2 岁以下患儿脑膜刺激征不明显。除上述共有特征外，各种化脓性脑膜炎尚有各自的临床特点，现分述如下。

（1）肺炎双球菌脑膜炎：以冬春季节多见，好发于婴幼儿及老年人，部分患者发生于大叶性肺炎病程中。本病起病急骤，迅速出现急性脑膜炎征象，老年人95%以上伴有意识障碍，婴儿主要表现为烦躁不安或嗜睡、厌食、喷射性呕吐、惊厥、可有角弓反张，囟门隆起，但在严重呕吐失水后囟门隆起可不明显。血象几乎全部升高，以中性粒细胞为主，血培养约25%阳性。

（2）流感杆菌脑膜炎：多好发于6～12月份，以9～10月为高峰。多见于3岁以下儿童。多数患者起病急，突然高热、呕吐及惊厥，部分年龄较大的患儿及成人可有数日或十余日的上呼吸道感染症状后才出现脑膜炎的表现。抽搐在本病中最为常见，可高达30%。部分患儿可并发硬膜下积液。急性期血培养阳性率较其他化脓性脑膜炎为高，可达75%。

（3）金黄色葡萄球菌脑膜炎：常多见于2岁以下婴儿，常伴有皮肤化脓灶、中耳炎、乳突炎、鼻窦炎、硬脊膜外脓肿、脑脓肿等。多数患者急性起病，颈项强直发生率与强度均较一般脑膜炎为高；皮肤可出现瘀点、瘀斑、荨麻疹、小脓疱、斑丘疹等多种皮疹表现。

2. 检查

（1）血象：检查外周血象中血白细胞计数明显增高，可达（10～20）×10^9/L，中性粒细胞占80%～90%以上。但严重感染或不规则的治疗有可能出现白细胞总数减少。

（2）脑脊液检查：是诊断本病的重要依据。CSF压力增高，外观浑浊或呈脓性或米汤样，白细胞数增多，在（1000～10000）×10^6/L，分类以多核细胞为主。有时脓细胞聚焦成块状物，此时细菌培养、涂片阳性率高。蛋白质显著增加，定量1g/L以上；糖定量降低甚至可在0.84mmol/L（15mg/dl）以下；氯化物降低；pH降低，乳酸、乳酸脱氢酶（LDH）、溶菌酶的含量增高。

（3）血、脑脊液涂片及培养：每一例化脓性脑膜炎均应做血培养，以帮助寻找致病菌。脑脊液可直接涂片查找病原菌；脑脊液培养可补充涂片的不足，如疑为化脓性脑膜炎，不管清、浑均应做细菌培养。

（4）免疫球蛋白测定：CSF 中免疫球蛋白 IgG 和 IgM 均明显增高。

（5）X 线检查：可做鼻窦、颅骨或脊柱 X 线检查以寻找病灶。

（6）头颅 CT 扫描 MRI 检查：有助于早期发现颅内病变及其并发症。

3. 诊断要点 早期诊断非常重要，根据病史、感染症状及脑膜刺激征、神经局灶症状脑脊液检查相应改变，CT 与 MRI 异常表现，可做出诊断。

4. 鉴别诊断

（1）病毒性脑炎：全身中毒症状及神经系统症状不重，脑脊液外观清亮，白细胞数（0 ~ 数百）× 10^6/L，以淋巴细胞为主，糖含量正常，细菌学检查阴性。脑脊液中病毒特异性抗体和病毒分离有助诊断。

（2）结核性脑膜炎：除婴儿外，一般起病较缓，常有结核接触史及其他部位结核病灶。PPD 检查阳性有重要参考价值。脑脊液外观呈毛玻璃状，白细胞数 < 500 × 10^6/L，以淋巴细胞为主，涂片抗酸染色和结合菌培养可帮助确定诊断。

化脓性脑膜炎早期或经不规则的抗生素治疗后，白细胞计数不高，CSF 改变不典型，表现为细胞数增高可以不明显，分类以淋巴细胞为主，常不易与结核性脑膜炎、真菌性脑膜炎和病毒性脑膜炎等鉴别。CSF 病原学检查是确诊的依据。应及早做 CSF 细菌培养和涂片染色检查以防误诊。

【治疗】

化脓性脑膜炎一经确诊，应立即采取相应治疗，提高疗效，减少后遗症。

1. 治疗原则

（1）尽早开始抗生素的经验治疗。化脑患者在未能或细菌学检查结果前或细菌学检查阴性者可根据病史、伴随感染、可能入侵的途径以经验治疗。在明确病原菌后，再修改治疗方案。

（2）选择易透过血－脑屏障的抗生素。

（3）抗菌作用强、安全性较强的药物。

（4）联合用药。在致病菌为明确前，宜选用两种抗生素联用。

（5）如致病菌已明确，且证明该均对某种抗生素敏感，则无需加用另一种抗生素。

（6）用药途径，宜分次静脉给药，使血药浓度在短时间内达高峰，并根据药物半衰期可分次给药，以利于透过血－脑屏障而达到抗菌治疗目的。

（7）疗程要长，根据致病菌制订治疗疗程，用于症状消失、体温恢复正常并已持续 3~7 日，CSF 正常及培养阴性后方能停药。对革兰阴性杆菌及铜绿假单胞菌脑膜炎治疗需延长疗程。

（8）鞘内注射给药应尽量避免，特殊情况下可慎重。

2. 抗生素的应用　病原菌未明确的抗生素选择，成人应以肺炎双球菌、脑膜炎双球菌多见，婴儿则以大肠埃希菌、葡萄球菌、链球菌多见，幼儿以流感杆菌、肺炎双球菌、脑膜炎双球菌多见。多次复发考虑肺炎双球菌所致，创伤应考虑铜绿假单胞菌感染。

（1）肺炎双球菌脑膜炎：首选青霉素，剂量要大，一般成人，青霉素每日（1600~2000）万 U，分 4~6 次静脉滴注，儿童（30~60）万 U/（kg·d），分次静脉滴注；氨苄西林，成人每日 8~12g，儿童 0.3~0.4g/（kg·d），分 3~4 次肌内注射或静脉滴注。症状改善后可减量，疗程至少 2 周，重者 3~4 周。如对青霉素和氨苄西林过敏或细菌耐药者，则可选用可透过血-脑屏障和毒性低的第三代头孢菌素中的某些品种，如头孢噻肟、头孢唑肟、头孢曲松和头孢他啶，剂量均为每次 50mg/kg，6~8 小时 1 次，头孢曲松可为 8~12 小时 1 次。

(2) 流感嗜血杆菌脑膜炎：以氨苄西林作为首选药物。氨苄西林成人每日 8~12g，儿童 0.3~0.4g/（kg·d），分4~6 次静脉注射；耐药者可选用氯霉素或第三代头孢菌素。氯霉素成人每日 2~4g，儿童 100mg/（kg·d），分 2 次静脉滴注。或上述两药合用，疗程不少于 10 日或至少用至退热后 7 日。对青霉素过敏或不宜用氯霉素者，可选用上述新第三代头孢菌素类。

(3) 革兰阴性杆菌脑膜炎：以新生儿大肠埃希菌脑膜炎、医院内获得的肺炎杆菌、肠杆菌、变形杆菌、沙雷菌、不动杆菌和铜绿假单胞菌脑膜炎为主。首选氨苄西林联合庆大霉素或卡那霉素静脉滴注。由于革兰阴性杆菌耐药性的增长，因此常用新头孢菌素类最宜，可单独应用。如为铜绿假单胞菌或其他假单胞菌化脑时，可选用哌拉西林，如耐药，应选用新头孢菌素中的头孢他啶（复达欣），是惟一可选用的药物，必要时联用阿米卡星（丁胺卡那霉素）等氨基糖苷类抗生素。哌拉西林成人用量每日 15g 左右，儿童 80~250mg/（kg·d），分 3~4 次静脉滴注或注射。

(4) 葡萄球菌脑膜炎：首选耐青霉素酶的合成青霉素，如苯唑西林和氯唑西林，剂量均为成人每日 12g，儿童 150~200mg/（kg·d），每 4~6 次小时给药 1 次，持续用药 2 周以上，待病情稳定后再用 1~2 周停药。可联用第一代头孢菌素如头孢唑林（先锋霉素 V）和头孢噻啶，若对上述药物耐药，可用万古霉素，成人每日 2g，儿童 40mg/（kg·d），分 2 次缓慢静脉滴注。

（5）病原菌未明化脑：常首先采用大剂量青霉素 G 和氯霉素联合治疗。目前主要选择能快速在患者脑脊液中达到有效杀菌浓度的第三代头孢菌素，包括头孢噻肟 200mg/（kg·d）或头孢曲松 100mg/（kg·d），疗效不理想可联合使用万古霉素。

3. 肾上腺皮质激素　细菌释放大量的内毒素，可促进细胞因子介导炎症反应，加重脑水肿和中性粒细胞浸润，使病情加重。抗生素杀灭细菌后，内毒素释放尤为严重，肾上腺皮质激素除有减轻毒血症和脑水肿的作用外，还可阻止细胞因子所介导的炎症反应。因此使用抗生素治疗同时，加地塞米松治疗化脓性脑膜炎，死亡率较少、低，后遗症也较少。故有主张在用抗生素治疗化脓性脑膜炎的同时，宜合用地塞米松，尤其是有休克或明显脑水肿者。宜短期应用，常用 0.4 ~ 0.6mg/（kg·d），分 3 ~ 4 次静脉注射，连续应用 3 ~ 5 日。

4. 对症支持疗法　加强护理，保持呼吸道通畅，处理颅内高压，预防脑疝发生。包括保证足够的液体量和热量，维持水、电解质酸碱平衡、退热、抗惊厥等措施。对颅内高压者应给予脱水药、激素治疗，以减轻炎症反应和脑水肿。治疗过程中应注意加强支持疗法。

【病情观察】

1. 症状和体征变化　若治疗有效，可表现出生命体征稳定，体温逐渐下降，颅内高压症状如头痛、呕吐逐渐减轻至消失，一般反应及面色好转，脑膜刺激征转阴及病理反射逐渐消失。

2. 化验和特殊检查结果分析　①若脑脊液生化检查蛋白含量持续偏高，提示有椎管内脑脊液循环阻塞或炎症未能有效控制。②重症化脑患者，脑脊液糖含量如持续偏低则预后欠佳。③头颅 CT 跟踪复查，可以显示是否存在因颅底渗出、粘连而导致阻塞性脑积水的产生。

【病历记录】

在现病史中记录排除流行性脑脊髓膜炎、病毒性脑膜炎、结核性脑膜炎、隐球菌脑膜炎的病史，在病程中记录脑脊液检查的确诊依据，记录每天病情变化、药物剂量、应用方法与近期疗效。在出院小结中记录确诊依据、治疗内容与疗效观察，记录出院后观察内容及门诊随访时间。

【注意事项】

1. 医患沟通

（1）根据患者及家属的接受程度，介绍病情与预后估计，讲清治疗和护理方法，取得患者及家属的信任，使其主动配合各项治疗和护理，及时解除患者不适。有些家属过分担心患者的痛苦，拒绝进行腰椎穿刺，从而造成诊断与治疗的困难。如劝说无效，应在病程记录中记录，必要时嘱家属在病程记录上签名。

（2）对恢复期可能有神经系统后遗症的患者，应事先告知家属，使其有心理准备，避免医疗纠纷。对发生后遗症的患者应进行功能训练，指导家属根据不同情况给予相应护理，门诊随访，复查听觉脑干诱发电位。

2. 经验指导

（1）抗生素：如诊断一经确立，应立刻给予相应抗生素治疗，病原菌明确者针对病原菌选用药物，如未能明确者，按一般发病规律选用药物。青霉素每日（600～800）万 U，静脉滴注；氨苄西林每日 4～6g，静脉滴注，氯霉素每日 1～2g，静脉滴注。该病的抗生素应用多主张联合用药，疗程一般根据病情而定，脑脊液恢复正常后 1 周可考虑停药。

（2）对症治疗：对颅内高压者应给予脱水药、激素治疗，以减轻炎症反应和脑水肿。治疗过程中应注意加强支持疗法，维持水电平衡。如全身给药疗效不佳，可结合鞘内给药。

第三节 结核性脑膜炎

结核性脑膜炎是常见的中枢神经重症结核病，为全身血行结核的脑脊髓膜的表现，其发病率与结核感染率成正比，且 0～14 岁儿童结核性脑膜炎最多，成人较少。近年来由于结核病向老年推移，老年结核相对增多，老年结核性脑膜炎也增多。本病主要由结核性炎症、脑水肿、脑积水引起的脑膜刺激征和高颅压综合征，是结核性脑膜炎的主要临床表现。结核杆菌通过血－脑屏障进入颅内，常常侵犯脑膜、脑实质、脑池、脑血管、蛛网膜下隙神经根及脑神经等，引起广泛性炎症及干酪样小结节形成。大量蛋白渗出使脑膜增厚粘连，脑脊液回流受阻引起积水。结核杆菌侵犯血管产生内膜炎、血管狭窄甚至堵塞引起偏瘫、失语、精神异常等临床表现。

【诊断】

1. 临床表现

（1）本病起病隐匿，但婴幼儿可急性或亚急性起病。由于疾病的慢性过程，病程持续时间较长，发热、头痛、呕吐及脑膜刺激征，是一组 TBM 早期最常见的临床表现，通常持续 1～2 周；可有一般结核中毒症状，如发热、盗汗、倦怠无力、纳差、消瘦及精神改变等。检查可有颈强直及 Kernig 征阳性。

（2）如早期未能及时恰当治疗，发病 4～8 周时常出现脑实质损害的症状：精神症状如萎靡、淡漠、谵妄或妄想、烦躁、精神异常；部分性、全身性癫痫发作或癫痫持续状态；嗜睡、昏睡、昏迷等意识障碍；肢体瘫痪分为多因结核性动脉炎所致的卒中样瘫痪，出现偏瘫、交叉瘫、四肢瘫和截瘫等。慢性瘫痪的临床表现类似肿瘤，由结核瘤或脑脊髓蛛网膜炎引起。

（3）颅内压增高及脑膜刺激征：在早期由于脑膜、脉络丛和室管膜炎性反应，脑脊液生成增多，蛛网膜颗粒吸收下降，形成交通性脑积水，颅内压多为轻、中度增高；晚期蛛网膜、脉络丛粘连，呈完全或不完全性梗阻性脑积水，颅内压多明显增高，表现头痛、呕吐和视乳头水肿。少数可出现瞳孔散大、呼吸衰竭等脑疝征象。

（4）脑神经损害较常见：颅底炎性渗出物的刺激、粘连、压迫，可致脑神经损害，常见面神经、动眼神经和外展神经、视神经受损害，表现视力减退、复视和面神经麻痹等。还可有共济失调、括约肌功能障碍、去大脑皮质状态等表现。

（5）老年人结核性脑膜炎症状不典型，头痛、呕吐较少，颅内压增高的症状不明显，约半数患者脑脊液改变不典型，但在动脉硬化基础上发生结核性动脉内膜炎而引起脑梗死的较多。

2. 检查

（1）CSF 检查：压力增高，可达 400mmH$_2$O 或以上，外观无色透明或呈黄色，静置 12～24 小时后可有蜘蛛网状薄膜形成；淋巴细胞显著增多，但一般不超过 500×10^6/L；蛋白轻至中度升高，通常为 1～2g/L，颅底有梗阻时可高达 5.0g/L；糖及氯化物下降。CSF 糖和氯化物减低、蛋白质增高是本病典型改变，虽无特异性，但可高度提示诊断。CSF 抗酸涂片找结核杆菌和结核菌培养是诊断结核性感染的金标准，但阳性率均较低。也可用 PCR 检出。

（2）胸部 X 线检查：可见活动性或陈旧性结核病灶。

（3）头颅 CT 扫描或 MRI 检查：可显示基底池和皮层脑膜对比增强或脑积水。

3. 诊断要点

（1）白细胞计数与血沉可能均正常或增高。

（2）结核菌素皮肤试验常为阴性。

（3）胸部 X 线片可以显示原发灶或粟粒状改变，但常是正常的。

（4）CT 扫描常显示脑水肿，且用静脉注射对比剂脑膜可增强，也可看到任何伴发的梗死和结核病，CT 扫描也可以正常，但是倦睡的患者静脉注射造影剂后 CT 正常，可以排除结核性脑膜炎。

（5）脑脊液是最重要的诊断依据。如果临床特征和脑脊液改变提示而未找到抗酸杆菌，就应重复检查脑脊液，有必要复查多次。即使没找到抗酸杆菌，在肯定的细菌培养诊断之前就应开始治疗。应常规进行脑脊液培养，但是费时且常常没有结果。

（6）结核菌培养并用显微镜检查其他体液的结核菌，如痰、晨尿、胃吸出物等。

（7）结核接触史。

4. 鉴别诊断

（1）真菌性脑膜炎：多见于青壮年，可见于慢性病、体质较弱、长期用广谱抗生素或免疫抑制剂者。亚急性或慢性起病，伴有轻度或中度发热。头痛、呕吐渐进性加剧，颅内压也进行性增高，脑膜刺激征与头痛的程度常不平行，且少有脑神经损害。脑脊液中淋巴细胞增多，亦可有中性粒细胞增多。糖含量显著降低，甚至测不出，氯化物轻度降低。墨汁染色可查到隐球菌。

（2）病毒性脑膜炎：发病前多有呼吸道或肠道感染史，临床症状多不严重，病程短，历时数日至十数日即愈，脑脊液淋巴细胞轻度升高。蛋白含量轻度升高，糖含量一般正常。

（3）癌性脑膜病：系胃癌、肺癌或乳腺癌的癌细胞转入蛛网膜下隙，多伴发Ⅲ、Ⅳ、Ⅶ、Ⅷ脑神经损害。脑脊液蛋白含量增高、糖降低、氯化物正常。脑脊液中找到癌细胞，

CT 和 MRI 扫描对查找原发癌、显示脑实质和脑膜中的转移癌性病灶很有价值。

（4）蛛网膜下隙出血：结核性脑膜炎急性发病者因主要表现头痛、呕吐和脑膜刺激征阳性应与蛛网膜下隙出血（SAH）鉴别。SAH 多突然发病，剧烈头痛无发热，即使有发热也在后期，血性脑脊液和头颅 CT 可确诊。

【治疗】

必须遵守早期、联用、适量、规律、全程的结核病化学药物治疗原则，另外必须首选血 - 脑屏障良好的杀菌药物组成标准化疗方案。只要患者的临床症状、体征及实验室检查高度提示本病，即使脑脊液抗酸染色阴性，亦应立即进行抗结核治疗。

1. 一般治疗 卧床休息，给予高热量、高蛋白饮食。瘫痪患者加强护理。

2. 抗结核治疗

（1）利福平：每日 600mg，一次口服，儿童每日按体重 20mg/kg。不良反应：发热、皮疹、肝炎、恶心、呕吐、腹泻、血小板减少，早期常有肝脏酶的一过性增高，贴眼透镜可以变色，且唾液和尿液可变为橘红色。

（2）吡嗪酰胺：30mg/（kg·d），口服。不良反应：潮红、发热、恶心呕吐、荨麻疹、关节痛、肝炎和高尿酸血症。

（3）异烟肼：400mg/日，一次口服；儿童 10mg/（kg·d）。不良反应：恶心呕吐、皮疹、关节痛、周围神经病、谵妄、精神病状态、癫痫、肝炎和糙皮病。

（4）维生素 B_6：常与异烟肼并用预防周围神经病，每日 20mg，口服。

（5）如果利福平引起不能忍受的不良反应，可用链霉素替代，每日 1g，肌内注射 20～40mg/（kg·d），如果发生肾损害必须减量。总之，应监控血清药物浓度。不良反应：皮疹、眩晕、耳鸣、耳聋、共济失调、肾毒性和重症肌无力变化。

3. 对症治疗 对病情严重、颅内压增高或已有脑疝形成、椎管阻塞、抗结核治疗后病情加重及合并结核瘤者，宜加用糖皮质激素治疗。如有颅内压增高可选用渗透性利尿药，如20%甘露醇、甘油果糖或甘油盐水等，同时需及时补充丢失的液体和电解质，保护肾和监测血浆渗透压。必要时行侧脑室穿刺引流术。

4. 局部药物治疗 重症患者采用全身药物治疗的同时，辅以鞘内注射（将药液徐徐注入蛛网膜下隙的一种方法），可能减少脊髓腔内粘连性蛛网膜炎，例如用地塞米松 5 ~ 10mg、α - 糜蛋白酶 4000U、透明质酸酶 1500U，每隔 2 ~ 3 日 1 次，注药宜缓慢；症状消失后每周 2 次，体征消失后 1 ~ 2 周 1 次，直至脑脊液检查正常。脑脊液压力较高的患者慎用此法。

5. 脑积水的手术治疗 经内科治疗无效的慢性重症交通性脑积水或梗阻性脑积水，应适时采用手术治疗。交通性脑积水选用脑室心房分流术或脑室腹腔分流术，梗阻性脑积水选用脑室脑池分流术，可以缓解症状体征，改善神经功能症状。

6. 视神经蛛网膜炎的手术治疗 视神经蛛网膜炎可使视力进行性下降，采用显微外科手术，松解粘连，可以恢复视力。

【病情观察】

观察治疗后患者的头痛、呕吐、体温和脑膜刺激征是否改善或减轻，有无并发症发生。注意动态监测颅内压和脑脊液，以了解病情进展程度，评估治疗疗效。注意观察有无治疗药物的不良反应，以便及时处理。

【病历记录】

1. 门急诊病历 详细记录患者临床症状特点，如低热盗汗、头痛、情绪淡漠、食欲减退、幻觉和抽搐等的时间,注意记录其发病方式。记录有无结核病史或结核接触史。体格检查记录脑膜刺激征和神经系统其他定位体征。辅助检查记录血常规、血沉、脑脊液及脑 CT、MRI 检查结果。

2. 住院病历 详细记录患者症状、体征的特点以及病情发展过程、有鉴别诊断价值的要点;记录患者治疗后的症状变化、治疗效果。

【注意事项】

1. 医患沟通 诊断不明者,需积极采取相关检查、科内会诊或多科会诊以尽快明确诊断。医师应经常与患者家属沟通有关诊治进展和存在问题,细心解答患者的疑问,使患者能理解。诊断明确者,应向患者及家属说明结核性脑膜炎虽是严重疾病,但可以治愈,同时也要强调治疗的长期性和复杂性,使患者及家属理解规范用药的必要性,以自觉配合治疗。关于药物不良反应也要如实相告,帮助患者及家属理解用药,防止过早减量或停药,使治疗不彻底,产生耐药菌株。

2. 经验指导

(1)临床询问病史时,一定要注意仔细询问患者的发病过程,分析患者临床表现的动态演变过程和诊治过程,如有以下情况应考虑结核性脑膜炎:①既往无头痛史,以剧烈头痛伴呕吐和发热夜间就诊;②以剧烈头痛为主诉,反复治疗后病情仍加重;③头痛呈持续性,较剧烈,有时伴呕吐,起病后头痛从未完全缓解;④儿童发热、哭泣、抽搐、囟门饱满和颈项强直;⑤老年人反应淡漠、嗜睡、注意力不集中、情感改变等。

(2)对于明确结核性脑膜炎诊断,脑脊液是最重要和最容易获得的标本,尤其是做特异性病原学检查、腰椎穿刺时要严格掌握适应证,防止诱发脑疝。测颅内压时要确保腰穿针在蛛网膜下隙，测初压时不要放脑脊液，并使颈腰部放松，结果才可靠。

（3）明确诊断者，即可予抗结核治疗。抗结核治疗注意规则、足量、联合治疗。治疗后观察患者的症状，如头痛、呕吐、发热等症状、体征是否减轻或缓解，同时注意监测肝功能，以了解有无抗结核治疗药物的不良反应。如治疗后症状缓解不明显，或患者发热持续不退，或有颅内高压征象的，可加用糖皮质激素治疗，治疗后如症状减轻或缓解，则糖皮质激素可逐渐减量，但抗结核治疗应继续应用，并按上述的治疗疗程服药；如经上述治疗效果仍然不明显，或证实有椎管梗阻的，则可用异烟肼和地塞米松鞘内注射，每周 2～3 次，治疗后，必须观察患者的症状是否缓解或消失，以评估治疗效果。整个治疗过程中，应注意对患者的营养支持及对症治疗。

第四节　新型隐球菌脑膜炎

新型隐球菌性脑膜炎（cryptococcosis meningitis）是由新型隐球菌感染脑膜和脑实质所致的中枢神经系统的亚急性或慢性炎性疾病，是深部真菌病中较常见的一种类型。该病可见于任何年龄，但以 30～60 岁成人发病率最高。隐球菌性脑膜炎在我国各省、市、自治区均有散在发病，以往在脑膜和脑实质感染中所占的比例很小，但目前发病率有所升高。

隐球菌是一种土壤真菌，并特别易于在干燥的碱性和富含氮类物质的土壤中繁殖，如火鸡、鸽子和其他鸟类粪便的土壤中。新型隐球菌主要侵犯人体肺和中枢神经系统。含有病菌的尘土是人类感染新型隐球菌主要传染源，也是隐球菌性脑膜炎的重要病因。新型隐球菌性脑膜炎通常易发生于恶性肿瘤、自身免疫疾病、全身慢性消耗性疾病、严重创伤及长期大剂量使用抗生素、皮质激素或免疫抑制剂等情况中。新型隐球菌的中枢神经系统感染,以脑膜炎性病变为主,肉眼观察可见脑肿胀、脑膜充血并广泛增厚;蛛网膜下隙可见胶胨状渗出物;沿脑沟或脑池可见小肉芽肿、小囊肿或小脓肿,有时在脑的深部组织也可见较大的肉芽肿或囊肿。镜下以化脓性病变和炎性肉芽肿病变为主。

【诊断】

1. 临床表现

(1)本病起病隐袭,进展缓慢,病初症状不明显,或早期常有不规则低热或间歇性头痛,以后进展为持续性并进行性加重。在免疫功能低下患者可急骤起病,发热、头痛、呕吐常为首发症状,伴有乏力、精神萎靡、纳差等。也可无发热。

(2)大部分患者神经系统检查可见明显的颈项强直和Kernig 征阳性,少数出现精神症状如烦躁谵妄、人格改变、昏睡或昏迷、癫痫发作等,大脑、小脑或脑干较大的肉芽肿可引起局灶性脑神经体征,如偏瘫、失语、共济失调等。大多数患者出现颅内压增高体征,如视乳头水肿,脑室系统梗阻出现脑积水。脑底部蛛网膜下隙渗出等导致蛛网膜粘连,引起多数脑神经受损,如视力丧失、上睑下垂、动眼神经麻痹等;如脊髓受压可出现双下肢麻木、行走无力或双下肢和躯干感觉缺失等。

2. 检查

(1)脑脊液检查:脑脊液外观澄清、透明,有大量隐球菌时黏稠,70% 病例 CSF 压力增高。白细胞数轻度或中度增高,以淋巴细胞增高为主,(50~500)×10^6/L,常达 1000×10^6/L。蛋白含量增高通常不超过 2g/L,含量更高提示蛛网膜下隙梗阻,糖和氯化物降低,CSF 离心沉淀后涂片墨汁染色发现带有荚膜的圆形隐球菌可诊断。但有些病例常需多次反复

CSF 检查才能发现。有人认为隐球菌抗原检查较墨汁染色敏感，用免疫学技术在脑脊液中查出隐球菌抗原即可诊断。

（2）CT 和 MRI 检查：可发现脑室内或椎管内的囊肿或肉芽肿，邻近眶周或副鼻窦的感染源和脑积水等。

（3）肺部 X 线检查：多数患者可有肺部隐球菌病变、肺门淋巴结病、斑片样或粟粒样浸润、空洞或胸膜渗出等，类似结核病灶、肺炎样改变或肺占位病变。

3. 诊断要点

（1）各个年龄组均可发病，50% ~ 60% 患者同时患有其他慢性消耗性疾病或全身免疫缺陷性疾病或长期应用抗生素、激素和抗癌药患者。

（2）常呈亚急性起病（约占 60%），慢性起病者次之（约占 30%），急性起病者仅约占 10%。

（3）首发症状常为头痛、恶心、呕吐及发热，多为不规则发热。其他表现可有意识障碍、癫痫发作、人格改变、记忆减退、烦躁不安甚至精神异常。

（4）可出现脑膜刺激征，肢体瘫痪、共济失调、视乳头水肿、脑神经障碍，以第 III、IV、VI、VII、IX、X 对脑神经受累常见。

（5）脑脊液压力增高，细胞数轻至中度增加，一般为 $(10 \sim 500) \times 10^5/L$，以淋巴细胞增加为主，糖、氯化物降低，蛋白质增高。脑脊液细胞学检查，常规 MGG 染色可发现隐球菌，其黏多糖荚膜不着色，使菌体间保持等距离，很特殊，可资识别。

（6）头颅 CT 可见脑基底池及外侧裂池失去正常透明度，模糊、密度增高，变形，不对称，增强检查可强化（渗出物明显强化）。亦可发现梗阻性脑积水或交通性脑积水改变。MRI 显示 T_1 和 T_2 弛豫时间略缩短，信号增强。Gd – DTPA 增强扫描中基底池明显强化。

（7）脑电图检查显示：①局限性或弥漫性和（或）频段功率增高；②a波频率局限性或弥漫性功率降低。

4. 鉴别诊断　应与结核性脑膜炎相鉴别。由于本病临床表现、CSF常规检查颇似结核性脑膜炎，临床常易误诊，体内其他器官发现结核病灶有利于结核性脑膜炎的鉴别，CSF病原体检查可鉴别。也要注意与脑脓肿及部分治疗的化脓性脑膜炎鉴别，CSF检查和CT、MRI扫描有助于鉴别。

【治疗】

隐球菌性脑膜炎治疗包括抗真菌药物治疗和对症治疗两部分。

1. 抗真菌治疗　抗真菌治疗中强调联合用药和多途径给药，通常当临床症状消失和脑脊液检查正常后，还需连续3次检测脑脊液无菌后方可考虑停药。目前治疗真菌的特效药物主要有以下几种。

（1）两性霉素B：属大环内酯类抗真菌药，是治疗隐球菌脑膜炎的首选药物，可破坏真菌的代谢和抑制生长，有严重的不良反应，多采用静脉滴注，也可鞘内注射。

①静脉滴注：首次成人0.02～0.1mg/kg，每日或隔日用药一次，根据患者的耐受程度，按照每次增加5mg的剂量逐渐达到每日0.5～0.7mg/kg的治疗量，疗程视病情而定，可长达3～6个月，总剂量达到3.0～4.0g。药物加入5%的葡萄糖液500ml中，避光缓慢滴注（滴注速度不短于6小时）。在静脉滴注前可同时给予地塞米松2～5mg，以减轻不良反应。

②鞘内注射：首次剂量为0.05～0.1mg，以后每次增加0.1mg，直至每次0.5～1mg，每周2～3次，总剂量15mg。注射前，先溶于注射用水1～2ml中，可加用地塞米松2～4mg注射时用3～5ml脑脊液反复稀释药物，缓慢推注。鞘内与静脉注射同时给药比单独静脉注射效果好，但鞘内注射为有创治疗，颅内压增高者慎用鞘内注射。

（2）氟胞嘧啶：可干扰真菌细胞中嘧啶生物合成。本药容易透过血–脑屏障。不良反应比两性霉素 B 少，可出现食欲缺乏、白细胞或血小板减少、肝肾功能损害、精神症状和皮疹等，停药后不良反应消失。单独使用本药易产生耐药性，与两性霉素 B 联合应用可提高疗效。口服和静脉给药剂量为每日 50 ~ 150mg/kg，分 3 ~ 4 次口服或分 2 ~ 3 次静脉滴注。

（3）氟康唑：为广谱抗真菌药，本药耐受性良好，毒性较低，容易透过血–脑屏障。氟康唑首次剂量 400mg，以后每日 200 ~ 400mg，分两次静脉滴注，每次加入 5% 葡萄糖液 250 ~ 500ml 缓慢静脉滴注。脑脊液培养转阴后，继续治疗 8 - 10 周。

治疗失败或复发者，仍主张改用两性霉素 B。为减轻两性霉素 B 不良反应，而多与氟胞嘧啶合用。两药合用可相互适当减少剂量，因而不良反应也随之减轻。并且这样有助于降低真菌对氟胞嘧啶的耐药性。

2. 对症及支持治疗 脱水降颅内压、止痛、保护视神经和防止脑疝发生是隐球菌性脑膜炎最重要的对症治疗。当甘露醇、甘油果糖、呋塞米等降低颅内压药物不能控制颅内压增高时，应考虑手术治疗。可采取骨片减压术和脑室穿刺引流术（脑室扩大的情况下）。大剂量脱水降颅内压治疗时注意水、电解质平衡。

【病情观察】

重点观察患者治疗后头痛、呕吐和脑膜刺激征等症状、体征是否减轻、缓解，注意随访、复查脑脊液，了解新型隐球菌是否消失，以评估治疗效果；应用抗真菌药物的患者，应注意观察治疗效果，有无不良反应，以利于及时处理。

【病历记录】

1. 门急诊病历 记录患者主要临床症状特点，例如头痛、发热的时间和程度，记录患者的起病方式。记录有无肿瘤手术史、放疗、化疗史，有无糖尿病、营养不良及慢性消耗性疾病史。有无长期应用激素和抗生素的病史。体格检查记录脑膜刺激征和病理反射。辅助检查记录脑脊液常规、生化及找隐球菌结果和颅脑 CT 等检查结果。

2. 住院病历 记录患者门急诊或其他医院的诊疗经过。记录患者入院治疗后病情的变化、治疗效果，重点记录有无脑脊液的检查结果，尤其是墨汁涂片找真菌的结果。需外科手术治疗的，患者或亲属应签署知情同意书。

【注意事项】

1. 医患沟通 应如实向患者及家属介绍有关本病的临床特点、诊断方法、治疗药物、疗程等，以使患者及家属能理解、配合临床治疗。因治疗药物价格较为昂贵，使用前，应征得患者及家属同意。如需外科手术治疗，应有患者直系亲属签字同意。

2. 经验指导

（1）对新型隐球菌脑膜炎要有足够的重视。亚急性或慢性进展性头痛疑及本患者，应行腰椎穿刺查脑脊液，常规墨汁染色找真菌，不能确诊时可反复检查，必要时予培养或动物接种以寻找病原菌。有条件的医院，应尽早应用脑脊液乳胶凝集或抗原酶联免疫测定法检测隐球菌抗原，以提高早期诊断率。

（2）本病临床很容易误诊误治，即使正确治疗，仍有一定的死亡率。对长期大量应用抗生素、免疫抑制剂及患免疫低下的患者，出现亚急性或慢性进展的头痛、喷射性呕吐及脑膜刺激征、脑脊液蛋白定量增高、氯化物及葡萄糖降低者，应考虑本病。对可疑或久治不愈反复发作的脑膜炎，应反复做脑脊液墨汁染色、培养或动物接种以寻找病原。通常墨汁染色阳性率较低，需尽早应用脑脊液乳胶凝集或抗原酶联免疫测定法检测隐球菌抗原，以提高早期诊断率。

(3) 本病根本的治疗是抗真菌，故一经确诊，应立即抗真菌治疗，用药途径及疗程应个体化，首选两性霉素 B，最好同时鞘内注射。一般总疗程为 2.5~11 个月。停药指征：临床症状及体征基本消失、脑脊液常规检查正常、脑脊液直接镜检和培养阴性 3~4 周（每周 1 次）、两性霉素 B 总量达 1.5~3g 以上。

(4) 因 B 族维生素可助真菌生长，因此，临床治疗时禁用 B 族维生素。

第五节 神经系统钩端螺旋体病

钩端螺旋体病是由各种不同血清型别的致病性钩端螺旋体（简称钩体）所引起的一种急性传染病，俗称"打谷黄"或"稻瘟病"。是通过与感染动物（特别是鼠和牲畜）接触或与被感染动物的尿污染的水接触而引起，危险人群包括农民、修下水道者、矿工、水上运动员等。由于感染的菌型不同，其临床特点也不一样。有的症状明显，有的病例呈隐性经过，缺乏明显的临床症状。

本病是一种双期疾病，败血症期持续大约 1 周，伴发热、头痛、肌痛、结膜炎、皮疹、腰痛、肾功能衰竭，严重病例有黄疸和肝功能衰竭，第 2 周为无菌性脑膜炎伴葡萄膜炎、皮疹和回归热，脑脊液中多核中性粒细胞或淋巴细胞增多而其他正常，第 1 期可以从血和尿中分离出微生物，但以后的诊断依赖于血清学试验。

【诊断】

1. 临床表现 患者常在感染后 1~2 周突然发病，临床经过分三个阶段。

(1) 早期（钩体血症期）：持续 2~4 日，出现发热、头痛、全身乏力、眼结膜充血、腓肠肌压痛、浅表淋巴结肿大等感染中毒症状。

（2）中期（钩体血症极期）：病后 4～10 日，表现脑膜炎症状，如剧烈头痛、频繁呕吐和颈项强直等；个别病例可见大脑或脑干损害，脑脊液可分离出钩端螺旋体。

（3）后期（后发症期或恢复期）：大部分患者完全恢复，部分出现两种类型神经系统并发症。①后发脑膜炎型：多为急性期后变态反应，表现脑膜刺激征，脑脊液淋巴细胞增多，蛋白增高超过 1.0g/L，可检出钩端螺旋体 IgM 抗体，但不能分离出螺旋体。②钩体脑动脉炎：急性期退热后半个月至 5 个月发病，是常见的神经系统严重并发症。病理改变为多发性脑动脉炎，内膜增厚、血管闭塞引起脑梗死，表现中枢性面舌瘫、偏瘫或单瘫、运动性失语、假性延髓麻痹和病理征，可出现全身性、部分性癫痫发作和癫痫持续状态。个别病例主干动脉闭塞后建立侧支循环，逐渐形成脑底异常血管网，状如烟雾病。

2. 检查

（1）实验室检查

①脑脊液压力增高或正常，无色透明或微浑，蛋白正常或轻度增高，细胞轻、中度增高，初以多核细胞为主，约 2 周后以淋巴细胞为主，糖和氯化物正常，可分离和培养出病原体。血尿中可分离和培养出病原体，动物接种可发病。血清凝溶试验（凝集溶解试验）、补体结合试验、TR 抗原酶免疫斑点试验（TR－ELDT）、IgM－ELISA（IgM、酶联免疫吸附试验）、间接红细胞凝集试验和间接红细胞溶解试验阳性。

②脑 CT 可显示单发或多发低密度灶。

（2）特殊检查：MRA 或 DSA 显示脑动脉狭窄或闭塞，CT或 MRI 可见大脑半球多发性或双侧梗死灶。

3. 诊断要点

（1）在流行季节（夏秋季）和大雨洪水后发病，有钩端螺旋体病的病因、病史及症状。

（2）有神经系统受损的临床表现，患者出现头痛、呕吐、精神异常、烦躁不安、失语、嗜睡、肢体瘫痪、抽搐、脑神经麻痹，甚至脑疝的临床表现，在后发症期可出现缺血性脑卒中、横贯性脊髓病变、脑神经及周围神经炎及蛛网膜下隙出血样临床症状等表现。

（3）脑脊液、血、尿可分离和培养出病原体。

（4）脑 CT 可显示单发或多发低密度灶。

【治疗】

早期诊断，尽早治疗，以病原治疗和神经系统损害治疗为主。

（一）一般治疗

急性期患者应卧床休息，给予易消化食物，供给足够的热量和蛋白质，保持水电解质和酸碱平衡，补液不宜过多、过快，无明显失水者，补液不超过 2000ml，补充大量维生素 C 及维生素 B_6。病情重，出现高热、频繁呕吐、腹泻、血压过低、严重感染中毒者，可给予短期地塞米松治疗。

（二）病因治疗

1. 青霉素　成人每日 2400 万～3000 万 U，儿童 1500 万～2000 万 U 静脉滴注。

2. 庆大霉素　治疗钩体病有效，其剂量和用法为 16 万～24 万 U 分 2～3 次肌内注射，或溶于 5% 葡萄糖液 500～1000ml 内静脉滴注，7 日为 1 个疗程。疗效虽比青霉素差，但比其他抗生素好，因此可作为二选药物，发生赫氏反应较少。肾功能不全者禁用。

3. 四环素类　疗效比青霉素差，引起赫氏反应较少，可作为三选药物，多用于轻症患者，药物有两种。

（1）多西环素：其作用比四环素强 10 倍，特别是对耐药菌有效，口服不受食物影响，吸收率达93%，半衰期12~20小时，对肾无明显毒性，故对肾功能不全的患者较安全。剂量及用法：口服，每日200mg，分2次饭后服或与食物、牛奶同服可减少对胃的刺激，同时服维生素 B_6 可减少呕吐等不良反应；静脉滴注法：100~200mg加于10%葡萄糖250ml中静脉滴注，7日为1个疗程。

（2）四环素：本药口服吸收不规则，不完全，口服后受食物影响，因此宜饭前服用。剂量及用法：口服，每日2g，分4次服用，餐前1小时或饭后2小时服用。静脉滴注法，每日2g分2次静脉滴注，7日为1个疗程。四环素由于不良反应多，目前国内临床已不用此药。

4. 其他抗生素 白霉素、链霉素、红霉素治疗钩体病也有效，必要时可选用。

5. 铋剂 次水杨酸铋2ml，肌内注射，每5日1次，共5次。

（三）神经系统损害的治疗

1. 钩体脑炎、脑膜炎、脑膜脑炎 这些类型使用青霉素与非神经系统相比，剂量要增大，疗程要延长。根据患者头痛、呕吐、脑水肿及颅内压增高，予20%甘露醇快速静脉滴注，重症每次250ml，6小时1次，轻症每次125ml，6~12小时1次。肾功能受损患者，甘露醇应禁用或慎用，可改用呋塞米、甘油、甘油果糖等。

2. 钩体脊髓炎、多发性神经根炎 青霉素剂量及疗程与钩体脑炎相同，疗程要长，以期消灭残存的钩体。此外还要给予大量B族维生素，特别是维生素 B_1、维生素 B_{12}。剂量及用法：维生素 B_1 100mg肌内注射，每日1次；维生素 B_{12} 100μg肌内注射，每日1次，20日为1个疗程，还可使用三磷酸腺苷、神经节苷脂、三磷酸腺苷、辅酶A、胞二磷胆碱等神经细胞营养药。

3. 钩体脑动脉炎

（1）青霉素：钩体脑动脉炎虽为后发症状，但仍需使用青霉素治疗。青霉素剂量和用法为 40 万～80 万 U 肌内注射，每日 2 次，连用 2 周，总剂量儿童为 1200 万～1600 万 U，成人 2400 万 U，病情重者可加大剂量，并给予静脉滴注。

（2）激素：可减轻脑水肿，消除自由基及异常免疫反应。剂量和用法为口服泼尼松每日 30mg，分 3 次服用，病情严重者可给静脉滴注：地塞米松 10mg 加于 5% 葡萄糖 250～500ml 中，每日 1 次。

（3）甘露醇：具有脱水降颅内压、抗自由基、增强红细胞变形能力、改善脑组织微循环，因此对双偏瘫和颅内出血患者，可根据脑水肿，颅内压增高情况，给予适量 20% 甘露醇快速静脉滴注。

（4）扩张血管：①甲氧吡啶苯，口服每日 450～600mg 分 2～3 次服用；静脉滴注 200mg 加于 5% 或 10% 葡萄糖 500ml 中，每日 1 次，14 日为 1 个疗程。②罂粟碱，口服每日 30～60mg 分 3 次服用，肌内注射 60mg，每日 2 次，静脉滴注 90～120mg 加于 5% 葡萄糖 500ml 中，每日 1 次，14 日为 1 个疗程。③尼莫地平，口服每日 60～120mg，分 3 次服用，静脉滴注 10mg 加于 5% 或 10% 葡萄糖 500ml，每日 1 次，14 日为 1 个疗程。④倍他司丁，口服每日 24～30mg，肌内注射 2～4mg，每日 2 次，静脉滴注 20mg 加于 5% 葡萄糖 250～500ml 每日 1 次，14 日为 1 个疗程。

（5）血液稀释疗法：通过低分子右旋糖酐 250～500mg 静脉滴注，使血液变稀、全血黏度和血管阻力降低，可增加脑血流量。此疗法对伴有血黏度增高者更为合适。

（6）抗血小板聚集剂：通过抑制血小板黏附、聚集、释放等功能，防止血栓形成。常用药物有阿司匹林，每日 50～300mg，噻氯匹啶 125～250mg，每日 1 次口服。

（7）对于双侧偏瘫，有假性延髓麻痹、吞咽困难者，应早期放置鼻胃管，这样可保证营养充足，防止衰竭，增强机体抵抗力，也可避免食物进入气管，引起肺炎和呼吸困难；假性延髓麻痹伴呼吸道感染、分泌物多、咳嗽无力者，应早期气管切开，使呼吸道通畅和痰液易于排出，避免肺部感染，改善呼吸功能，有利于脑缺氧或脑水肿消除。

（8）中医中药：中医认为钩体脑动脉炎系湿热疫毒阻于内、邪入营血、血瘀阻络、气血不足所致。治疗宜用清热燥湿、活血化瘀、补气养血通络。有人曾根据这种辨证论证理论，给予下列中药和庆大霉素治疗钩体脑动脉炎取得较好疗效。中药处方为：黄芩 10g、黄连 10g、黄柏 10g、槟榔 15g、赤芍 15g、川芎 15g、当归 10g、桃仁 10g、三七 10g、地龙 15g、枳壳 10g、云苓 10g。上述中药每日 1 剂，加水 500ml，浸泡 30 分钟，慢火烧开，煎至 300ml，每日 3 次，每次 100ml，饭后服用，20 日为 1 个疗程。

【病情观察】

重点观察患者治疗后发热、头痛、全身乏力、眼结膜充血、腓肠肌压痛、浅表淋巴结肿大等感染中毒症状；头痛、频繁呕吐和颈项强直等脑膜炎症状；头痛、呕吐和脑膜刺激征等症状是否缓解或消失。体征是否减轻、缓解，注意随访、复查脑脊液，以评估治疗效果；对于应用抗真菌药物的患者，应注意观察其治疗效果，有无不良反应，以利于及时处理。

【病历记录】

1. 门急诊病历 记录患者主要临床症状特点，例如头痛、发热的时间和程度，记录患者的起病方式。记录有无肿瘤手术史、放疗及化疗史，有无糖尿病、营养不良及慢性消耗性疾病史，有无长期应用激素和抗生素的病史。体格检查记录脑膜刺激征和病理反射。辅助检查记录脑脊液常规、脑 CT 等检查结果。

2. 住院病历 记录患者门急诊或其他医院的诊疗经过。记录患者入院治疗后病情的变化、治疗效果，重点记录有无脑脊液的检查结果书。

【注意事项】

1. 医患沟通 应向患者及家属介绍有关本病的临床特点、诊断方法、治疗药物、治疗疗程等，以使患者及家属能理解、配合临床治疗。

2. 经验指导

（1）在流行季节、夏秋和大雨洪水后发病，有钩端螺旋体病的病因、病史及症状。本病是一种双期疾病，败血症期持续大约1周，伴发热、头痛、肌痛、结膜炎、皮疹、腰痛、肾功能衰竭，严重病例有黄疸和肝功能衰竭。第2周为无菌性脑膜炎伴葡萄膜炎、皮疹和回归热，脑脊液中多核中性粒细胞或淋巴细胞增多而其他正常。第一期可以从血和尿中分离出微生物，但以后的诊断依赖于血清学试验。

（2）青霉素虽是治疗本病的首选药物，但易发生赫氏反应，表现为寒战、体温骤升、头痛、呼吸心率加快、原有症状加重，甚至出现低血压、休克、四肢厥冷、体温骤降、意识不清、抽搐等，应立即给予处理。

第六节　脑猪囊尾蚴病

脑猪囊尾蚴病（cerebral cysticercosis）是因食入染有猪绦虫卵的食物而感染，由猪绦虫蚴虫（囊尾蚴）寄生脑组织形成包囊而发病。脑内囊尾蚴的数量有单个至数百个。青壮年占多数，50%～70%囊尾蚴病者可有中枢神经系统（CNS）寄生虫感染，也是我国北方症状性癫痫常见的病因之一。囊尾蚴还寄生于肌肉、皮下组织和眼等部位。

感染脑猪囊尾蚴病的途径有三条：①当人食入带有绦虫

卵的蔬菜等食物后，虫卵壳经胃液溶解后，在十二指肠内孵化成六钩蚴，钻过肠壁进入肠系膜小静脉与淋巴循环而至脑及全身各处，发育成囊尾蚴；②患绦虫病者的手部沾染绦虫卵，经口入胃；③若患绦虫病的患者肠道内的绦虫妊娠节片脱落后，由于呕吐或肠道逆蠕动等原因可逆流入胃。

【诊断】

1. 临床表现　脑猪囊尾蚴病大多见于青壮年，儿童及老年人亦可发生，男女无明显差异。因囊尾蚴寄生的部位及数目不同，临床症状复杂多变。少数病例临床可无症状，偶在体检或尸检时发现。由于囊尾蚴的发育程度不一，死亡先后不一，病情常有波动。常见症状为头痛、呕吐、癫痫发作及精神障碍。过去脑猪囊尾蚴病的分型多不统一，1986 年中国囊尾蚴病学会筹备组根据脑猪囊尾蚴病的临床表现及病理特点将脑猪囊尾蚴病分为以下几型。

（1）癫痫型：由于囊尾蚴大多寄生于软脑膜和大脑皮质，故绝大多数病例以癫痫发作为主要症状。发作形式以全身性强直–阵挛发作多见，其次为复杂部分性发作和单纯部分性发作。同一患者常有两种以上的发作，且极易转换。发作后常有一过性肢体瘫痪、脑神经麻痹、失语或失明。发作频率及严重程度也常改变。发作形式的多样性及易转换性为本病特征之一。癫痫发作一旦发生，常反复发作，很少自动缓解。

（2）软脑膜型：囊尾蚴主要寄生在软脑膜，引起急、慢性脑膜炎症或造成颅底蛛网膜粘连。患者主要症状为头痛、呕吐，也可有颈项强直、Kernig 征阳性。脑脊液中白细胞数一般为数十至数百个，以淋巴细胞为主，有时可发现嗜酸细胞。蛋白常轻度增高，少数病例可见糖和氯化物降低。病情多为慢性进行性发展，少数呈急性发作。急性发作者常伴发热、周围白细胞升高。颅底蛛网膜粘连的病例，脑脊液可见压力和蛋白增高，临床以颅内压增高症状为主，或表现为多数脑神经麻痹。

(3) 脑实质型：囊尾蚴广泛寄生于脑实质内，临床表现为颅内压增高和脑实质受损的症状。患者常有头痛、呕吐、视乳头水肿，部分患者可有偏瘫、单瘫、偏盲、失语、共济失调或平衡障碍。少数患者以精神和智能障碍为主，表现为知觉、思维、情感、行为障碍，或严重的痴呆。此种表现者往往脑实质受损广泛且严重。

(4) 脑室型：由于囊尾蚴寄生在脑室系统，影响了脑脊液循环，加上囊尾蚴的刺激，常常引起颅内压增高，患者头痛、呕吐、视乳头水肿严重，常无局灶定位体征。囊尾蚴若寄生在第四脑室，患者于头位突然变化时，由于囊尾蚴位置移动的刺激或阻塞了四脑室出口，常出现 Bruns 征。患者可突然发生眩晕、恶心、呕吐、晕厥，也有突然昏迷、呼吸停止、瞳孔散大死亡者。

(5) 混合型：具有上述两组或两组以上症状者。

(6) 无症状型：患者无主观感觉症状，客观项目检查时常可发现脑猪囊尾蚴病的证据和相应的体征。

2. 检查

(1) 血常规检查嗜酸粒细胞增多。CSF 检查压力正常或增高，可能正常或仅有轻度的淋巴细胞增多和压力升高，严重脑膜炎病例 CSF 白细胞增多主要是单核细胞，蛋白质可轻度升高。

(2) 用 ELISA 和 Western 印迹法检测血清囊虫抗体常为阳性。

(3) 头颅 CT 扫描可见双侧大脑半球多发性散在圆形或卵圆形小囊状低密度区。MRI 发现脑积水及被阻塞的部位。脑实质囊肿发生钙化后，CT 可见单个或多个钙化点，CT 平扫见包囊为小的透亮区，增强扫描为弥漫性或环形增强影。

3. 诊断要点

(1) 可表现为癫痫发作、颅内压增高和精神障碍三大临床特征。

（2）CT扫描，单个或常常是多发的低密度区域（直径5mm左右），强化CT可使之加强，并见周围水肿带，可发生钙化，但颅骨X线片很难发现。

（3）脑脊液可显示有非特异性淋巴细胞及中性粒细胞的增多，偶可有嗜酸细胞增多，同时有脑脊液蛋白增高。囊尾蚴间接血凝试验或其他囊尾蚴免疫试验具有特异性。

（4）大脑的X线检查可显示钙化的囊尾蚴，但这只是慢性及不活动性病变。

（5）血清学检查并不可靠。

（6）脑或皮下结节活检发现囊尾蚴对确诊是必要的。

4. 鉴别诊断

（1）颅内肿瘤：脑实质内单发的囊尾蚴结节有时占位效应明显，在囊尾蚴免疫学检查证据不足，CT改变不典型时需开颅探查明确诊断。脑室系统囊尾蚴常出现Bruns征和梗阻性的脑积水，需借助免疫学检查和脑室造影与脑室系统肿瘤鉴别。

（2）结核性脑膜炎等软脑膜型脑猪囊尾蚴病：其临床表现及脑脊液改变与结核性脑膜炎、癌性脑膜炎、念珠菌性脑膜炎非常相似，需结合免疫学检查及脑脊液细胞学检查结果综合分析，才能鉴别。值得一提的是，近年发现不少脑猪囊尾蚴病患者因血-脑屏障的破坏及免疫功能下降，常合并其他颅内感染，如结核性脑膜炎、念珠菌性脑膜炎，甚至乙型脑炎。

【治疗】

以手术摘除包囊虫囊为主，不宜手术者可给予杀虫药物治疗。

（一）一般治疗

一般患者给予普通饮食，要求禁酒、忌烟、辛辣刺激物。如出现呕吐则给予流质饮食。

（二）药物治疗

1. 槟榔与南瓜子治疗　槟榔能使绦虫头节与前段节片麻

痹，与南瓜子合用能排出整体全虫：早晨空腹口服 50～90g 南瓜子粉，2 小时后加服槟榔煎剂 150～200mg，一般 3 小时有完整虫体排出。

2. 吡喹酮　是一种广谱的抗蠕虫药物，对囊尾蚴亦有良好的治疗作用。常用的剂量为 120mg/kg，分 6 日（每日 3 次）口服。

3. 丙硫咪唑　亦系广谱抗蠕虫药物。常用剂量为每日 15～20mg/kg，连服 10 日。常见的不良反应有皮肤瘙痒、荨麻疹、头昏、发热、癫痫发作和颅内压增高。

4. 甲苯咪唑　常用的剂量为 100mg，每日 3 次，连续 3 日，常见的不良反应有腹痛、腹泻、皮肤瘙痒和头痛等。

（三）手术治疗

有严重组织反应，出现广泛脑水肿，CT 显示脑室变小时，可根据颅内压增高程度，施行一侧或双侧颞肌下减压术。脑室型囊尾蚴根据囊尾蚴包囊所在部位，施行开颅手术，摘除囊尾蚴。如患者伴发脑积水，且术后脑积水无缓解，可做脑室 - 腹腔分流术。

（四）对症治疗

用抗寄生虫药物后，死亡的囊尾蚴可引起严重的急性炎症反应和脑水肿，可导致颅内压急骤升高，并可引起脑疝，用药过程中必须严密监测，同时应给予皮质类固醇或脱水剂治疗。有癫痫者可使用抗癫痫药物控制发作。

（五）驱绦虫治疗

对肠道仍有绦虫寄生者为防止自身再次感染，应驱绦虫治疗。常用的药物为氯硝柳胺（灭绦灵）2g，嚼后 1 次吞服，服药后 3～4 小时应予泻药 1 次以排出节片和虫卵。

【病情观察】

患者头痛发作频率、程度，有无转头时突发眩晕、呕吐和呼吸不整。有无癫痫发作，有无精神症状、脑膜刺激症状，有无颅内压增高症状。

【病历记录】

对患者的病情变化处理措施、患者对治疗的反应及时记录。

【注意事项】

1. 医患沟通

(1) 积极与患者交流，让患者了解本病经及时恰当治疗一般预后较好，少数患者可残留局部神经体征，鼓起患者战胜疾病的勇气，积极配合医生治疗。

(2) 及时向家属交代病情变化，尽可能多地让家属了解脑猪囊尾蚴病的相关知识，协助医生和护士做好患者的治疗工作，观察患者的病情变化，尤其是在癫痫发作时配合护士做好护理工作。

2. 经验指导

(1) 脑猪囊尾蚴病的诊断比较复杂，应对流行病学、临床表现、实验室检查及影像学表现综合考虑。有本病临床表现并伴有皮下结节或有肠带状绦虫病史是诊断本病的有力证据。

(2) CT 对发现已钙化的囊尾蚴结节的阳性率为 90% 左右，但不同病期的 CT 表现有显著差异。一般来说，死亡的囊尾蚴表现为小的钙化灶或肉芽肿；活的虫体表现为圆形的低密度或等密度的病灶，造影不被增强；囊尾蚴如果导致脑部炎症会表现为低密度或等密度病灶，且造影后有环化增强；如果大脑弥漫性水肿或伴脑积水则多是虫体寄生于蛛网膜下隙，使脑脊液通路受阻。

(3) 采用补体结合 (CF)、间接血凝 (IHA)，尤其是酶联免疫吸附试验 (ELISA) 等免疫学方法对患者血清及脑脊液中的抗原抗体进行检测，对诊断本病有较高的价值。

(4) 能准确评估患者的病情尤其是颅内高压的程度，以便决定是否需要手术治疗。

(5) 如无明显的颅内高压表现，当以药物治疗为主。使用吡喹酮等药物，治疗时应该严密监测药物反应，必要时复查 CT。

第七节 脑血吸虫病

血吸虫病在我国主要流行于长江流域一带。血吸虫患者中2%~4%出现脑部并发症。传染途径：随粪便排出的血吸虫卵在水中孵化成毛蚴，进入钉螺体内发育成尾蚴后，离开钉螺，在水面游动。人体接触到这种疫水时，尾蚴经皮肤钻入人体内，主要在门静脉系统寄生。本病多见于长期生活在疫区、有疫水接触史的患者。本病的临床症状可分为急性型和慢性型。

【诊断】

1. 临床表现

（1）急性型：多在感染后6周发病，以急性脑膜脑炎为主要表现，如发热、头痛、意识模糊、嗜睡、昏迷、偏瘫、部分性及全身性痫性发作等。可伴有咳嗽、荨麻疹、腹泻和肝脾大。有脑膜刺激征。偶有急性脑脊髓炎与末梢神经炎的表现。

（2）慢性型：一般发生于感染后3~6个月，长者可达1~2年。以慢性血吸虫脑病为主要表现，因系虫卵所致肉芽肿形成，故临床表现有以下几种。

①癫痫型：为虫卵沉积于大脑皮质所致，以部分性运动性发作多见。发作后可出现Todd麻痹。部分患者表现为癫痫大发作、精神运动性发作。

②脑瘤型：常与肿瘤相似出现颅内压升高症状如头痛、呕吐，以及局灶性神经系统损害体征。

③卒中型：可急骤出现意识障碍、偏瘫、失语，类似急性脑血管病的表现。为血吸虫卵栓子引起脑栓塞所致。偶见脊髓压迫症，脊髓肉芽肿形成可引起急性不完全性和横贯性脊髓损害的症状和体征。

2. 检查

（1）血液及脑脊液检查：嗜酸粒细胞增多。

（3）病原学检查：对患者大便进行直接涂片或毛蚴孵化，还可能于直肠黏膜进行活检找到虫卵。

（3）免疫学检查：可采用皮内试验，但假阳性和假阴性率较高。还可采用环卵沉淀试验、间接红细胞凝集试验、酶联免疫吸附试验及免疫酶染色试验检测患者血清中的特异性抗体。

（4）CT检查：CT平扫在急性期主要表现为脑水肿，脑实质内可见大小不一、程度不等的低密度水肿区，边缘不清，造影后增强明显。脑血吸虫病在影像学上没有太多特征性表现。

3. 诊断要点

（1）急性型：潜伏期多在感染后6周左右，临床表现为弥散性脑炎：有高热、谵妄、嗜睡、昏迷、瘫痪和锥体束征等。但随体温恢复正常，临床症状逐渐好转。

（2）慢性型：多在感染后3~6个月发生，脑部组织内虫卵沉积、虫卵的机械刺激及其分泌毒素的刺激，可促使形成肉芽组织和脑组织产生水肿。其临床表现根据最突出的症候、病变情况等可归纳为以下三种类型。①癫痫型，以局限性癫痫最常见；②脑瘤型，虫卵沉积造成占位性嗜酸性肉芽肿，以颅内压增高征伴定位体征为主要临床表现；③脑卒中型，可能为脑供血动脉的急性虫卵栓塞，或以小动脉的血管变化为主。临床表现为突发偏瘫和失语等。

（3）大便孵化或乙状结肠镜检查：90%~100%可找到虫卵。在慢性病例中，必须多次用不同的方法检查虫卵才能找到虫卵。

（4）CT平扫：在急性期主要为脑水肿，于脑实质内见大小不一、程度不等的低密度水肿区，边界模糊、不强化。慢性期表现为局限性肉芽肿，等密度或略高密度，边界不清，灶边有水肿，增强扫描可见病灶有强化。单纯根据CT表现尚不足以确诊为脑血吸虫病。若患者有血吸虫感染史，或接触过疫水，在大便中查到虫卵，或结肠镜活检虫卵阳性，则可作为诊断依据之一，如锑剂治疗有效可确诊。

（5）嗜酸粒细胞的计数：脑型血吸虫病嗜酸粒细胞常有不同程度的增高，最高可达57%。其中，急性型增高数较慢性型为显著。

（6）脑脊液检查：脑脊液中细胞数的增高对诊断急性型病例具有一定的价值。

4. 鉴别诊断

（1）脑肿瘤：病史及辅助检查多可鉴别，脑血吸虫病患者多有疫水接触史且虫卵检查多为阳性。

（2）脑膜炎：CT及MRI多可鉴别。

（3）其他脑型寄生虫病：补体结合试验等免疫学检查多可鉴别。

【治疗】

（一）一般治疗

一般急性患者给予普通饮食，要求禁烟、酒、辛辣刺激食物。对慢性伴有肝硬化、腹水、门静脉高压的患者应给与软食，加强营养。

（二）药物治疗

首选吡喹酮，它对人类的三种血吸虫（日本、埃及和曼氏血吸虫）感染都有效。常用二日疗法，每次剂量为10mg/kg，每日3次，口服。急性病例需连服4日。

（三）对症治疗

对癫痫、颅内压增高给予相应药物治疗。如口服皮质类固醇药物可减轻脑水肿，癫痫可给予抗癫痫药物。

（四）手术治疗

巨大肉芽肿病灶可行外科手术切除。若有蛛网膜下隙阻塞时常需用糖皮质激素治疗和椎板切除减压术。

【病情观察】

患者有无明显的颅内压增高症状，癫痫发作频率，有无其他系统如消化系统并发症。在药物治疗过程中注意观察患者的病情变化，有无明显的肝肾损害症状。药物治疗过程中警惕有剧烈头痛、恶心、呕吐等颅内高压症状出现。

【病历记录】

病历记录应注意规范，除了要常规记录本病的症状、体征外，还要重点记录患者病情的动态变化、针对患者病情变化所采取的治疗措施及患者对治疗的反应。

【注意事项】

1. 医患沟通

（1）应让患者了解脑血吸虫病无论是急性型还是慢性型多发生在血吸虫病的早期，一般预后较好，大多能康复。西药或手术治疗的患者，术后配合驱虫治疗，预后也较好。

（2）向患者家属反复交代病情，告知预后，多多交流，请他们协助做好患者的护理工作，同时做好患者的思想工作，一起帮患者树立战胜疾病的信心。

2. 经验指导

（1）脑猪囊尾蚴病的诊断应结合病史、临床表现及实验室检查和影像学表现。虫卵学试验加 CT 及 MRI 是诊断本病的有力手段。酶联免疫吸附试验（ELISA）等免疫学试验对诊断本病有较高的价值。

（2）癫痫发作时给苯巴比要或地西泮（安定）控制发作，同时保持呼吸道通畅。立即解开衣领取侧卧位，头转向一侧，清除口腔分泌物，严防吸入性肺炎。采取保护措施，防坠床摔伤。给氧气吸入。

（3）采取手术取虫治疗的患者术后应密切监测生命体征，注意有无肢体语言功能障碍。做颞肌下减压术或脑室-腹腔分流术，术后应注意脑积水的改善情况。术后应复查 CT 或 MRI。

第六章

颅内肿瘤 ◆▸▸

第一节 垂体腺瘤

垂体腺瘤约占颅内肿瘤的 10%。这些肿瘤为良性缓慢生长的肿瘤，其症状有以下几种。

1. 一种或几种激素分泌过多 其中最常见的是催乳素分泌过多，在女性可引起不孕、继发性经闭，在男性则可出现阳痿及溢乳现象（这极为少见）。可发生约 1500mU/L 的过度的高催乳素症，这可能只是由于无功能作用的垂体腺瘤压迫下丘脑或垂体柄而引起变形或损害所致。生长激素分泌过多在儿童可引起巨人症，而在成人则引起肢端肥大症。ACTH 分泌过多较为罕见，其可引起 Cushing 病，也为 Cushing 综合征的原因之一。

2. 压迫症状 对视交叉、视神经或视束（较少见）的局部压迫，对海绵窦压迫、对垂体压迫引起垂体功能低下症，并有时压迫颞叶引起癫痫发作。头痛是不恒定性、非特异性、极少为严重的。不常见的并发症还有阻塞性脑积水和脑脊液鼻溢。

3. 其他 垂体腺瘤出血或梗死（即垂体卒中）是并不常见的，其偶可引起头痛，并常有恶心和呕吐，甚至有时可导致昏睡和昏迷。由于视交叉受压可引起急性或亚急性视力减退、眼外肌麻痹，有时可出现垂体功能低下症及伴急性或延迟性肾上腺衰竭。脑脊液中可出现红细胞与白细胞，或其中一种。这种状态时诊断应特别需与蛛网膜下隙出血、脑膜炎和视交叉出血等鉴别。临床注意，偶尔腺瘤在妇女怀孕时膨胀变大。

颅部 X 线检查可以显示肿大的垂体窝，但高分辨 CT 做对比增强检查更敏感，甚至可显示小的腺瘤。不过小的肿瘤可能在肉眼难以看见。在由 CT 确诊欲行手术前有时常需行颈动脉造影，因为颈动脉虹吸部的动脉瘤可引起与之相同的临床表现、X 线平片及 CT 的特征，这对防止外科误诊是较为明智的。在手术前必须检查内分泌功能，因为溴隐停可反转催乳素瘤的症状，使这些肿瘤常常缩小。术后评价则需计划内分泌替换疗法。腺瘤压迫视交叉通常要外科手术切除（术前常用溴隐停减小催乳素瘤的大小，术后行放射治疗以减少复发的危险性）。垂体腺瘤的大多数手术选择经蝶骨路径进行。

【病情观察】

1. 术前 动态观察内分泌激素及内分泌症状，检测并调整血糖，检测视力、视野，观察尿量、血电解质，GH 腺瘤患者需评定心肺功能，ACTH 腺瘤观察并调整血压、水电解质，TSH 腺瘤术前应调整甲状腺功能。经鼻 – 蝶窦手术者，术前排除或治疗鼻腔及鼻窦炎症，垂体瘤术前三天补充糖皮质激素，经蝶手术术前三天抗生素液滴鼻。

2. 术后 生命体征监测：神志、瞳孔、体温、脉搏、呼吸、血压、血氧饱和度，鞍区手术后易发生意识障碍，必须连续动态观察比较，一旦意识异常应及早查明原因及时治疗处理；记录尿量，有尿崩时监测血、尿电解质；有糖代谢异常者术后定时监测调整血糖；观察记录引流量及颜色；观察有无脑脊液漏；观察视力、视野改变；注意有无消化道症状，鞍区肿瘤开颅手术易发生消化道出血。

【病历记录】

建立一系统、连续的病历是认识分析每个具体病例的基础，第一次就诊必须有全面的记录，特别是相关症状与体征，如视力、视野，即使正常也必须记录在案。

【注意事项】

1. 医患沟通

（1）让患者了解垂体瘤的病理性质及危害，特别是功能性腺瘤对全身多系统的影响。

（2）了解现有诊疗方法各自的优、缺点，实现个体化诊疗方案。

（3）垂体瘤现在治疗方法仍有较大风险，特别是手术治疗，并有一定的复发率。

2. 经验指导

（1）对垂体瘤的诊断必须明确为何种激素紊乱，如 PRL 腺瘤、GH 腺瘤、ACTH 腺瘤或无功能腺瘤等。

（2）诊断需明确肿瘤对蝶鞍及周围结构如海绵窦及视交叉等有无侵害及侵害程度。

（3）具有手术指征的垂体瘤应以手术治疗为主，并辅以放射治疗及药物治疗。手术治疗应尽量选用经鼻手术以减少损伤。

（4）手术中应注意保护正常垂体，以免发生术后垂体功能低下。

第二节　神经胶质瘤

胶质细胞瘤为颅内最常见肿瘤，大致有以下几类。星形细胞瘤为胶质瘤中最常见的一类，多数病例预后较差。少支胶质细胞瘤较少见，肿瘤偏良性，额叶者居多，典型特点为

CT扫描钙化多见。髓母细胞瘤恶性程度极高，常见于儿童，肿瘤多位于小脑蚓部，血运很丰富，可向蛛网膜下隙播散，继发脊髓髓母细胞瘤。手术处理宜尽可能切除肿瘤实体，以恢复脑脊液循环的通畅性，如肿瘤不能切除，需行脑室分流术。术后常规行放疗，此瘤对放疗极敏感，近期疗效也较好，有长期治愈者。术后要密切观察有无肿瘤播散。室管膜瘤常发生于四脑室、侧脑室及三脑室，少数位于脑室邻近的脑实质内。临床以颅内压增高症状较突出，患者有时出现强迫头位。手术争取全部切除肿瘤实体。松果体瘤常发于较大的儿童与青年，肿瘤位于松果体即第三脑室后部，易于压迫导水管引起颅内压增高症状。肿瘤压迫四叠体出现瞳孔散大、光反应迟钝或消失、双眼球同向上视与下视运动障碍，称为四叠体综合征。还可引起小脑性共济失调，内分泌症状有性器官早熟表现的特征。治疗以手术摘除肿瘤为首选，可辅加放疗。胶样囊肿为很少见的一类肿瘤，发生于脑室内，症状如同其他类型的脑室内肿瘤，可以全切治愈。

【诊断】

1. 症状 大多患者出现颅内压增高。这一类症状具有共性，是脑瘤扩张生长的结果。头痛、恶心呕吐与视力减退是脑瘤引起颅内压增高的三种主要表现。尚可引起精神障碍、癫痫、头昏与晕眩、复视或斜视和生命体征的变化。

2. 体征

（1）颅内压增高时视乳头水肿与视力障碍：颅内压增高到一定程度后出现视乳头水肿。日久，演变为继发性视神经萎缩，视力逐渐下降。

（2）定位症状与体征

①额叶肿瘤：常见的症状为精神障碍与运动障碍。

②顶叶肿瘤：常出现感觉性癫痫，对侧肢体、躯干感觉（包括皮质感觉）减退、失用等。

③颞叶肿瘤：颞叶为脑功能的次要区域，此部位肿瘤可以长期不出现定位症状。动作与对侧肢体抽搐（称为钩回发作）以及幻听。尚可引起命名性失语。

④枕叶肿瘤：可出现幻视与病变对侧同向偏盲，而顶叶与颞叶后部病变只出现对侧下 1/4 或上 1/4 视野缺损。

⑤蝶鞍区肿瘤：包括鞍内、鞍上与鞍旁肿瘤。以垂体腺内分泌障碍、视觉障碍（视力减退、视野缺损、失明等）较常见。还可出现下丘脑症状与海绵窦受累的表现，如第Ⅲ、Ⅳ、Ⅵ以及第Ⅴ对脑神经损害的症状。

⑥小脑肿瘤：小脑半球受累表现为水平性眼球震颤，同侧上下肢共济失调，向病变侧倾倒。蚓体病变出现下肢与躯干运动失调、暴发性语言。

⑦小脑脑桥角肿瘤：以听神经瘤多见，肿瘤依次累及第Ⅷ、Ⅴ、Ⅶ、Ⅸ、Ⅹ、Ⅺ对脑神经，表现为耳鸣、耳聋、同侧面部感觉减退与周围性面瘫，饮水呛咳、吞咽困难与声音嘶哑。而后出现一侧或两侧锥体束征，晚期引起梗阻性脑积水，颅内压增高。

⑧脑干肿瘤：典型体征为病变侧脑神经与对侧肢体交叉性麻痹，其临床表现视肿瘤累及中脑、脑桥或延髓有所不同。

⑨丘脑与基底节肿瘤：可出现对侧肢体轻偏瘫、震颤，有时引起对侧躯干与肢体自发性疼痛或出现偏盲。

⑩脑室内肿瘤：原发于脑室内者，较少出现定位症状，至肿瘤较大，影响周围神经结构才出现相应症状。如第三脑室后部肿瘤，常引起两眼球上视、下视受限、瞳孔散大与共济失调；第三脑室前下部肿瘤引起下丘脑受累的症状；侧脑室肿瘤出现对侧轻偏瘫；第四脑室肿瘤早期出现呕吐与脉搏、呼吸、血压的改变等。

3. 检查

（1）实验室检查：脑脊液常规、生化及细胞学检查有助于确定诊断，但有颅内压增高时应慎用，确有必要时在有经验的医生指导下进行。

（2）影像学检查：CT 扫描与磁共振 MRI 扫描是当前对脑瘤诊断最有价值的诊断方法，能够显示出直径 1cm 以上的脑瘤影像，明确肿瘤的部位、大小、范围。肿瘤的影像多数表现为高密度，少数为等密度或低密度，有些肿瘤有增强效应（注射造影剂后），有助于定性诊断。因此，凡临床疑有颅内肿瘤者，宜作为首选。

4. 诊断要点

（1）颅内压增高症状。

（2）脑局部受损症状，如癫痫、肢体感觉运动异常、共济失调症状及脑神经症状等。

（3）影像学检查可明确有无肿瘤，达到定位诊断，亦可做定性诊断。

①星形细胞瘤：在 CT 上最常见为一低密度的脑内病灶，均匀一致，占位效应常不明显。部分肿瘤 CT 为等密度难以发现，此时 MRI 可明确显示肿瘤影。星形细胞瘤在 MRI 上 T_1W 呈低信号，T_2W 呈高信号。

②少支胶质细胞瘤：CT 扫描钙化多见。

③髓母细胞瘤：CT 扫描多为均匀一致的高密度影，在 MRI 上 T_1W 呈低信号，T_2W 多数高信号，少数呈等信号，增强后均匀强化。

④室管膜瘤：常发生于第四脑室、侧脑室及第三脑室，少数位于脑室邻近的脑实质内。CT 扫描多为边界清楚的稍高密度影，其中夹有低密度，瘤内常有高密度钙化表现。增强后呈中度到明显的强化，部分为不规则强化。

⑤松果体瘤：CT 扫描多为等密度或高密度肿块，增强后可强化。

5. 鉴别诊断

（1）颅内其他肿瘤：胶质瘤为脑实质内肿瘤，临床上脑实质外肿瘤在神经系统症状与体征方面有时具有特征性，如听神经瘤常有明显听力异常，三叉神经肿瘤常有支配区域的感觉异常等。影像学检查可较好区分脑实质内、外的肿瘤，颅内转移瘤常可发现原发病灶，脑内病灶常为多发性，周围水肿明显，病灶发展迅速。

（2）颅内感染性病灶

①脑脓肿：有感染病史或原发性感染病灶，急性期有发热、白细胞计数升高等感染症状，脑脓肿主要为颅内压增高症状与局限性神经症，在影像学上常可与脑胶质瘤鉴别。

②脑结核球：有颅外结核病或有结核接触史，CT 可发现均质性增强而中心有透亮区，环形中心有钙化（靶征）。

③其他感染灶：如脑寄生虫感染，经流行病学史及病原抗原、抗体检查，结合影像学检查一般可以鉴别。

（3）脑内血管畸形：常以癫痫或颅内出血为首发症状，CTA 和（或）DSA 脑血管造影可以鉴别。

【治疗】

1. 手术治疗　为目前颅内肿瘤的基本治疗方法。进行脑瘤手术要考虑下列原则：①生理上允许；②解剖上可达；③技术上的可能；④得多于失，利多于害。显微手术在神经外科的广泛应用，有助于切除在肉眼难以识别的病理组织，且能避免损伤正常脑组织。

（1）完全切除：肿瘤能否完全切除，决定其性质与部位。在保证生命安全、尽量避免严重残疾前提下，凡属良性肿瘤，分化良好的胶质瘤等，争取全切。

（2）次全切与部分切除：肿瘤因部位所限或因浸润性生长周界不清或已累及脑的重要功能区、生命中枢、主要血管，只能达到有限度的切除。

（3）减压手术与分流手术：如颞肌下减压术、枕下减压术、去骨瓣减压术等。这些手术的目的，是因为肿瘤不能全切除，合并脑肿胀或因手术后脑水肿反应严重时采用。手术切除一部分颅骨，并敞开硬脑膜，达到缓解颅内压增高的效果。脑脊液分流术是在颅内肿瘤引起梗阻性脑积水或脑脊液吸收不良引起颅内压增高情况下，将脑脊液循环改道分流。将脑脊液直接引至静脉系统、淋巴系统及体腔内，以降低颅内压。

2. 放射治疗 在颅内肿瘤的综合治疗中，除手术外，放射治疗是比较有效的治疗措施。颅内肿瘤不能彻底手术切除者达半数以上，术后辅以放射治疗可以提高疗效，减少复发或延长寿命。

3. 化学治疗 化学药物治疗是颅内肿瘤综合治疗的一部分。但许多化学药物毒性较大，而且不能透过血－脑屏障，不能达到有效的血药浓度，影响治疗效果。

4. 中医中药治疗 有人研究应用中医中药治疗脑瘤，对消除脑瘤引起的脑水肿有一定效果，是否能达到根治的作用，尚待继续研究。也可用于改善患者全身情况，消除放射治疗反应等。

【病情观察】

1. 术前 全面体检，治疗和纠正某些重要脏器功能障碍，观察记录颅内压，术前应用药物降低颅内压，改善患者一般情况，反复呕吐患者及时调整水电解质，为手术做准备。详细全面的神经系统检查，观察记录神经功能状况。①观察记录颅内压；②观察患者呕吐情况，了解水、电解质平衡情况；③观察神经功能情况。

2. 术后 监测生命体征，如神志、瞳孔、体温、脉搏、呼吸、血压、血氧饱和度等，观察记录神经功能症状，注意与术前比较。注意瘤腔或手术区引流的量与性质，及时发现并发症并处理。

【病历记录】

详细记录术前、术后的症状与体征及治疗方法与治疗过程，特别是放疗剂量（超量放疗可导致放射性脑炎）。

【注意事项】

1. 医患沟通

（1）应使家属与患者充分了解脑皮质瘤的病理特性，特别是恶性度高的胶质瘤，易在术后短期内复发，应早期进行放疗。

（2）手术可能发生癫痫，脑功能区及功能区周围的脑胶质瘤手术易发生相应功能区功能损害，其可能的严重程度必须向患者家属交代清楚，达到医患密切合作，共同战胜疾病的目的。

（3）放疗过程可使原有脑水肿加重，而使原有神经症状加重或颅内压增高。

（4）化疗易发生呕吐，治疗前应用适当止吐剂，并让患者有一定的心理准备可提高治疗的依从性。

2. 经验指导

（1）根据发病时间长短、颅内压增高症状及局部定位症状及体征一般可作出诊断。肿瘤的影像学检查非常重要，可用于排除或明确肿瘤的性质及分类。肿瘤的最后确诊依赖于术中及术后病理诊断。

（2）胶质瘤的治疗存在复发的问题，因此手术时应尽量全切肿瘤。此时当肿瘤靠近或累及重要功能区时，全切肿瘤与保护重要功能区形成矛盾。笔者认为应在保护重要功能区的前提下尽量切除肿瘤，实在无法全切可于术后行放化疗以延缓肿瘤复发时间。

（3）肿瘤广泛脑转移或其他情况当手术已经失去意义时，应当非手术治疗，把减轻患者痛苦放在首位，可给予降低颅内压及止痛等治疗。术后放、化疗非常重要，可延缓肿瘤复发时间，尤其是那些对放、化疗敏感的肿瘤。

第三节　脑膜瘤

脑膜瘤（meningioma）占颅内原发性肿瘤的 1.4% ～

19.0%，仅次于脑胶质瘤。常为良性肿瘤，有完整的包膜，不浸润脑组织，只是压迫或嵌入脑组织内。肿瘤发展缓慢，病程长。发病高峰年龄为 30~50 岁，20 岁以下青少年和 60 岁以上老年人发病较少。女性略多于男性（1.8:1）。多发性脑膜瘤偶见，占 1%~2%，有时见于神经纤维瘤病的患者。脑膜肉瘤为脑膜病中的恶性类型，只占脑膜瘤总数的 5.0%。其生长活跃，肿瘤切除后可迅速复发。多见于 20 岁以下的青少年。

【诊断】

1. 临床表现 起病缓慢，病程长，早期症状不明显，渐出现头痛，视乳头水肿，继发性视乳头萎缩。如继续生长，出现头痛、恶心、呕吐甚至昏迷等颅内压增高症状，后期可出现脑疝。

2. 检查

（1）颅骨 X 线平片：30%~60% 的脑膜瘤患者颅骨 X 线平片可显示脑膜间接征象：局部颅骨增生、破坏或隆起；脑膜动脉沟增宽、增多；肿瘤钙化；局部骨质变薄等。

（2）头颅 CT 或 MRI：扫描可以明确诊断。CT 平扫时可出现一境界清楚的等密度或稍高密度的占位病灶。增强扫描时呈现均匀一致的明显的增强肿块。MRI 扫描：T_1 像呈现与灰质信号相同或低信号；T_2 像为等信号或高信号的占位病灶，肿块可有明显增强，并可出现特征性的"脑膜尾征"（MRI 如不增强，约 10% 脑膜瘤难以诊断）。

（3）DSA 脑血管造影：对某些深部脑膜瘤、脑血管造影仍是必要的。血管造影可了解肿瘤的供血来源、回流渠道，这对制订手术入路和手术方法都有重要价值。同时，还可选择性地栓塞供血的颈外动脉分支，以减少术中出血。

3. 诊断要点

（1）脑膜瘤一般生长缓慢，病程长。新近出现的癫痫或局灶性神经功能损伤、不明原因的精神症状或视力、视野改变，均需考虑颅内脑膜瘤的可能。

（2）影像学检查对脑膜瘤的诊断至关重要。CT、MRI 影像学检查可明确诊断。肿瘤性质的确定依赖于术中术后的病理诊断。

4. 鉴别诊断

（1）原发性癫痫：CT、MRI 无异常发现。

（2）颅内其他肿瘤：临床症状和体征常难以鉴别，有时有典型单肢体癫痫发作。脑膜瘤的诊断、鉴别诊断主要依靠 CT、MRI 影像学检查。

【治疗】

1. 手术治疗　手术切除脑膜瘤是最有效、最基本的治疗方法。应在最大限度保护神经功能的基础上尽量争取"全切"，以达到治愈的目的。脑膜瘤属良性肿瘤，但研究表明，在脑膜瘤周边外侧 2 至数厘米以内可发现脑膜瘤细胞，故手术主张切除一定范围的瘤周脑膜，再行修补，以减少复发概率。

2. 放射治疗　用于手术残余的脑膜瘤和恶性脑膜瘤术后的辅助治疗，但也有学者反对脑膜瘤术后放疗，因为脑膜瘤对放疗不敏感。

立体定向放射治疗，伽玛刀（γ刀）使病灶短时间内获取大量γ射线，从而达到破坏病灶而不增加放疗不良反应的目的。γ刀适用于直径 <3.0cm、深部脑膜瘤的治疗，可抑制肿瘤生长，延长复发时间。

【病情观察】

一旦出现脑膜瘤，主张尽早手术切除，术后（围术期）主要观察：①生命体征，神志、瞳孔、体温、脉搏、呼吸、血压、血氧饱和度等；②观察记录神经功能症状与体征；③观察手术后引流液的性状。

【病历记录】

全面检查记录患者的术前、术后症状和体征，特别是神经系统症状，如癫痫，即使阴性也应记录在案，以比较病情。

【注意事项】

1. 医患沟通

（1）脑膜瘤病理属良性，但生长在颅内可引起严重的神经功能障碍。

（2）如肿瘤位于功能区，术后可出现（或原有）神经功能障碍加重，但因肿瘤起于脑实质外，术后经康复治疗常可恢复。

（3）脑膜瘤细胞可达远离肿瘤边缘的脑膜组织内，即使"全切"也有一定的复发率，需定期复查。

2. 经验指导

（1）脑膜瘤一般生长缓慢，病程长，此可与胶质瘤大致鉴别。不同部位脑膜瘤的临床表现有一定差异，可根据典型表现大致推断其发生部位。影像学检查对脑膜瘤的诊断至关重要。肿瘤的性质依赖于术中术后的病理诊断。

（2）不是所有的脑膜瘤皆须手术治疗。随着影像学检查的进步，无症状脑膜瘤的发现增多，因此处理脑膜瘤时应考虑以下因素：①无症状脑膜瘤应观察 3～12 个月，再决定治疗方案；②有瘤周水肿者应手术治疗；③有占位效应，伴智力下降者应手术治疗；④大脑凸面、矢状窦旁、大脑镰旁脑膜瘤应尽早手术治疗；⑤颅底脑膜瘤应手术治疗；⑥扁平脑膜瘤、海绵窦内脑膜瘤、斜坡脑膜瘤无症状者，可暂不手术。

（3）手术应尽量全切，以减少复发。血供丰富脑膜瘤应进行术前辅助治疗如放射治疗等，以降低手术危险性。

第四节 听神经瘤

听神经瘤（acoustic neuroma）与其他脑神经鞘瘤一样起源

于神经鞘膜细胞（雪旺细胞），听神经瘤主要源于第Ⅷ脑神经的前庭神经，故又称前庭神经鞘瘤，占脑神经肿瘤的93.1%，占小脑脑桥角区肿瘤的65.0%～72.2%。发生年龄多在30～60岁，最年幼者为8岁，高龄者在70岁以上。女性略多于男性。

【诊断】

1. 临床表现　听神经瘤发生在第Ⅷ脑神经，生长缓慢，病程长，多3～5年，随着肿瘤的生长发展，表现为Ⅷ、Ⅴ、Ⅶ脑神经症状，渐涉及Ⅸ、Ⅹ、Ⅺ脑神经及小脑、脑干等结构，并出现相应部位受损的症状和体征。临床按其症状出现的顺序将该肿瘤分四期，便于早期诊断，及时治疗。

第一期：即肿瘤早期，瘤体小，只影响听神经功能，表现头昏、眩晕、患侧耳鸣。患者自述"汽笛声""蝉鸣声""哨声"等，阵发性发作，伴耳聋。后渐转入持续性耳鸣，听力丧失，故患者均求医耳科。

第二期：肿瘤长至2cm左右，患者在第一期症状的基础上出现三叉神经受损症状，角膜反射减弱或消失，患侧面部麻木或感觉消失。很少有面瘫及三叉神经痛。有时患者可出现三叉神经运动支及小脑半球受损的症状。

第三期：肿瘤直径达3cm以上，在上述脑神经受损症状加重的同侧可伴有眼球震颤、声音嘶哑、呛咳、吞咽困难、耸肩无力、步态不稳、病侧肢体共济失调、肌张力低下及锥体束征，第Ⅸ、Ⅹ、Ⅺ对脑神经、小脑、脑干受损的症状和体征。

第四期：肿瘤继续增长，除上述症状外，患者头痛、呕吐、视乳头水肿、视力下降等颅内压增高的症状（因肿瘤压迫第四脑室，导水管环池引起脑脊液循环受阻所致）。此期属晚期，患者渐出现表情淡漠，反应迟钝，可突然出现枕骨大孔疝及小脑疝发作，直至呼吸停止。临床上又将病变的部位分内侧、外侧两型，其鉴别如表 6 - 1。

表 6 - 1　内侧型、外侧型听神经瘤鉴别

	内侧型	外侧型
发病部位	听神经近脑干段	听神经内耳道段
发病率	20% ~25%	75% ~80%
病程发展	病程短，发展快	病程长，发展慢
第Ⅷ对脑神经症状	出现晚，听神经损害轻	出现早，较完全
与脑干关系	与脑干粘连较多	与脑干无明显粘连
第 V、Ⅶ 对脑神经	多出现在颅内压增高之后	出现在颅内压增高之前
锥体束征	出现早，损害重	出现晚，损害轻
X 线平片	可见岩骨尖破坏	内听道扩大

2. 检查

（1）耳神经检查

①听力检查：Weher 试验、Rinne 试验及 Schwabach 试验以鉴别传导性及神经性耳聋，电测听可确定听力减退程度。

②复聪现象检查（重振试验）：是精细的听力检查，可确诊耳聋的性质及病变范围。复聪现象阳性，即每次增加音响时两耳的听力差别渐缩最后相等，此情况多见于耳蜗听觉感受器病变（如耳迷路炎）；复聪现象阴性，即两耳增加音响强度，其听力差别保持一定距离属神经性耳聋，对听神经瘤有诊断意义。

③脑电图测听：以电测听频率测两耳听力，同时描记脑电图，对早期诊断听神经瘤的听力障碍阳性率可达 90%。

④前庭平衡功能检查：用人为的方法刺激半规管，以诱发眼球震颤、眩晕现象，对本病诊断意义较大。

（2）脑脊液检查：脑脊液蛋白含量增高，有的高达几十倍，细胞计数、糖、氯化物均正常。

（3）X 线检查：病侧内听道扩大，压迫性的骨质吸收及骨质破坏现象，断层更清楚。

（4）脑室造影：可显示第三脑室、大脑导水管和第四脑室的移位变形来判定肿瘤大小方向。

（5）头颅 CT、MRI 对本病有重要的诊断意义。

3. 诊断要点

（1）头昏、眩晕、耳鸣，进行性听力下降。

（2）第Ⅶ、Ⅷ、Ⅸ对脑神经症状或伴有后组脑神经症状。

（3）小脑性共济失调。

（4）脑干诱发电位异常。

（5）CT、MRI 发现小脑脑桥角占位。

4. 鉴别诊断

（1）非肿瘤性疾病：内耳性眩晕、前庭神经炎、迷路炎及各种药物性前庭神经损害等均可出现眩晕、头昏、耳鸣等症状。鉴别点在于听神经瘤患者常为一侧进行性耳鸣、耳聋。听觉神经损害症状和特征及内听道扩大等改变。

（2）小脑脑桥角其他肿瘤性疾病：①上皮样囊肿，首发症状为三叉神经痛，听力下降多不明显，前庭功能正常。CT 呈低密度灶，无增强效应。内听道不扩大。MRI：T_1 加权像低信号，T_2 加权像高信号，无强化。②脑膜瘤，耳鸣、耳聋多不明显，而以颅内压增高为主。CT 可见一境界清楚，密度均匀的肿块，呈均匀一致的增强现象。骨窗片可见岩骨吸收或增生，而内听道多正常。③三叉神经肿瘤，占脑神经瘤 5% 左右。多发生在三叉神经半月节或三叉神经根部，以三叉神经症状为主。早期无耳鸣耳聋。无内听道扩大。分三型：中颅窝型发生于三叉神经半月节等，沿硬膜外生长，除三叉神经受损外，还可压迫第Ⅲ、Ⅳ、Ⅵ对脑神经而出现相应症状；

后颅窝型——发生于三叉神经根膜；三叉神经痛罕见，而表现为小脑脑桥角综合征；哑铃型——前两型分别向后或前生长，形成跨居颅中、后窝的哑铃状肿瘤，兼有中、后颅窝神经受损症状，CT 或 MRI 检查可以确诊。④脑干或小脑半球胶质瘤，年龄较轻，病程短，小脑或脑干症状出现早，早期出现锥体束征。CT 或 MRI 有特征性表现。⑤转移瘤，常来自鼻咽癌或肉瘤转移，多有鼻咽部症状和颈淋巴结肿大等，鼻咽部或颈部肿块活检可确诊。

【治疗】

听神经瘤是良性肿瘤，争取早期诊断切除以根治，但手术后仍需注意并发症的治疗。

1. 手术切除　常用枕下入路、颅中窝入路和迷路入路三种方法。枕下入路适用于较大的并有颅内压增高的肿瘤切除，可保留面神经功能，减少对第Ⅸ、Ⅹ、Ⅺ对脑神经和脑干的损害；颅中窝入路适用于局限于内听道的肿瘤，可清楚地从面神经与听神经的耳蜗支分开，保留两神经功能；迷路入路适用于中等大小的肿瘤，可使肿瘤切除完全，保留面神经，减少并发症。

2. 并发症处理　听神经瘤切除术后可导致面神经、三叉神经、舌咽神经、迷走神经及脑干的损伤，使患者永久性面瘫、角膜炎、吞咽困难、喝水呛咳、吸入性肺炎。其处理如下：①鼻饲，必要时气管切开，保持呼吸道通畅；②应用抗生素控制感染，对永久性面瘫则做面 - 副神经、面 - 舌下神经吻合术。

【病情观察】

观察生命体征，神志、瞳孔、体温、脉搏、呼吸、血压、血氧饱和度等。观察记录神经功能症状与体征。观察手术后引流量与引流液的性状。部分不愿手术或不能手术者，应密切观察听力变化，每 6 个月复查一次 CT 或 MRI。

【病历记录】

全面记录患者的术前、术后症状体征，特别行观察治疗的患者，即使阴性也必须详细记录在案。

【注意事项】

1. 医患沟通

（1）听神经瘤属颅内良性肿瘤，绝大多数生长较慢，对特殊需要患者（如演员），小听神经瘤可密切观察。

（2）听神经瘤手术疗效近年有了很大提高，但术后特别是在听神经瘤术后易出现面瘫而影响美容。

（3）后组脑神经症状一旦出现，易发生呛咳、吞咽困难，易并发肺部感染等。应让患者充分了解听神经瘤的病理特性及手术并发症，医患共商、选择治疗方案。

2. 经验指导

（1）不明原因的耳鸣、眩晕，应排除听神经瘤可能，特别是伴有听力下降者，应做进一步检查，脑干诱发电位可作为筛选检查、诊断方法，一旦发现听神经异常应及时行 CT、MRI 检查。

（2）听神经瘤如能全切除，肿瘤可达治愈，小听神经瘤及复发肿瘤可行 γ 刀治疗，如存在颅神经功能障碍（包括术后出现的）应用神经营养剂，术后面瘫也有人主张行面神经移植术。

第五节 颅咽管瘤

颅咽管瘤是一种常见的先天性肿瘤，由外胚叶形成颅咽管残留的上皮细胞组成，在鞍区占第二位，任何年龄均可发病，但以少年儿童较多见，男性稍多。

颅咽管瘤多发于鞍上，可向下丘脑、第三脑室、鞍旁、额底部及脚间前池发展，压迫视神经交叉、垂体，影响脑脊液循环，鞍内少见。可同时在鞍内、鞍上者呈哑铃状，个别发于第三脑室，偶发于鼻腔、蝶鞍骨内，由此生长破坏颅底。

【诊断】

1. 临床表现 根据肿瘤的部位、生长速度、发展方向，患者年龄不同则临床症状不同。

（1）颅内压增高：几乎所有患者均以头痛为首发症状，伴呕吐、复视、颈痛。检查时发现视乳头水肿，头颅增大，颅缝裂开，叩之呈"破壶"音，因瘤体阻塞脑脊液循环所致。

（2）视力、视野改变：因肿瘤压迫视交叉及视束，早期可有视力减退，缓慢发展至失明。视野缺损变异很大，可有生理盲点扩大，象限性缺损、偏盲。儿童多见有视乳头水肿，成人多见双颞侧偏盲，视神经原发性萎缩。

（3）下丘脑、垂体功能损害症状：儿童或成人多见肥胖、尿崩症、毛发稀少、皮肤细腻。儿童生长发育迟缓，呈侏儒症。性器官发育迟缓或不良，成人性功能低下，妇女停经，泌乳障碍。晚期患者嗜睡、乏力、体温调节失调（高热或体温不升），精神症状等。

（4）局灶症状：肿瘤向颅前窝生长可有精神障碍，大小便不能自理，记忆力减退，癫痫及失嗅症，向颅中窝发展出现脑干及小脑受损症状，肿瘤向鞍旁发展出现海绵窦综合征等。

2. 检查

（1）颅骨X线摄片：颅骨X线摄片可显示鞍上型肿瘤可压迫蝶鞍使其成碟状，鞍内型使蝶鞍扩大，70%～80%在鞍上可见肿瘤钙化斑。儿童多见颅内压增高表现。

（2）脑血管造影：肿瘤压迫显示不同程度的移位，鞍上、鞍内向上生长的肿瘤大脑前动脉向后移位，向后生长的可压迫基底动脉使其向后移位，肿瘤长入第三脑室时出现侧裂动脉向外上移位，大脑前动脉垂直上移。

（3）气脑造影和脑室造影：鞍上区气脑造影显示视交叉池抬高或消失，第三脑室前部充盈缺损。肿瘤长入第三脑室，室间孔阻塞，显示侧脑室扩大，第三脑室充盈。

（4）实验室检查：可见促性腺激素、生长激素、肾上腺皮质激素水平降低。

（5）CT、MRI：对定位、手术指导提供可靠依据。

3. 诊断要点 儿童颅咽管瘤的诊断较为容易。对于生长发育迟缓的儿童，如伴有视力、视野障碍，应想到有颅咽管瘤的可能，应做必要的辅助检查，争取早期确诊。对于成人颅咽管瘤，因与鞍区的其他肿瘤表现相似，诊断应加以注意。

4. 鉴别诊断

（1）垂体腺瘤：大多见于 15 岁以后，无生长发育迟缓，一般无颅内压增高症状，视野改变表现为典型的双颞侧偏盲，眼底可有原发性视神经萎缩，蝶鞍多呈球形扩大而无钙化。

（2）鞍结节脑膜瘤：多见于成人，常无内分泌障碍及下丘脑损害改变。鞍结节部位可有骨质增生或骨质破坏，常累及前床突及蝶骨小翼，增强 CT 可在鞍上区显示高密度团块影。

（3）神经胶质瘤：多见于儿童及青年，内分泌症状少见，常有单眼球突出及一侧视神经孔扩大的表现，无钙化。

（4）三脑室前部胶质瘤：早期出现颅内压增高的表现并呈进行性加重，无蝶鞍改变，无钙化，无内分泌症状，CT 扫描可资鉴别。

【治疗】

（一）手术治疗

1. 手术适应证 颅咽管瘤为良性肿瘤，边界明显，呈膨胀性生长，应尽量全切肿瘤，可望达到治愈。如果肿瘤已与颈内动脉、视神经等周围组织紧密粘连以及肿瘤较大并浸润下丘脑时，即使勉强切除，效果也不一定满意。下丘脑症状严重，已有意识障碍、卧床不起时，则多不能耐受手术，宜行立体定向下囊腔穿刺抽液，并同时注入放射性核素行内照射。

2. 手术入路 取决于肿瘤的部位、大小、钙化的程度、囊肿部分的位置及对脑脊液通路的影响。常用的手术入路有以下几种。

（1）额下入路：适用于鞍上－视交叉前－脑室外型颅咽管瘤。

（2）翼点入路：是最常用的手术入路，适用于向一侧鞍旁发展的鞍内－鞍上型、鞍上－脑室外型的视交叉下及视交叉后的颅咽管瘤。

（3）终板入路：适用于视交叉后的鞍上－脑室外侧型颅咽管瘤。

（4）经胼胝体或经皮层侧脑室入路：适用于鞍上－脑室内型阻塞室间孔引起脑积水的颅咽管瘤。

（5）经蝶窦入路：适用于鞍内型和向蝶窦内生长的颅咽管瘤。

（6）联合入路：为切除巨大颅咽管瘤，可采取上述入路中的两种联合入路。

（二）放射治疗

可减少囊液的形成和抑制囊壁肿瘤细胞的生长，分为内放射和外放射两种，但应控制放射剂量，避免发生放射性脑坏死。

【病情观察】

观察排尿情况，患者是否有多尿、多饮；观察水、电解质检查情况、脑膜刺激症状及体温。

【病历记录】

病历记录不仅要对阳性体征有记录，对一些阴性体征也要有记录。对各项检查结果要及时记录，对诊疗过程中的每一措施、患者的反应都要有所记录。对手术可能出现的风险要有充分的准备，有详细的应对方案，这些要及时记录。

【注意事项】

1. 医患沟通

（1）提倡诊疗全程式的医患沟通，对患者病情变化、检查结果、治疗方案充分与患者进行沟通。

（2）充分尊重患者的知情同意权。

（3）与患方协商诊疗方案过程中，要让患方理解手术并发症，说明医护人员会尽最大的努力，将手术风险降到最低，但并不能完全避免。

2. 经验指导

（1）对于生长发育迟缓的儿童，如伴有视力、视野障碍，应想到有颅咽管瘤的可能。应做必要的辅助检查，争取早期诊断。

（2）由于目前采用了显微外科技术，应争取首次全切肿瘤，对于手术不能全切者，术后应辅以放疗，并做定期观察。对于术后出现下丘脑损伤者，应加强并发症的治疗，使用激素替代疗法，并加强术后监护。

第七章

发作性疾病 ◆◆◆

第一节 癫 痫

癫痫 (epilepsy) 包括一组疾病和综合征，是大脑神经元异常放电，导致短暂的大脑功能失调的一种反复发作的慢性疾病，以肌肉抽搐和（或）意识丧失为其重要表现，具有发作性、复发性及通常能自限的特点。另外还可表现为感觉、运动、自主神经（即自主神经）等方面的障碍。痫性发作 (seizure) 通常指一次或一种发作过程，是脑神经元过度同步放电引起的短暂脑功能障碍，患者可同时有几种痫性发作。癫痫是一种常见病，据国内流行病调查，其发病率约为人群的 1‰，患病率约为人群的 5‰。癫痫是神经系统疾病中仅次于脑卒中的第二大常见疾病。

【诊断】

1. 临床表现 所有癫痫发作都有的共同特征，即发作性、短暂性、重复性、刻板性。发作性指突然发生，持续一段时间后迅速恢复，间歇期正常；短暂性指持续的时间都非常短，数秒、数分钟或数十分钟，除癫痫持续状态外，很少超过半小时；重复性指其有反复发作的特点，仅发作一次不能诊断癫痫；刻板性指每种类型发作的临床表现几乎一致。

(1) 大发作：以突然昏迷和全身抽搐为主要症状，见于成人或儿童。其症状的发展分为三个阶段。

①先兆期：若在大发作后尚能回忆昏迷前的感觉症状，则称之为先兆，而后出现意识丧失。先兆实际是发作的首发症状。临床和脑电图现象提示神经元的病理放电至少在开始时限于局部的大脑皮质或与其有关的皮质下核。

②痉挛发作期：痉挛发生在神志丧失的瞬间，患者突然尖叫一声而跌倒于地之后发生。肌肉抽搐可先后分成两期。a. 强直期：发作开始，全身肌肉同时发生持续性收缩。持续约 20 秒钟，在肢端逐渐出现微细的震颤，后者的幅度逐渐增大并延及全身，即进入阵挛期。b. 阵挛期：全身肌肉呈现间歇的屈曲痉挛，此期持续 30～50 秒，最后在一次强烈痉挛后，突然停止。发作中呼吸暂停，面唇青紫，瞳孔散大，二便失禁，并有舌咬伤。发作后呼吸恢复，口喷泡沫，意识转清，瞳孔趋向正常。整个恢复时间 5～15 分钟。除先兆外，对发作经过全无回忆。

③痉挛后精神模糊期或昏迷期：当患者抽搐停止后进入昏迷和昏睡状态。期间患者呼吸渐趋平稳，脸色转为正常，而后延续十余分钟到 3～4 小时的睡眠；或经一个短期或较长的精神错乱或精神模糊期，最后才逐渐清醒。醒后往往感到头痛、头昏、全身酸痛和乏力，对发作的经过无记忆。

(2) 小发作：以短暂的意识障碍为主要表现，多见于儿童和少年期。有下面几种类型。

①单纯失神发作：也叫典型失神发作。多见于 6～12 岁儿童，15 岁后发病者极少。表现为突然发生或突然停止的意识丧失，持续 5～20 秒。患者当时静止、无语、两眼瞪视或上视，发作后无记忆。发作时，脑电图记录示双侧对称同步的高电位棘慢综合波，逐渐缓慢然后突然终止。

②复杂性失神发作：除有意识丧失外，还可有咀嚼、双

手摩擦、吞咽等自动症，应与精神运动性发作鉴别。失神发作的脑电图上有棘慢波发放，而精神运动性发作在一侧或双侧颞部有局灶性尖波或棘波等痫样放电。

③肌阵挛性发作：有广泛的肌阵挛，以屈肌为主。因手部肌肉的阵挛可导致手中物体挥出，躯干部肌肉的阵挛可导致倾跌。发作时脑电图上有棘波或多棘慢波等痫样放电，其棘波和阵挛同步。

④不典型小发作：发作与典型失神发作很相似，但发作的开始与恢复均较慢，不易由深呼吸诱发。脑电图上没有双侧同步的棘慢波发放，不是良性的癫痫，往往为 Lennox-Gaslaut 综合征的组成部分，患者患有弥散性脑病或由婴儿痉挛症转化而来，半数以上者有智能障碍，也常伴有大发作。

(3) 局限性发作：发作多局限在身体的某一部分。除儿童良性中央回颞部放电灶癫痫及枕部放电灶癫痫外，主要见于继发性癫痫。症状表现决定于异常放电的部位。发作时间短促，数秒钟至数十秒钟。但也可扩展成为全面性大发作。

①运动性发作

单纯运动性发作：为一系列的局部阵挛性抽搐，有时自强直性转化为阵挛性，多见于口角、眼睑、手指或足趾。偶尔持续数小时或数日，则称为部分性癫痫连续状态。若按大脑皮质运动区的分布顺序扩延，发作自一侧手指开始，缓慢地扩展到同侧的下肢或整个半身，称为 Jackson 发作。严重而持久的发作常遗留暂时性的局部瘫痪（Todd 瘫），此时患者的意识并不丧失，如果传至身体的对侧，则可出现意识或思维的障碍。

旋转性发作：常见为眼球向一侧偏转，也可包括头和躯干，偶尔造成全身旋转一圈至数圈后跌倒。以额叶背外侧放电为主。

语言性发作：可能由于额叶背外侧或中央前回偏外侧的

放电引起。此时患者不能用语言表达其意念，也可发出单调的语言或反复发作前所说的字句，后者也称痫性重复语言。

②感觉性发作

体感性发作：大多发生在口唇、舌部、手指或足趾等处，为蚁走感、麻感、针刺感、触感、变形感、温热感等。按大脑皮质感觉区的分布顺序扩散，成为 Jackson 发作，也可越过中央沟而继发局限性运动性发作或全身强直－阵挛性发作。

特殊感觉性发作：表现为简单的五官幻觉，如闪光、图像、噪声、异味感和晕感等。

（4）精神运动性发作：也叫复杂部分性发作，主要属于继发性癫痫，系部分发作而有意识障碍的总称。因发作为颞叶病变引起，又称为颞叶癫痫或颞叶性发作；后发现病变还涉及边缘系统，也称边缘性发作。

①特殊感觉性发作：包括幻觉和错觉。前者包含有嗅幻觉、味幻觉、视幻觉、听幻觉等，患者往往为闻及难以形容的臭味，尝物变味；视物变大、变小、变形等；或是听到噪声；或有飘浮感、旋转感等。

②内脏感觉性发作：常见者为腹气或胸气上升感，也可有心悸、腹痛、里急后重感等。

③记忆、思维、情感障碍发作：患者对陌生事物突然变得似曾经历过的情景；强迫自己想不应想或不合理的事。发作时感到恐惧、愤怒、抑郁或欣快。

④自动症：其自动症的形式有许多种，或见新的无意识动作，或是对幻觉、错觉的反应动作，也可能是重复原先正在进行的动作。有时有精神运动性兴奋，如无理取闹、脱衣裸体、爬墙跳楼等，每次发作持续数分钟或更长时间，醒后对发作情况毫无所知。

复杂部分性发作发展为全身强直－阵挛性发作也可见到，这种患者单独的强直－阵挛性发作多在夜间发生。

（5）其他类型

①儿童良性中央回–颞叶棘波灶癫痫：发病多在 3~13 岁间，以 9~10 岁为最多。症状为一侧口唇、齿龈、颊黏膜的感觉异常，以及一侧面部、口唇、舌和咽喉部肌肉的强直性、阵挛性抽搐。常在夜间睡眠时或午睡时发作，致使患者突然惊醒，意识尚清，但语言困难。在睡眠中发作者常常发展为大发作。若行脑电图检查可发现一侧或双侧中央区和（或）颞部有棘波灶。发作比较稀疏，一般隔数月或更长时间发作一次。本症占儿童癫痫的 15%~20%，不管治疗与否，到青春期自愈。

②儿童枕部放电灶癫痫：发病年龄自 15 个月至 17 岁（平均 7 岁）。常出现发作性的视觉症状，如黑矇、视幻觉（移动的光点）或错觉，随之可有偏侧阵挛性抽搐，偶可有大发作。发作后有头痛感。闭眼时脑电图上枕部高波幅棘波或尖波，睁眼时消失，此为与其他癫痫如不典型失神发作的鉴别点。

③婴儿痉挛症：为婴儿期发生的一种癫痫综合征。多在 3~7 个月的婴儿中发生，表现为短促的强直性痉挛，以屈肌较多见，常呈突然的屈颈点头、弯腰，也可涉及四肢，每次痉挛 1~15 秒钟。一日可发作数次至数十次，以睡前和醒后最频繁，发作时常伴有发声。脑电图示高电位节律失调。

④其他症状：原发性癫痫在发作间歇期并无异常，但多年和频繁大发作的患者，可能呈现精神衰退现象如记忆减退、反应迟钝、性格孤僻等。继发性癫痫的体征和症状取决于原发病，例如脑瘤和卒中患者常有局灶性神经体征。

2. 检查

（1）实验室检查

①血常规：部分患者血白细胞升高，可提示并发感染。

②血液检查：如为癫痫持续状态，可有血糖下降、尿素氮升高，可有高血钾。

③脑脊液检查：检查压力、常规和生化。一般在发作缓解期进行，有助于症状性癫痫的诊断及确定病因。

（2）特殊检查

①脑电图（EEG）：是诊断癫痫最常用的辅助检查方法，45%～50%癫痫患者发作间歇期的首次EEG检查可见尖波、棘波、尖－慢波或棘－慢波等痫样放电。局限性的痫样放电提示局限性癫痫，普遍性的痫样放电提示全身性癫痫。

②MRI、CT：MRI波谱分析对海马硬化所致的颞叶癫痫有帮助。MRI比CT更敏感。成年起病的癫痫、儿童期起病的局限性癫痫、有神经系统异常体征或EEG显示局灶异常慢波者，影像学检查可以提高癫痫病因的检出率。

③SPECT和PET：对诊断颞叶癫痫敏感性较高。

3. 诊断要点

（1）癫痫的临床诊断主要根据癫痫患者发作的病史，特别是可靠目击者所提供的详细的发作过程和表现，EEG表现为痫性放电，神经影像学检查有异常表现。

（2）诊断癫痫时，应确定发作类型如颞叶癫痫、额叶癫痫、枕叶癫痫、顶叶癫痫等。

（3）结合相关检查确定是原发性癫痫还是症状性癫痫。

4. 鉴别诊断

（1）晕厥：是短暂性全脑灌注不足导致短时间意识丧失和跌倒，偶可引起肢体强直阵挛性抽动或尿失禁。血管抑制性晕厥前，常有情感或疼痛刺激史；由于静脉回流减少的晕厥常在久站、脱水、排尿等诱发；直立性低血压晕厥多在突然起立时发生；心源性晕厥多在用力或奔跑时。晕厥发生前一般有头晕、胸闷等症状，不似失神发作的突然发生，意识和体力的恢复较缓慢。

（2）假性癫痫发作：是由心理障碍引起的脑部功能异常。有强烈的自我表现、发作性哭叫、出汗、睁闭眼等。视频脑电图有助于鉴别。若癫痫患者同时有之,则诊断困难,约20%的难治性癫痫属于此类。

(3)发作性睡病:是一种原因不明的睡眠障碍,可引起猝倒,易误诊为癫痫。根据突然发作的不可抑制的睡眠、易唤醒、意识始终清醒等可鉴别。

(4)短暂性脑缺血发作:为脑局部血流灌注不足所致的短暂功能失常。表现为突然发作的局灶性症状、体征,持续数分钟至数小时,多在24小时内完全恢复。常见于中老年患者,有明显脑血管病征象,脑电图正常有助于鉴别。

【治疗】

癫痫治疗是长期的,不仅要完全控制发作,还要使患者获得较高的生活质量或回归社会。包括病因治疗、药物治疗、手术治疗。目前,癫痫治疗仍以药物治疗为主。

(一)病因治疗

有明确病因者应首先进行病因治疗,如颅内肿瘤,需要手术切除肿物;寄生虫感染,需要抗寄生虫治疗。

(二)药物治疗

没有明确病因,或虽有明确病因但不能根除者,需药物治疗。

确定是否用药,根据其情况酌情选用抗癫痫药物。半年内发作2次以上者,一经诊断明确,即应用药。根据癫痫发作类型、癫痫及癫痫综合征类型选择用药。单药治疗是应遵循的基本原则。2种或多种抗癫痫药物合用不能提高疗效还可增加不良反应和患者经济负担,一般2种,最好不超过3种。

癫痫治疗是一个长期过程,特发性癫痫通常在控制发作1~2年后,非特发性癫痫在控制发作3~5年后才考虑减量和停药,部分患者需终生服药。

(1)传统 AEDs

①苯妥英钠(Phenytoin,PHT):对全身强直阵挛性发作

(GTCS) 和部分性发作有效，可加重失神和肌阵挛发作。本药吸收变动很大，取决于进入体内的部位。口服 4～8 小时血浓度达高峰，治疗剂量与中毒剂量接近，小儿不易发现不良反应，婴幼儿和儿童不宜服用。成人剂量每日 200mg，再加量时要慎重。半衰期在 20 小时以上，达到稳态后成人可日服 1 次。不良反应为剂量相关性，如皮疹、齿龈增厚、毛发增生和面容粗糙等，干扰叶酸代谢可发生巨幼红细胞性贫血，必要时可同时服用叶酸。

②卡马西平 (Carbamazapine, CBZ)：是部分性发作的首选药物，对复杂部分性发作疗效优于其他抗癫痫药物，对继发性GTCS 亦有较好的疗效，但可加重失神和肌阵挛发作。胃肠道吸收慢，口服 48 小时达峰浓度，半衰期 12～35 小时。常规治疗剂量 10～20mg/ (kg·d)，起始剂量应为 2～3mg/ (kg·d)，1周后渐加至治疗剂量。否则易出现头昏、共济失调等不良反应。其他不良反应包括变态反应，影响心脏传导功能等。

③丙戊酸钠 (Valproate, VPA)：是一种广谱抗癫痫药物，是全面性发作，尤其全身强直阵挛性发作 (GTCS) 合并典型失神发作的首选药，也用于部分性发作。口服吸收快，与血浆蛋白结合力高。强调本药的单药治疗，不仅肝毒性反应低，而且药效好。一般不良反应较短暂，轻微。常规剂量成人每日 600～1500mg，儿童 20～50mg/ (kg·d)。

④苯巴比妥 (Phenobarbital, PB)：常作为小儿癫痫的首选药物，较广谱，起效快，对 GTCS 疗效好，也可用于单纯及复杂部分性发作，对发热惊厥有预防作用；可用于急性脑损害并发癫痫或癫痫持续状态。常规剂量成人每日 60～150mg，小儿＜3mg/ (kg·d)。较安全，价格低廉，常见不良反应有镇静、(儿童) 多动和认知障碍等。

⑤扑痫酮 (Primidone, PMD)：经肝代谢成为有抗痫作用的苯巴比妥和苯乙基丙二酰胺 (phenylethyl malonamide)。适

应证是 GTCS，以及单纯和复杂部分性发作。

⑥乙琥胺（Ethosuxamide，ESX）：仅用于单纯失神发作和肌阵挛发作。吸收快，约 25% 以原型由肾排泄，与其他抗癫痫药物很少相互作用，几乎不与血浆蛋白结合。

⑦氯硝西泮（Donazepam，CNZ）：直接作用于安定受体（GABA 受体亚单位），起效快，但易出现耐药，使作用下降。作为辅助用药，小剂量常可取得良好疗效，成人试用每日1mg，必要时逐渐加量；小儿试用每日 0.5mg。

（2）新型抗癫痫药物：是最近开始在临床上应用的新药，也是治疗难治性癫痫的主要药物。

①托吡酯（Topirmate，TPM）：为单糖磺基衍生物，对难治性部分性发作、继发 GTCS、Lennox-Gastaut 综合征和婴儿痉挛症等均有一定疗效。半衰期 20~30 小时。常规剂量成人每日 75~200mg，儿童 3~6mg/（kg·d），应从小剂量开始，缓慢增至治疗剂量。很少出现严重不良反应。

②拉莫三嗪（Amotrigine，LTG）：对部分性发作、GTCS 和 Lennox-Gastaut 综合征有效，对肌阵挛发作无效。成人起始剂量 25mg，每日 2 次，之后缓慢加量，维持剂量每日 150~300mg；儿童起始剂量 2mg/（kg·d），维持剂量 5~15mg/（kg·d）；与丙戊酸合用剂量减半或更低。不良反应较少，加量过快时易出现皮疹。

③加巴喷丁（Gabapentin，GBP）：是人工合成能自由通过血-脑屏障的拟 GABA 药。主要用于难治性癫痫的添加治疗，对自动症、部分继发全面性发作特别有效，对 GTCS 亦有效。不经肝代谢，以原型由肾排泄。起始剂量 300mg，每日 3 次，维持剂量每日 900~4800mg，分 3 次服。

④非氨酯（Felbamate，FBM）：对部分性发作和 Lennox-Gastaut 综合征有效，可用行单药治疗。起始剂量 400mg，维持剂量每日 1800~3600mg。90% 以原型经肾排泄，可出现再

生障碍性贫血和肝毒性。

⑤氨己烯酸（Vigabatrin，VGB，喜保宁）：对部分性发作治疗优于全身性发作，对 Lenno – Gastaut 综合征、婴儿痉挛亦有效，也可用作单药治疗。主要经肾排泄。起始剂量 500mg，每日 2 次，每周增加 500mg，维持剂量每日 2～4g，分 2 次服。

3. 手术治疗 有些患者经 2 年以上正规的抗癫痫治疗，尽管试用所有主要的抗癫痫药物单独或联合应用，且已达到患者所能耐受的最大剂量，但每月仍有 4 次以上发作，称为难治性癫痫（intractable epilepsy）。其中包括 20%～30% 的复杂部分性发作患者用各种 AEDs 治疗难以控制发作，可考虑手术治疗。半球切除术、软脑膜下横断术、病灶切除术、胼胝体切开术都是目前常用方法，可酌情选用。

【病情观察】

主要观察患者治疗后症状是否缓解，如发作是否控制、意识障碍是否恢复，以评估治疗效果；如为癫痫持续状态，应主要观察患者的发作是否减少或缓解，生命体征是否稳定；使用抗癫痫药物治疗的，应注意观察有无不良反应。

【病历记录】

1. 门急诊病历 详细记录患者就诊时间及就诊时的主要症状，如有无意识障碍、肢体抽搐、眼球上翻、口吐白沫、尿失禁等，记录有无发作前的前驱症状，如有无黑矇、头昏等。记录有无精神异常史、家族中有无癫痫发作史、有无类似发作史，如有，应记录诊疗经过、是否维持治疗。体格检查应注意神经系统阳性体征，特别是有无定位体征。辅助检查记录脑电图、CT、MRI 的检查结果。

2. 住院病历 详尽记录患者发病过程、门急诊或外院的诊疗经过，所用药物及效果如何，首次病程记录应提出相应的诊断与鉴别诊断要点、详尽的诊疗方案。记录患者入院治疗后的病情变化、治疗效果，尤其是有关脑电图、CT、MRI

的检查结果。需手术治疗的，应请患者或直系亲属签署知情同意书。

【注意事项】

1. 医患沟通　应如实告知患者或其亲属有关癫痫的特点、治疗药物、疗程以及休息、避免刺激等注意事项。必须告知定期门诊随访的重要性。医师应帮助患者的家属、同事和其他密切接触者树立正确的观念，创造一个利于患者康复的家庭、工作和社会氛围。治疗时，应确定个体化的治疗方案，对治疗中可能出现的并发症、需调整的治疗方案或需手术治疗者，应及时告知患者本人和家属，征得其同意，并签字为证。应耐心解释、明确服药的必要性，说服患者配合医生规律、足量、按疗程用药，遵医嘱治疗，不要尝试所谓"祖传秘方"甚至荒谬邪说，以免造成伤害。

2. 经验指导

（1）癫痫诊断步骤可分三步

①首先确定是否为癫痫：a. 病史是诊断的主要依据，通过病史了解是否具有癫痫发作的共性；b. 是否具有不同发作类型的特征。当具有上述两条时，需进行脑电图检查寻找诊断的依据。

②明确癫痫发作的类型或癫痫综合征：不同发作类型的治疗和预后差别很大，发作类型诊断错误，可能导致药物治疗的失败，应注意鉴别。癫痫综合征是一组症状和体征组成的特定癫痫现象，所涉及的不仅是发作类型，还包括其特殊的病因、病理、预后等，治疗也与其他癫痫不同，需仔细鉴别。

③判断癫痫的病因：如是症状性癫痫，还需确定癫痫的病因，鉴别脑部或全身性疾病。为探讨脑部疾病的性质，可考虑进行头颅 CT、MRI、脑血管造影、同位素脑扫描等检查。MRI 较 CT 更为敏感，因而高度怀疑继发性癫痫者，尤其是有局灶性神经系统定位体征的难治性癫痫，应该首先考虑进行

MRI 检查。

（2）根据患者的病史、症状、体征，结合脑电图等检查可以明确诊断。诊断明确者应进一步确定其发作类型；根据发作类型，给予药物治疗，控制发作，并嘱患者定期随访，以观察、评估药物的治疗效果。治疗时，应注意针对原发病因，有颅内占位的，应予手术治疗；癫痫大发作、癫痫持续状态者应迅速控制发作，并维持患者的生命体征，避免严重并发症的发生；如癫痫再次发作，应注意观察发作的类型、发作过程以及缓解过程，找出癫痫发作的原因或诱因，调整治疗方案，确定是否需要联合使用抗癫痫药物，并注意药物间的相互作用和不良反应，监测血药浓度，调整剂量，监测肝、肾功能，评估全身状况。对影像学检查有占位表现或局灶性的难治性癫痫，应及时请外科会诊，确定行手术治疗。癫痫控制良好，经动态观察无发作，可出院按照制订方案治疗，并嘱其门诊随访。

第二节　偏头痛

偏头痛是一种反复发作的血管性头痛，多在青春期发病，发作的严重程度、次数和持续时间变化很大。头痛多在单侧，常伴恶心、呕吐、面色苍白，间歇期正常。少数在发作前或头痛时伴有视觉、感觉、运动或情绪的紊乱，常有家族史。按收入家庭相比，低收入家庭的偏头痛发病率更高。中度和重度头痛的发病率与性别、年龄或收入没有关系。男女有性别差异，约为 1 : 3.2，男性发病率为 476.1/10 万，女性为 1350.8/10 万，女性患者中有 80% 在妊娠期停止发作，其发作与月经周期的关系密切。

【诊断】

1. 临床表现　多数起病于青春期，少数可在儿童或中年以后首发。女性约 4 倍于男性。临床上以反复发作的搏动性偏侧或双侧性头痛为主要症状。半数以上有家族史，临床上分为典型偏头痛、普通型偏头痛及复杂型偏头痛。

(1) 典型偏头痛：约占偏头痛的 10%。最常见的是视觉症状，如眼前闪光或出现金星、暗点、黑矇、偏盲。其他先兆是情绪烦躁、精神不振、思睡、肢体感觉异常、轻瘫或失语。先兆症状消失后随即发作搏动性头痛，开始为偏于一侧，但部分呈双侧性或以一侧为主，逐渐转向对侧。头痛常由轻转重。以前额、颞部眼眶周围开始向半侧或全头部扩散，伴以颞浅动脉搏动增强、面色苍白、畏光怕响、恶心、出汗等，剧痛时有呕吐，吐后头痛明显减轻，并喜静卧于暗室中。发作时可持续数小时，有时可达 1~2 日。若持续数日不缓解者，称为偏头痛持续状态。发作频率无规律，可每日发作或数周、数月甚至数年发作一次。偶存在 1 日内连续发作数次。间歇期内无症状。

(2) 普通型偏头痛：约占偏头痛 70%，其特点为头痛前无先兆症状。头痛发作的部位、性质、伴发症状均与典型偏头痛相似。主要表现为反复发作性头痛，伴有恶心、呕吐。头痛持续时间较长，可达数日，部分有家族史。发作期和发作后常无其他神经症状或体征。

(3) 复杂性偏头痛：是指偏头痛发作时伴有明显的神经、精神症状而言。可分为以下几种类型。

①基底动脉型：患者多为年轻女性，发作与月经有明显关系。开始时出现视觉障碍和脑干功能紊乱的症状，如闪光、暗点、黑矇、复视、眩晕、构音障碍、口周或舌发麻、肢体麻木、共济失调等。患者头痛高峰期有晕厥，甚至可伴有意识障碍。家族中可有相同类型或其他类型发作的偏头痛患者。

②眼肌麻痹型偏头痛和偏瘫型偏头痛：前者表现为偏头痛发作后出现眼肌麻痹，多见于儿童、青年，动眼神经受累

比滑车神经、外展神经受累多见，需几日至几周恢复。后者表现为偏头痛发作后，出现轻偏瘫，需经几日至几周偏瘫才恢复。这两种偏头痛反复发作可遗留持久体征。近年来，对因偏头痛所致的持久的卒中样病变者，称为偏头痛卒中。

③腹型偏头痛：表现偏头痛症状较轻，而以周期性上腹部疼痛，伴恶心、呕吐、苍白、出汗等自主神经症状为特点，持续数小时甚至 1 ~ 2 日。多见于儿童。青春期后症状逐渐与成人相同。

（4）丛集性偏头痛：又称偏头痛性神经痛。发病年龄多在 30 ~ 50 岁，男女之比为（3 ~ 4）:1，其临床特点：①在一段时间内（一般 3 ~ 6 周）有一连串密集性头痛发作，每日或数日一次，随之有数月至数年缓解期；②常于夜间发作而致患者惊醒，开始疼痛于一侧眶周围或球后，继之扩展至同侧额、颞、耳、鼻及面部；③疼痛的性质为跳痛、烧灼痛、牵扯痛、钻痛，直立位时症状缓解，并伴同侧面部发红、流泪、流涕、鼻塞症状；④约半数的患者有霍纳征，发作后消失，每次发作历时数分钟，极少超过 2 小时；⑤组胺试验阳性。

2. 检查

（1）脑电图：少数患者在发作中的头痛侧有局灶性慢波或棘波。

（2）经颅多普勒超声检查：头痛时可发现患者颅内动脉扩张。

（3）单光子断层扫描：头痛时病侧可以有局限性脑血流量下降。

3. 诊断要点

（1）国际头痛学会关于不伴有先兆（普通型）偏头痛的诊断标准如下。

①头痛发作持续 4 ~ 72 小时。

②头痛至少有以下两条特征：位于一侧、搏动性、程度

为中至重度、进行日常体力活动可使其加重。

③在头痛发作期，至少有下列一条发生：恶心和（或）呕吐、畏光和畏声。

④至少有满足上述标准的 5 次头痛发作发生。

⑤病史、体格检查、神经系统检查没有发现任何引起头痛的器质性病变。

（2）国际头痛学会关于伴有先兆（典型）偏头痛的诊断标准如下。

①下列 4 项特征至少存在 3 条：1 次或多次完全可逆的先兆症状；至少有 1 次先兆发展并逐渐超过 4 分钟；先兆症状持续≤60 分钟（如果多个先兆存在，持续时间按比例增加）；头痛的间隔时间 <60 分钟（可以在先兆前或与先兆同时发生）。

②至少有 2 次发作满足上述标准。

③病史、体检和神经系统检查排除任何引起头痛的器质性病变。

4. 鉴别诊断

（1）丛集性头痛：是较少见的一侧眼眶周围发作性剧烈头痛，有反复密集发作的特点。本病可能与下丘脑功能障碍有关，功能 MRI 显示发作期间同侧下丘脑灰质激活。极少有家族史，发病年龄较偏头痛晚，平均 25 岁；男性多见，为女性的 4～5 倍。壮年多见。头痛发作常表现眼球后及眶周的顽固性胀痛、刺痛和撕裂样疼痛，常伴恶心和呕吐，数日后出现疼痛侧动眼、滑车或外展神经麻痹，表现为上睑下垂、眼球运动障碍和光反射消失等。持续数日至数周缓解，数月至数年后又可复发。

（2）血管性头痛：如高血压或低血压、未破裂颅内动脉瘤或动静脉畸形、慢性硬膜下血肿等均可出现偏头痛样头痛，但无典型偏头痛发作过程，部分病例有局限性神经功能缺失体征、癫痫发作或认知功能障碍，颅脑 CT、MRI 及 DSA 检查可显示病变。

（3）缺血性脑卒中：极个别情况下缺血性脑卒中可作为偏头痛继发症出现，称为偏头痛性梗死。根据偏头痛渐进性病程和自发消退两个特点可与脑卒中区别。

（4）颈动脉痛：常为一侧面部、颈部、下颌或眶周的搏动性、刀割样疼痛，亦可为钝痛；颈部活动、吞咽、咀嚼或咳嗽等可诱发或加重，颈部常有触痛。每次发作可持续数日至数周，慢性病例可持续数周至数年。

【治疗】

偏头痛的治疗，解释性工作是治疗的最重要方面，并可能是所有治疗中最需要的。

1. 对发作的治疗 暗室内平卧，同时给予普通的止痛药并嘱其多睡眠能控制住多数患者的头痛，如有恶心或呕吐，妨碍止痛药吸收，那么在头痛发作首次症状时可给甲氧氯普胺 10mg 口服，不仅止吐而且也促进胃排空和蠕动，并可缩短偏头痛发作时间。

对出现呕吐的患者如口服的止吐剂不能控制，则可直肠用栓剂（甲哌氯丙嗪 25mg）或肌内注射给药（甲氧氯普胺 5~10mg，甲哌氯丙嗪 12.5mg）。

麦角胺对某些患者头痛症状的改善有帮助，尽可能在头痛发作的早期给予，因其可引起恶心、呕吐和腹痛，故必要时要加用止吐剂。

2. 高压氧治疗 有学者对 78 例顽固性偏头痛用高压氧治疗。1~2 疗程后，痊愈 56 例（82.4%），显效 10 例（14.7%），无效 2 例（2.9%），总有效率为 97.1%。

3. 舒马曲坦 有学者认为是当今最有选择性的 5-羟色胺 D_1 受体激动剂，适用于急性治疗。发作期应用 5-羟色胺 D_1 受体激动剂和 D_2 受体拮抗剂治疗；长期性预防发作可用 5-羟色胺。

4. 麦角胺的制剂 常用的包括有以下几种。

（1）咖啡因 – 酒石酸麦角胺合剂：口服，酒石酸麦角胺 1mg，咖啡因 100mg；如果不能控制呕吐，酒石酸麦角胺 2mg，咖啡因 100mg。

（2）Migril：口服，咖啡因 – 酒石酸麦角胺 2mg，二苯甲哌嗪 5mg，咖啡因 100mg。

（3）Medihaler 麦角胺：一种气雾剂，每次喷 0.36mg，每次发作最多用三个喷雾剂。

（4）Lingraine：舌下含服，酒石酸麦角胺 2mg。

5. 受体拮抗剂和 DA 受体激动剂 有人对儿童偏头痛 30 例用丙戊酸钠治疗，发现治疗疗效显著（$P < 0.05$）。该药治疗各种偏头痛安全、有效，值得推广。

6. 预防性治疗 预防需根据头痛发作的次数和严重程度、偏头痛影响患者生活问题的大小、患者对日常用药的态度及患者对所使用药物不良反应的耐受性等决定。所有预防性治疗的药物应只用数月而不是数年，且规律地撤药。有些患者对某种药物有效，而一些人则对另一种药物有效，另外一些则可能无一种药有效。从临床实际的观点看，各种药试用的次序是：阿司匹林、普萘洛尔、苯噻啶、异丙嗪、甲氧氯普胺、阿米替林、可乐定、二甲麦角新碱。如果某药有效，则在几周内出现明显作用，但必须记住安慰剂有时也可减少发作频次 30%。故应要求患者按时记录发作情况，这对诊治是十分有用的。

（1）如果确定或是可能的促发因素，则予以去除。

（2）进行可能的放松训练。

（3）对可能相关的抑郁和忧虑状态进行治疗，应用止痛药与 β 受体阻滞剂。

【病情观察】

主要观察患者治疗后头痛是否缓解，以评估药物治疗效果，确定继续治疗的药物剂量或否停药。药物治疗时，应观察有无治疗药物本身的不良反应，以便及时换药或停药。

【病历记录】

1. 门急诊病历 记录患者就诊的主要症状，如头痛的特点、发生发展和缓解过程，有无先兆及伴随症状；有无饮红酒及服药史；以往有无类似发作史，如有，记录诊疗经过、是否维持治疗。体检记录有无神经系统定位阳性体征。辅助检查记录脑电图、CT、MRI 等检查结果。

2. 住院病历 详尽记录患者的发病过程、门急诊或外院的诊疗经过。记录患者入院治疗后的病情变化、治疗效果，尤其是记录有关脑电图、CT、MRI 等检查结果。

【注意事项】

1. 医患沟通 应如实告知患者或其亲属有关偏头痛的特点、治疗药物及疗程，以使其能对本病有足够的正确认识。重要的是，患者需注意饮食调整、戒烟酒、避免受凉等，以避免诱发因素，减少发作。嘱患者定期门诊随访。应告知患者或其亲属，CT、MRI 等检查的目的是排除颅内器质性病变。

2. 经验指导

（1）诊断偏头痛，目前尚无确切的客观指标。主要依据详细询问病史，并掌握以下诊断要点：①以发作性搏动性头痛为主诉；②常起病于青春期，女性居多，有较长的、病情类似的反复发作史；③有的伴有特定的先兆，多数无先兆但都伴发明显的自主神经症状，如恶心、呕吐，间歇期如常人；④各种辅助检查包括脑成像和脑血管造影都无异常，脑电图检查偶见轻度或中度异常；⑤在直系亲属中常有类似的发作性头痛或病史。

（2）偏头痛一般根据头痛的程度选用相应的药物进行治疗，同时结合患者的具体情况制订治疗方案，如患者头痛不缓解，应排除基础疾病，不能一味增加剂量或频繁更换药物。

治疗期间应注意药物的不良反应。发作频繁者，发作间歇期应进行预防性治疗，以控制症状发作，如用尼莫地平20mg，每日2～3次，口服；或用普萘洛尔10mg，每日3次，口服。

（3）偏头痛与患者的生活习惯如喜饮红酒、进食含奶酪的食品等有关，应努力使患者养成良好的生活习惯，避免发作。治疗时必须首先排除颅内器质性病变。

第三节 发作性睡病

发作性睡病（narcolepsy）是日间出现不能克制的短暂睡眠发作。这是白天睡眠过度的最常见原因，多见于15～25岁，发病率为0.03%～0.16%。男女发病率相等。

睡眠障碍是间脑病变的突出征群之一，发作性睡病是睡眠障碍的一种表现形式。本病尚无解剖论据，偶然伴发于额叶或间脑病变，当下丘脑后区大脑脚受累时，可表现发作性睡病和猝倒症等。

【诊断】

1. 临床表现

（1）睡眠发作：在正常觉醒时间反复的、不能控制的睡意和睡眠发作。它可能出现在正常情况下（晚饭后舒服地坐着），也可能出现在异常环境下（如在站立、说话、阅读、看电视等各种活动中），而出现在异常情况下是其特征。可持续数秒或数小时，平均数分钟，一段小睡（10～30分钟）可使精神振作；多有自动执行其他行为时不注意期延长。患者可能在睡眠发作后10分钟之内进入快速动眼期睡眠，但不是均存在。易唤醒，醒后一般感到暂时清晰，但快速动眼期睡眠发作也出现在抑郁、睡眠剥夺后和儿童。白天睡眠过度常比发作性睡眠综合征的其他表现早数月或数年。

（2）猝倒发作：猝倒通常在警觉性突然增加时或情感受

到强烈刺激时发生（如大笑、生气），突然的发作失去肌张力而无力，严重时患者倾跌，不能运动，轻微时运动障碍限于个别肌群，产生膝部屈曲、颈部俯倾、面肌松弛、上睑下垂、复视等，持续数秒钟至2分钟，哌唑嗪可使其加重。症状在情感消退后或患者被接触后消失，意识始终清醒，不影响呼吸。通常发作持续数秒，发作后很快入睡，恢复完全。

（3）睡眠瘫痪（睡眠麻痹）：见于20%～30%的发作性睡眠综合征的病例，也可以单独出现。患者在准备睡眠、从REM睡眠中醒来时或睡醒时，一过性全身不能运动或出声，往往伴有焦虑和幻觉，但意识清晰，呼吸和眼球运动不受影响，有种可怕的感觉，经过数秒钟或数分钟后缓解，偶尔可达数小时，别人触及其身体或向其说话常可中止发作，但发作后如不行动可能复发。在正常人可以出现。

（4）入睡前的幻觉：约30%的患者发生，常和睡眠瘫痪同时出现，内容鲜明但是可怕，常属日常经历，多为生动的不愉快感觉体验。在睡眠发作时出现视或听、触、痛或运动性的幻觉（偶尔可在觉醒时发作）。也可由β受体阻滞剂引起或出现在正常人。

（5）夜间睡眠紊乱：约半数患者有自动症或遗忘症发作，颇似夜间睡行症，持续数秒、1小时或更长。患者试图抵制困倦而逐渐陷入迷茫，但仍可继续自动执行常规工作，对指令无反应。常突发言语，但不知所云，对发生的事情完全遗忘。可有失眠、睡眠不深、晨起后头脑不清醒、晨间头痛、肌肉疼痛、耳鸣、无力、抑郁、焦虑和记忆力减退等。

2. 检查

（1）多导睡眠图：显示睡眠潜伏期缩短（<10分钟），出现睡眠始发的REM睡眠，觉醒次数增多，睡眠结构被破坏等。

（2）脑电图：可正常。

（3）脑 CT 或 MRI 检查：正常。

（4）脑脊液检查：可正常。

3. 诊断要点

（1）发作性入睡：发生于易入睡和不易入睡以及不应入睡的场合，每次发作数分钟至数小时，睡眠不深，可被轻微的刺激所唤醒，清醒后立即恢复工作，每日发作数次，时间不等。

（2）猝倒症：在强烈的情感刺激下突然发生局部性肌张力减退和运动抑制，但意识清醒，持续数秒至数分钟自行恢复，可同时伴有自主神经症状，如皮肤苍白、少汗以及不自主运动如面肌痉挛等。

（3）睡瘫症：发生于即将入睡或醒来时，患者意识已清醒，但全身不能动，身体松弛，持续数秒至数分钟，经人触摸或自己奋力挣扎方能恢复。

（4）睡时幻觉：多为视、听幻觉，内容鲜明，多发生于睡瘫症的开始阶段。

4. 鉴别诊断

（1）癫痫失神发作：多见于儿童或少年，以意识障碍为主要症状，常突然意识丧失，瞪目直视，呆立不动，并不跌倒；或突然终止正在进行的动作，如持物落地、不能继续原有动作，历时数秒。脑电图可有 3Hz 的棘－慢综合波。

（2）晕厥：由于脑血液循环障碍所致短暂的一过性意识丧失。多有头昏、无力、恶心、眼前发黑等短暂先兆，继之意识丧失而昏倒。常伴有自主神经症状，如面色苍白、出冷汗、脉快微弱、血压降低，多持续几分钟。

（3）Kleine－Levin 综合征：又称周期性嗜睡与病理性饥饿综合征，通常见于男性少年，呈周期性发作（间隔数周或数月），每次持续 3～10 日，表现为嗜睡、贪食和行为异常。病因及发病机制尚不清楚，可能为间脑特别是下丘脑功能异常或局灶性脑炎所致。

【治疗】

(1) 首先合理安排休息时间，保证夜间充足睡眠。定期安排时间休息，有助于维持觉醒状态；避免倒班工作、驾车、从事长时间连续工作或进行高精度、具有危险性职业；给予心理支持，增强治疗信心，家人、同事和亲友应给予理解和支持。

(2) 工作、学习前服用兴奋剂，可应用中枢神经兴奋剂苯丙胺、哌醋甲酯、苯异妥英、莫达非尼等；如三环类抗抑郁剂氯米帕明、普罗替林、丙咪嗪和阿米替林等有助于控制猝倒发作、睡眠麻痹和睡眠幻觉；也可应用氟西汀、万拉法新、左旋多巴或单胺氧化酶抑制剂苯乙肼、盐酸丙炔苯丙胺等。

每日口服右苯丙胺 5mg 可以帮助睡眠，必要时逐渐增加到每日 60～120mg，分 2～3 次服；或氯苯咪吲哚每日 2mg 口服，按需要逐渐增加到每日 12mg，分 2～3 次；右苯丙胺 5mg 每日 3 次，口服。常见的不良反应有出汗、易怒、不安。亦可给予哌醋甲酯每次 10～20mg，每日 2～4 次口服，对 REM 期有抑制作用。

猝倒和睡眠瘫痪可在夜间口服三环类抗抑郁剂氯米帕明，10～25mg，如果需要可增加到150mg，分 2～3 次，不良反应包括抗胆碱能症状：心律失常、低血压、癫痫发作、嗜睡、体重增加、阳痿。甲氯芬酯 0.1～0.2g，每日 3 次，口服；苯妥英钠 0.1g，每日 3 次，口服。国外亦有报道大剂量普萘洛尔每日 300mg 口服对其有效。

如果白天睡眠和猝倒是同一个问题，氯米帕明、右苯丙胺可以一起使用，少数患者应用普鲁替林，每日 60mg，分 3 次服，可以缓解这两个症状。

【病情观察】

注意观察患者发作特点，门诊治疗的，则随访观察治疗后患者的发作次数是否减少或消失；如反复发作而住院治疗的，则注意行 CT、脑电图等检查，以排除颅内占位性病变，并观察患者的发作是否减少，评估治疗效果。

【病历记录】

1. 门急诊病历 记录患者就诊的主要症状，如睡眠发作的特点、缓解过程及伴随症状。有无脑炎、脑外伤史等。以往有无类似发作史，如有，应记录诊疗经过。体检记录阳性体征以及有鉴别诊断价值的阴性体征。辅助检查记录脑电图、CT、MRI 等检查结果。

2. 住院病历 详细记录患者的发病过程。记录患者入院治疗后的病情变化、治疗效果，记录有关脑电图、CT、MRI等检查结果。

【注意事项】

1. 医患沟通 应告知患者和家属有关发作性睡病的特点、治疗药物和疗程，原从事高空、驾驶和高压电器等工作的患者，应调整工作，以防止意外发生。

2. 经验指导

（1）本病多发生于青少年，80% 发病于 30 岁以前。根据临床症状不难做出诊断。发作性入睡为必有的症状，需注意的是，多数患者前来就诊时可能在发作间歇期，临床表现不明显，此时需要向目击者了解发病的经过。

（2）神经系统检查无异常所见，若患者有阳性体征，则需排除颅内器质性病变。

（3）睡眠监测可发现特异性异常，白天的发作性入睡为REM；夜间睡眠与健康人不同，其睡眠周期从快速眼动期开始，而健康人则以非快速眼动期（NREM）开始。应与其他睡眠障碍或发作性疾病鉴别。

（4）本病主要依靠药物治疗，治疗期间注意观察药物的疗效、成瘾性及不良反应。治疗效果不佳者，应注意行 CT、脑电图等检查，排除颅内器质性病变，并调整治疗方案。

（5）治疗中，应注意有无治疗药物的不良反应，以便及时停药或换用其他药物。如治疗无效，病情加重，应行 CT 或 MRI 检查，以排除颅内器质性病变。

第八章

颅内压异常 ◀•••

第一节　颅内压增高

颅内压增高（increased intracranial pressure）是神经科常见的临床病理综合征，多数因颅内的炎症、占位及血管性疾病引起脑组织肿胀，颅腔内容物体积之间平衡失调，临床表现头痛、呕吐、视乳头水肿、脑脊液压力超过 1.80kPa（180mmH$_2$O），严重者出现意识障碍、脑疝等。其中脑脊液循环梗阻则是颅内压增高的重要机制之一。多数占位性病变的临床特征并不是由于颅内压增高引起而是由于脑组织移位造成。

【诊断】

1. 临床表现

（1）颅内压增高的临床类型：可分为弥漫性和局灶性两种。

①弥漫性颅内压增高：在颅内各腔没有大的压力差，如蛛网膜下隙出血、脑炎、脑水肿等，此型压力限度较高，很少引起脑疝，压力解除后神经功能恢复较快。

②局灶性颅内压增高：压力先在病灶附近增高，然后传递到颅内各处，在颅内分腔之间有较明显的压力差，引起脑

组织移位。局灶性颅内压增高的耐压限度较低，常有明显的脑组织移位（脑疝）。超过一定时间以后解除压力，受损的神经组织有出血、水肿等情况，功能恢复慢。区别两类颅内压增高，对于临床估计预后、决定治疗具有重要意义。

（2）颅内压增高的临床症状

①头痛：是颅内压增高的主要症状之一。头痛自前额及两颞向耳后颈部扩散，其特点为持续性痛，阵发性加剧，在咳嗽或打喷嚏等用力时加重。头痛机制可能为脑膜、血管或神经受牵扯或挤压所致。儿童及老年人的头痛较成年人为轻。

②呕吐：呕吐常出现于头剧痛时，典型表现为与饮食无关的喷射性呕吐，是由于迷走神经核团或其神经根受刺激引起。脑干肿瘤起源于神经核团附近，故呕吐是唯一症状，可造成诊断上的困难，易误诊为功能性呕吐。

③意识改变：患者可呈谵妄、木呆、昏沉、昏迷、抽搐及去皮质强直、颈背部后曲，呈角弓反张状，是因颅内压增高引起脑供血不足、脑疝及脑干受压，破坏了网状上行激活系统所致。

（3）颅内压增高的体征

①视乳头水肿：视乳头水肿是颅内压升高的特征性体征，但并非所有的颅内压增高都有视乳头水肿。一般均为双侧性，不一定对称，早期不影响视力，视野可有边部向心缩小及盲点扩大，晚期可导致继发性视神经萎缩而致视力减退或失明。视乳头水肿是因颅内压增高、眼底静脉回流受阻之故。

②脑神经麻痹而造成眼球运动受限：患者主诉有复视。动眼神经麻痹，提示脑疝；外展神经麻痹见于脑桥病变；三叉神经痛及部分患者感觉减退，见于半月节被盖处硬脑膜上有缺口，脑组织由此缺口嵌入；面神经瘫痪见于小脑组织被嵌入内听道口引起；病变同侧的瘫痪见于中脑或脑干的移位，

使对侧大脑脚被压于小脑幕裂孔的边缘上；视觉障碍及视野改变可见后颅凹病变所引起脑组织水肿。

③头围进行性增大，骨缝分离，囟门扩大隆起，头皮静脉增粗。可见于小儿患者。

2. 检查

（1）电子计算机 X 线断层扫描（CT）：目前 CT 是诊断颅内占位性病变的首选辅助检查措施。不仅对绝大多数占位性病变做出定位诊断，而且还有助于定性诊断。CT 具有无创伤特点，易于被患者接受。

（2）磁共振成像（MRI）：在 CT 不能确诊的情况下，可进一步行 MRI 检查，以利于确诊。MRI 同样也具有无创伤性，但检查费用昂贵。

（3）脑血管造影（cerebral angiography）：主要用于疑有脑血管畸形或动脉瘤等疾病的病例。数字减影血管造影（DSA），不仅使脑血管造影术的安全性大大提高，而且图像清晰，使疾病的检出率提高。

（4）头颅 X 线摄片：颅内压增高时，可见颅骨骨缝分离、指状压迹增多、鞍背骨质稀疏及蝶鞍扩大等。X 线片对于诊断颅骨骨折、垂体瘤所致蝶鞍扩大及听神经瘤引起内听道孔扩大等具有重要价值。但单独作为诊断颅内占位性病变的辅助检查手段现已少用。

（5）腰椎穿刺：腰椎穿刺测压对颅内占位性病变患者有一定的危险性。有时引发脑疝，故应当慎重进行。

3. 诊断要点

（1）头痛：最为常见，特征多为醒来时头痛明显，起床后症状缓解。头痛的程度是严重而持续，有时为烧灼样。头痛的位置通常与局灶损害的部位有关。如后颅凹肿瘤头痛的部位在枕部，其大都由于硬膜和血管牵拉所致（如占位性损害）或脑膜炎所致，而不是颅内压本身。

（2）视乳头水肿：通常为双侧，也可能为单侧，甚至在临床上不出现。在疾病的晚期常出现短暂性视力模糊。这是由于颅内高压传递到视神经周围的脑脊液而导致眼反流静脉受阻所致。

（3）昏睡甚至昏迷。

（4）脑膜刺激征：这是后颅凹病变，甚至经枕骨大孔出现小脑扁桃体疝。

（5）恶心和呕吐：通常为晚期体征，但在后颅凹肿瘤，呕吐可在早期出现且发病前可无先兆，多为喷射性。

（6）外展神经麻痹（单侧或双侧）：这是假的定位体征，是由于天幕疝引起外展神经在颞骨岩尖部受压所致。

（7）儿童头围增大和颅缝加大。

（8）急性高颅内压偶可引起肺水肿。

（9）原发性损害的体征。

（10）内侧颞叶的天幕疝：这是幕上较大的占位病变所致，可为自发性出现或由于腰椎穿刺所致。

（11）后颅窝占位损害伴天幕疝时，小脑扁桃体和延髓经枕骨大孔移位（小脑扁桃体疝），引起脑膜刺激征和脑干压迫，出现意识障碍加重，最后呼吸停止。有时也可出现经天幕裂使脑干向上挤压。

（12）头颅 X 线影像：可见垂体窝侵蚀（也见到骨软化和甲状旁腺功能亢进症），穿窿呈"铜击样（copper beating）"类型（如在儿童期发病）。儿童可出现颅缝分离。原发病引起的体征（肿瘤的钙化，松果体的移位等）。不过，在大多数病例头颅 X 线是正常的。

（13）正常颅内压低于 1.76kPa（180mmH$_2$O），高于 1.94kPa（200mmH$_2$O）可确定为异常。腰椎穿刺是测量颅内压的最常见的方法。脑室内压监护是最精确的，但需要进行脑穿刺，若脑室过小则有困难，并可以有脑出血或感染的并发症。

4. 鉴别诊断

(1) 偏头痛：偏头痛为发作性神经 - 血管功能障碍性疾病，以反复发生的偏侧或双侧头痛为特征，伴有恶心、呕吐，可有视觉先兆（如闪光、暗点、亮光等），肢体感觉及运动障碍、失语；一般有家族史；女性多于男性，青春期发病；多为搏动性，试用麦角胺制剂有效；辅助检查无阳性发现。

(2) 低颅内压性头痛：与体位有关为其特点，头低位时头痛减轻，坐位或站立时加重；神经系统检查无视盘水肿；成人侧卧位腰椎穿刺脑脊液压力低于 70mmH$_2$O；饮水后头痛减轻。

(3) 颅脑创伤后头痛：有明确的颅脑损伤史；疼痛性质可有不同，伴有头昏、耳鸣、恶心呕吐、多汗心悸、记忆力减退等症状；神经系统检查正常；辅助检查可有脑电图轻度弥漫异常，头颅 CT 脑室轻度扩大。

(4) 头痛性癫痫：反复发作性剧烈头痛，常伴有恶心呕吐、多汗、心悸等自主神经症状；神经系统检查无阳性发现；脑电图或诱发试验有癫痫波出现；抗癫痫药物治疗效果好。

(5) 神经性头痛：为经常性，呈闷痛或胀痛，多伴有失眠多梦，记忆力减退，注意力不集中，反应迟钝；查体及辅助检查无阳性发现。

(6) 视乳头炎：视乳头炎与颅内压早期视乳头水肿的眼底表现完全一致，从眼底改变鉴别困难，颅内压增高患者早期视力多正常，而视乳头炎患者多有明显视力障碍和视野缺损；颅内压增高患者亦常有其他伴随症状或神经系统定位体征。

【治疗】

颅内压增高患者常常病情紧急，多需做迅速降颅内压、止抽、兴奋呼吸、控制体温、保护脑功能、改善症状等对症性抢救治疗，争取时机。待病情缓解，按步骤行进一步全面检查。尽快明确病因，以及早消除产生颅内压增高的病因。颅内占位者需手术治疗；炎症者选择相应抗生素治疗；缺血性脑血管病患者可根据病情溶栓、抗凝、降纤、活血、营养神经细胞等治疗。

1. 一般处理 凡有颅内压增高的患者，应留院观察。密切观察患者神志、瞳孔、血压、呼吸、脉搏及体温的变化，以掌握病情发展的动态。有条件时可做颅内压监护，根据监护中所获得压力信息来指导治疗。清醒患者保持安静，可保持头及上半身抬高 15°～30°，对颅内压增高略有缓解；频繁呕吐者应暂禁食，防止吸入性肺炎。不能进食的患者应予补液、静脉营养，补液量应以维持出入量的平衡为度，补液过多可促使颅内压增高恶化。注意补充电解质并调整酸碱平衡。用轻泻剂来疏通大便，不能让患者用力排便，不可做高位灌肠，以免颅内压骤然升高。对意识不清的患者及咳痰困难患者要考虑行气管切开术，以保持呼吸道通畅，防止因呼吸不畅而使颅内压更加增高。给予氧气吸入有助于降低颅内压。病情稳定者需尽早查明病因，以明确诊断，尽快实施去除病因的治疗。

2. 病因治疗 颅内占位性病变，首先应考虑做病变切除术。位于大脑非功能区的良性病变，应争取做根治性切除；不能根治的病变可做大部切除、部分切除或减压术；若有脑积水者，可行侧脑室-脑脊液分流术，将脑室内液体通过特制导管分流入蛛网膜下隙、腹腔侧脑室-心房分流术现已较少应用。导水管梗阻或狭窄者，可选用侧脑室-枕大孔分流术或导水管疏通术。颅内压增高已引起急性脑疝时，应分秒必争进行紧急抢救或手术处理，如颅内血肿清除术、脑肿瘤切除术、侧脑室体外引流术、减压术、脑脊液分流术等。

3. 降低颅内压治疗 适用于颅内压增高但暂时尚未查明原因或虽已查明原因但仍需要非手术治疗的病例。

（1）高渗透利尿剂选择应用的原则：若意识清楚，颅内压增高程度较轻的病例，先选用口服药物；若有意识障碍或颅内压增高症状较重的病例，则易选用静脉或肌内注射药物。

（2）常用口服的药物：①氢氯噻嗪 25~50mg，每日 3 次；②乙酰唑胺 250mg，每日 3 次；③氨苯蝶啶 50mg，每日 3 次；④呋塞米 20~40mg，每日 3 次；⑤50% 甘油盐水溶液 60ml，每日 2~4 次。

（3）常用的可供注射的制剂：①20% 甘露醇，每日 2~4 次；②20% 尿素转化糖或尿素山梨醇溶液 200ml，静脉注射，每日 2~4 次；③呋塞米 20~40mg，肌内或静脉注射，每日 1~2 次。此外，也可采用浓缩 2 倍的血浆 100~200ml，静脉注射；20% 人血清蛋白 20~40ml，静脉注射，对减轻脑水肿、降低颅内压有效。

4. 激素应用 地塞米松 5~10mg 静脉或肌内注射，每日 2~3 次；氢化泼尼松 100mg 静脉注射，每日 1~2 次；泼尼松 5~10mg 口服，每日 1~3 次；七叶皂苷钠 20mg~40mg，每日 2 次，静脉滴注，可减轻脑水肿，有助于缓解颅内压增高。

5. 冬眠低温疗法或亚低温疗法 有利于降低脑的新陈代谢率，减少脑组织的耗氧量，防止脑水肿的发生与发展，对降低颅内压亦起一定作用。

6. 脑脊液体外引流 有颅内压监护装置的病例，可经脑室缓慢放出脑脊液少许，以缓解颅内压增高。

7. 巴比妥治疗 大剂量异戊巴比妥钠或硫喷妥钠注射可降低脑的代谢，减少氧耗及增加脑对氧的耐受力，使颅内压降低。但需在有经验的专家指导下应用。在给药期间，应做血药浓度检测。

8. 辅助过度换气 目的是使体内 CO_2 排出,当动脉血的 CO_2 分压每下降 1mmHg 时,可使脑血流量递减 2%,从而使颅内压相应下降。

9. 抗生素治疗 控制颅内感染或预防感染。可根据致菌药物敏感试验选用适当的抗生素。预防用药应选择广谱抗生素,术中和术后应用为宜。

10. 症状治疗 对患者的主要症状进行治疗,疼痛者可给予镇痛剂,但应禁用吗啡和哌替啶等药物,以防止对呼吸中枢的抑制作用,而导致患者死亡。有抽搐发作的患者,应给予抗癫痫药物治疗。烦躁患者给予镇静剂。

【病情观察】

经过治疗后观察患者头痛、呕吐、意识变化的颅内压增高症状与是否缓解,患者明显的体征变化是否改善。患者需要特殊检查和手术治疗的,应告知患者及家属,并通过患者及家属签字同意。术前要注意患者原有症状和改善情况。术后要注意患者引流、出血、神志、瞳孔的变化。

【病历记录】

颅内压的变化要做动态的记录。各项诊疗项目要记录。手术风险一定要向患者详细交代。

【注意事项】

1. 医患沟通 应告知患者及家属有关本病的特点、诊断、诊疗计划,全程与患方沟通,沟通要达到让患方理解。需要特殊检查或手术治疗患者,应及时告知患者及家属,并签字同意。

2. 经验指导

(1) 创伤性颅内压增高的特点:①有明显的头及胸部创伤史;②颅内压增高的症状与其他损伤的症状在伤后出现,若慢性硬膜下血肿,则伤后较晚出现;③损伤的部位与其他部位相关联。

（2）脑血管性疾病所致的颅内压增高的特点：①起病急，进行性加重，在 1～3 日内达到高峰，部分患者在高峰期死亡或在高峰期后明显好转；②大部分患者有高血压、脑动脉硬化、冠心病及风湿性心脏病病史；③缺血性脑血管病的颅内压增高症状在 3～5 日达到高峰。

（3）颅内感染性疾病所致颅内压增高的特点：①急性或亚急性起病，以颅内压增高为其临床特点。临床常见有流行性脑脊髓膜炎、化脓性脑膜炎、脑脓肿、结核性脑膜炎及病毒性脑炎等，少数患者有慢性进行性颅内压增高，如脑脊髓膜炎；②起病前常有感染症状，如发热、全身不适等症状；③血象及脑脊液检查可以协助诊断，如脑脊液白细胞增多、蛋白增多或有糖及氯化物降低的改变。

（4）颅内肿瘤的临床特点：①慢性进行性颅内压升高的表现，在病程中症状可有起伏，但总的表现症状为逐渐加重，部分颅内压增高的患者可突然急性发作而病情突变；②可有不同程度的神经系统症状及定位体征；③实验室检查，如脑脊液及 CT 等检查均可协助诊断。

颅内压增高患者常常病情紧急，多需迅速降颅内压、止抽、兴奋呼吸、控制体温、保护脑功能、改善症状等对症性抢救治疗，争取时机待病情缓解，按步骤行进一步全面检查尽快明确病因，以及早消除产生颅内压增高的病因。颅内占位者需手术治疗；炎症者选择相应抗生素治疗；缺血性脑血管病患者可根据病情溶栓、抗凝、降纤、活血、营养神经细胞等治疗。

第二节　脑　积　水

脑积水（hydrocephalus）是指由于脑脊液（CSF）的产生和吸收平衡障碍引起的脑室系统的扩张。通常是由于 CSF 的吸收障碍引起，罕见情况下可由 CSF 的分泌过多造成。

本病在婴儿以先天性发育障碍较多见，在成人则以继发性病变较多见。临床上将脑积水分为阻塞性和交通性两类。脑室系统与腰部蛛网膜下隙畅通者为交通性或非阻塞性脑积水，不畅通者为阻塞性或非交通性脑积水。这种粗略分类法对治疗可能有一定意义。但很多非阻塞性脑积水在脑底、小脑幕切迹或大脑表面以至蛛网膜粒等处也可能有粘连性阻塞，只是不影响脑室与腰部蛛网膜下隙之间的连通而已。因此在病理学上，交通性脑积水应限于从脑室直至蛛网膜粒皆无阻塞的患者。

【诊断】

1. 临床表现

（1）婴儿脑积水：主要表现为婴儿出生后数周或数月内头颅迅速增大。同时囟门扩大并隆起，张力较高。将患儿置于直立位时，囟门亦不凹陷。颅缝分开、头形变圆、颅骨变薄变较。头部叩诊呈"破壶音"，重者叩诊时有颤动感，额部头皮静脉怒张。脑颅很大而面颅显得很小，两眼球下转而展出上方的巩膜。患者精神不振、迟钝、易激惹、头部抬起困难，可有抽搐发作、眼球震颤、共济失调、四肢肌张力增强或轻瘫等症状。由于头颅增大，视乳头水肿少见或不明显。但在重度脑积水由于极度扩大的脑室枕角损伤枕叶皮质，或扩大的第三脑室的搏动压迫视交叉，视力多减退，甚至失明，眼底可见视神经萎缩。较早期的患者，头围测量的结果除与同龄儿童的正常值对照以外，更需反复测量以观察头颅增大的速度是否正常。生后 6 个月内额枕头围，每月增加 1.2 ~ 1.3cm，在脑积水患儿可为该数值的 2 ~ 3 倍。在导水管阻塞，头颅的增大主要见于小脑幕上方部分，在第四脑室出口的闭塞则后颅窝特别膨大。

（2）儿童脑积水：在幼儿或较大的儿童，脑积水可能自婴儿期开始发病但很轻微，且进展缓慢，故症状出现较晚。也可能继发于炎症后的导水管狭窄等病变，一般为部分性梗阻，症状及发展也依梗阻的程度而定。其临床表现与前述者有所不同。在轻症患者，可能仅表现头部较正常者为大，此时很难做出施行脑室造影等特殊检查的决定，常需通过反复头围测量进行观察。如骨缝已愈合，可能脑室已有明显扩大而头颅增大却不明显。眼底多有视乳头水肿的改变。在儿童常见的视乳头处的静脉搏动可因颅内压轻度增高而消失。头部叩诊可有"破壶音"，表示骨缝已分开。在缓慢进展的脑积水，常出现一侧或两侧外展肌麻痹。随着病变的进展，可出现下肢腱反射亢进，运动功能可能减迟。智力减退为一晚期表现。在脑脊液部分性梗阻所致的脑积水，头痛常在卧床休息较久时加重，故常有早晨头痛而起床活动后消失的现象，可能因身体活动有助于使脑脊液通过狭窄部位之故，这种现象也多见于儿童后颅窝肿瘤。使脑室扩大明显后，可出现小脑或脑干受累的征象，也可出现两眼同向上转的障碍及锥体束损害等症状。

（3）成人脑积水：除肿瘤引起者外，以颅内粘连引起者为多见。粘连的原因多不明确，患者常无颅内出血或明显脑膜炎的病史。其临床表现主要是颅内压增高的一般症状。头痛及视乳头水肿最多见，同时可出现走路不稳及痴呆症状。

2. 检查

（1）辅助诊断

①颅骨 X 线片：可发现头颅增大，颅面比例失调，颅骨变薄，颅缝分离，前、后囟门扩大或延迟闭合；或显示蝶鞍扩大，后床突吸收等颅内高压征。

②CT：交通性脑积水时，脑室系统和枕大池均扩大，若为中脑导水管狭窄，仅有侧脑室和第三脑室扩大，而第四脑室正常。还能显示 Dandy–Walker 畸形。

③MRI：与 CT 相同，除能显示脑积水外，更能直观地显示中脑导水管狭窄和小脑扁桃体下疝畸形等。

（2）放射性核素检查：脑池造影可见放射性显像剂清除缓慢，并可见反流到扩大的脑室；脑室造影可确定脑室梗阻的部位。目前检查一般通过 CT 或 MRI 即可确诊。

（3）穿刺：通过前囟或脑室额角行脑室穿刺，可以准确地测得脑脊液的压力程度。抽取脑脊液做常规及生化检查，可寻找脑积水的发生原因。通过向脑室内注液法，可以测得颅内容积压力反应及压力容积指数，来判断脑室系统的顺应性。通过 24 小时颅内压连续监测，对颅内压有波动性升高或放液后患者症状改善者，分流后效果将较显著。

3. 诊断要点

（1）引起脑积水原发疾病的症状和体征。

（2）脑积水发展的速率，急性阻塞引起颅内压增高和昏迷。

（3）脑积水的一般临床特征，其中某些是由于室周间质水肿和神经元死亡。这些包括：昏睡、步态不稳、双侧锥体束征、精神发育迟缓和痴呆、尿失禁。

（4）儿童脑积水表现在婴幼儿期间头颅异常增大，头围的大小与年龄不相称。定期测量头围的大小有助于早期发现脑积水。儿童患脑积水则引起颅骨膨胀。儿童头大的其他原因有：硬膜下血肿、大头畸形、颅内肿瘤、积水性无脑畸形。

（5）成人脑积水主要表现为进行性颅内压增高的症状。在成人有 Paget 骨病。

（6）头颅 CT 是脑积水的主要检查方法，不仅可观察脑积水的程度，而且可进一步明确病因。MRI 可作为脑脊液动力学的检查，这对局限脑室扩大者，可与囊肿相区别。

4. 鉴别诊断

（1）婴儿硬脑膜下血肿或积液：多因产伤或其他出血因

素引起，可单侧或双侧，以顶额部常见。慢性者，也可使头颅增大，颅骨变薄。前囟穿刺可资鉴别，从硬脑膜下腔可抽得血性或淡黄色液体。

（2）佝偻病：由于颅骨不规则增厚，致使额骨和枕骨突出，呈方颅，貌似头颅增大。但本病无颅内压增高症状，而有佝偻病的其他表现，故有别于脑积水。

（3）脑发育不全：虽然脑室也扩大，但无头围异常增大。突出表现为痴呆而无颅内压增高症状。

【治疗】

对有症状的患者，尤其是对病情逐渐加重的病例，除对原发疾病治疗外，主要是改变脑脊液流向的治疗，可通过脑室引流术。必要时则可行脑室－腹膜分流术、腰－腹膜分流术，以减低颅内压增高。

（一）一般治疗

（1）对脑膜炎等颅内感染引起的脑积水，可用地塞米松鞘内注射或口服，对近期患者可能有效。

（2）限制饮水，试用醋氮酰胺、氢氯噻嗪、氨苯蝶啶等药物，以减少脑脊液分泌和增加水排泄，对暂时性脑积水有帮助。包括中西药利尿剂、脱水剂等，适用于不能手术治疗的病例或作为术前准备。

（二）手术治疗

手术种类繁多，有减少脑脊液形成的手术；脑脊液颅内外分流术；脑室系统梗阻远近端的旁路手术和解除梗阻病因的手术等。

1. 神经内镜下处理脑积水 术式包括内镜下三脑室底造瘘术（EVT）、内镜脉络丛凝固术、内镜隔膜开窗术、内镜脑室内肿物切除术和内镜引导脑室－腹腔分流术。EVT手术适应证：各种原因的获得性中脑导水管狭窄，Chiari畸形等引起的第四脑室流出道阻塞，非交通性脑积水分流术后阻塞，新生儿中脑导水管狭窄或第四脑室流出道阻塞，交通性脑积水分流阻塞后。禁忌证：有脑放疗或严重 SAH 或脑膜炎病史，蛛网膜下隙潜在吸收 CSF 能力较差者，属早产儿出血脑积水者，颅内感染尚未得到控制。内镜脉络丛凝固术：进展缓慢的婴儿交通性脑积水，CSF 产生过多引起的脑积水。内镜室间隔开窗术：有症状的进展性单侧脑积水。囊肿引起的继发性脑积水：如蛛网膜囊肿可行开窗术及囊肿－脑室－脑池开窗术。寄生虫或胶样囊肿的去除使 CSF 循环通畅。

2. 脑脊液分流术　用分流装置将脑脊液引流入体腔、心血管系统或泌尿系统。分流术禁忌证：①脑脊液检查有炎症者；②近期内曾做脑室引流开颅手术等，颅内气体未完全吸收者，不宜做心房分流术。分流术后可出现感染、分流装置的功能障碍、颅内血肿、分流术后颅缝早闭等并发症。分流失败的患者 EVT 成功率为 71%～79%。

神经内镜下处理脑积水与脑室－腹腔分流手术的比较：既往的处理方法是做脑室－腹腔分流手术，手术创伤较大，并发症较多。尤其术后各种原因导致的分流管堵塞常致分流失败，必须再次手术置分流管。而再次手术同样面临着上述问题。有文献报道，一例先天性梗阻性脑积水患者到 31 岁时分流管要更换或疏通 58 次，患者痛苦不堪。而神经内镜造瘘术处理脑积水，既达到了脑脊液的近似生理循环，又有长期效果。神经内镜手术仅在头皮上做一个 2.5cm 长的切口，通过一直径 8mm 的骨孔将直径 6mm 的内镜送入脑内完成手术，患者的痛苦小，又安全可靠。

3. 减少脑脊液分泌　可用侧脑室脉络膜丛切除或电灼等方法。

【病情观察】
（1）颅内压增高症状。
（2）术前要注意患者原有症状和改善情况。术后要注意患者引流、出血、神志、瞳孔的变化。

【病历记录】

颅压的变化要做动态的记录。各项诊疗项目要记录。手术风险一定要向患者详细交代。

【注意事项】

1. 医患沟通　全程与患方沟通，沟通要达到让患方理解：①手术必须要做；②手术有较大风险，各种不同的脑积水预后不同；③医护人员会尽全力。

2. 经验指导　脑积水经过治疗可以得到控制，颅内压也可恢复正常，在儿童可使精神与智力发育很快恢复到正常。不过后来这种代偿作用可能因轻微的头部创伤或身体疾病而反复，以致可促发急性症状性脑积水。脑室－腹腔分流术的并发症最常见的是分流管阻塞，较严重的是感染。

第九章

锥体外系疾病 ◀••

第一节　帕金森病

特发性帕金森病（Parkinson disease，PD）或震颤麻痹（paralysis agitans）是中老年常见的神经系统变性疾病，以静止性震颤、肌强直及运动障碍为主要临床表现。多缓慢起病，逐渐加重。病变主要在黑质和纹状体。其他疾病累及锥体外系统也可引起同样的临床表现者，则称之为震颤麻痹综合征或帕金森综合征。由 James Parkinson（1817）首先描述。65岁以上人群患病率为 1000/10 万，随年龄增高，男性稍多于女性。

PD 的病理特点为黑质和蓝斑内黑色素神经元减少，多巴胺能黑质纹状体通路变性及脑干和脑的其他部分出现 Lewy 体（嗜伊红胞浆包涵体），星形胶质细胞增生及胶质纤维增生。

【诊断】

1. 临床表现

（1）震颤：多从一侧上肢无端开始，渐扩至同侧下肢及对侧上下肢，或从双下肢开始扩展到双上肢。手指的震颤呈"搓丸样"动作，口、舌、头颈均最后受累。其特点是静止性震颤，情绪波动时加剧，肢体活动时减轻，睡眠时消失。

（2）肌强直：伸屈肌的肌张力均增高，在做被动运动时，肌张力保持一致，犹如"铅管样"，伴有静止性震颤时好似"齿轮状"。因肌肉强直，患者呈特殊姿势，头、躯干前屈，面肌强直而缺乏表情，造成"面具脸"，舌肌、咽部肌肉强直时说话缓慢，声音低沉。

（3）运动障碍：肌强直加上姿势和平衡障碍引起一系列的运动障碍，如书写困难，写字不端正，严重时出现"字小征"（即字越写越小）；日常生活如洗脸、漱口、穿衣、脱鞋和上床都行动不便。行步时起步困难，迈步后步伐小，越走越快，不能迅速停止或转身，称"慌张步态"。

（4）其他：患者可因喉肌张力增高而流涎，皮脂分泌增加，汗液分泌增加或减少。晚期出现直立性低血压，大小便不畅、智力减退及精神症状。本症最后可因肌张力极高卧床不起，但肌力及浅深感觉无障碍，深浅反射亦无变化。

2. 检查　本病的辅助检查无特异性。

（1）生化检测：采用高效液相色谱（HPLC）可检出脑脊液 HVA 含量减少。

（2）基因检测：采用 DNA 印迹技术（Southern Blot）、PCR、DNA 序列分析等可能发现基因突变。

（3）功能影像学检测：采用 PET 或 SPECT 用特定的放射性核素检测，疾病早期可显示脑内 DAT 功能显著降低，D_2 型 DA 受体（D_2R）活性在早期超敏，后期低敏，DA 递质合成减少；对 PD 早期诊断、鉴别诊断及监测病情进展有一定价值。

（4）脑电图：部分患者脑电图可有异常，多呈弥漫性波活动的广泛性轻至中度异常。

（5）颅脑 CT：颅脑 CT 除脑沟增宽、脑室扩大外，无其他特征性改变。

（6）脑脊液检查：在少数患者中可有轻微蛋白升高。

3. 诊断要点

（1）运动减少：启动随意运动的速度缓慢。疾病进展后，重复性动作的运动速度及幅度均降低。

（2）至少存在下列 1 项特征：①肌强直；②静止性震颤 4～6Hz；③姿势不稳（非原发性视觉、前庭、小脑及本体感受功能障碍造成）。

目前对 PD 尚无特异性诊断方法，仍以临床诊断为主。最终确定诊断仍为病理诊断，即便是最有经验的神经科医师也有至少 15% 的误诊率。PD 诊断困难之处在于如何将 PD 与众多帕金森综合征进行鉴别，特别是同那些由其他变性疾病或精神抑制药物所致的帕金森综合征的鉴别。

4. 鉴别诊断

（1）脑动脉硬化性帕金森综合征：该病患者有高血压和脑动脉硬化征象，有脑血管疾病史，有肢体运动和感觉障碍及假性延髓麻痹等。头颅 CT 检查协助诊断。

（2）药源性帕金森综合征：有服抗精神病药物或甲氧氯普胺等药物史，发病较急，常并发急性肌张力障碍，如痉挛性斜颈，动眼危象。停服药物，同时给予东莨菪碱或苯海索治疗，症状消失。

（3）Shy - Drager 综合征：此综合征除有帕金森症状外，尚有特发性直立性低血压，直立时血压较平卧位低 4kPa（30mmHg）以上。易反复晕厥、排尿障碍、阳痿、无汗等。

（4）青年人帕金森病：男性多见，有家族遗传史，临床症状以强直（无下肢强直）为主，而震颤少见，用苯海索或左旋多巴治疗易出现多动症和开 - 关现象。

（5）原发性震颤：青年人易发生，多为上肢动作性震颤，情绪激动时加剧，肌张力不高，无动作减少征象，服普萘洛尔及扑痫酮有效。

（6）老年性震颤：见于老年人，随意运动中出现震颤，一般无肌强直及运动减少，但痴呆明显。

（7）某些神经系统遗传性疾病：如进行性核上性麻痹有眼球向上凝视麻痹，橄榄－脑桥－小脑萎缩有共济失调等小脑症状，正常颅压脑积水有步态障碍、痴呆和小便失禁等可鉴别。

【治疗】

目前尚无中止本病进展的疗法，但已有多种药物可减轻症状，提高工作和生活能力。由于需要长期治疗，故应对药物的耐药性、不良反应以及应用递质替代疗法后发生的受体功能改变现象认真考虑。疾病早期无需特殊治疗，鼓励患者进行适度的活动和体育锻炼，若疾病影响患者的日常生活和工作能力则需药物治疗。

1. 药物治疗　是 PD 最主要的治疗方法。患者对药物敏感性和不良反应的个体差异较大，要因人而异。一般从小剂量开始，逐渐加量到疗效最佳而不良反应较小，以此量作为维持量。切忌盲目加量或突然停药。

（1）抗胆碱能药：对震颤和强直有效，对运动迟缓疗效较差，适用于震颤突出且年龄较轻的患者。但药物不能阻止病情发展，需要终生服药。常用药物有以下几种。①苯海索，1～2mg 口服，每日 3 次；②丙环定，2.5mg 口服，每日 3 次，逐渐增至每日 20～30mg。其他如苯托品、环戊丙醇、二环已丙醇等，作用均与苯海索相似。主要不良反应包括口干、瞳孔散大、便秘和尿潴留，严重者有幻觉、谵妄。青光眼及前列腺肥大患者禁用；老年患者可影响记忆功能，应慎用。

（2）金刚烷胺：可促进神经末梢释放 DA，减少 DA 再摄取，对 PD 所有症状如运动减少、强直和震颤等，均能减轻。起效快，不良反应较少，但疗效不如左旋多巴。可单独或与抗胆碱能药合用，适于治疗早期轻症患者。100mg 口服，每日 2 次，不宜超过每日 300mg。不良反应有口渴、失眠、意识模糊、下肢水肿和心律失常等。剂量过大可致抽搐。美金刚烷（Memafltirle）为金刚烷胺的衍生物，也可治疗 PD。

（3）左旋多巴（L-Dopa）及复方左旋多巴：L-Dopa 是治疗 PD 最有效的药物或金指标，可改善 PD 患者的所有临床症状。多巴胺疗法最佳用药时机仍有争议，用药数年后出现药效波动可以特别严重和难以处理。尽可能推迟用药时间、应用小剂量、最后与 DA 受体激动剂合用是明智的。为增强疗效和减少外周不良反应，将 L-Dopa 与外周多巴脱羧酶抑制剂（DCI）制成复方 L-Dopa，用量较 L-Dopa 减少 3/4。

复方 L-Dopa 常用：①标准剂，如美多巴和帕金宁，分别由 L-Dopa 加苄丝肼或卡比多巴组成；常规选用此剂型治疗，开始时 62.5mg（1/4 片），每日 2~3 次，可视症状控制情况增至 125mg，每日 2~3 次；最大不应超过 250mg，每日 3~4 次；空腹用药效果好，餐前 1 小时或餐后 2 小时服用（中性氨基酸影响 L-Dopa 在小肠吸收和阻碍通过血-脑屏障）。②控释剂，如息宁控释片优点是有效血药浓度较稳定，作用时间较长，有利于控制症状波动，可减少每日服药次数；缺点为生物利用度较低，起效缓慢，标准剂转换为控释剂时应相应增加每日剂量并提前服用。③水溶剂，为弥散型美多巴，吸收迅速，起效快（约 10 分钟），作用维持时间与标准剂基本相同。L-Dopa 类药物在狭角型青光眼、精神病患者禁用，活动性消化道溃疡患者应慎用。用药应从小剂量开始，根据病情逐渐增至最低有效维持量。

长期（5~12 年）服用 L-Dopa 主要并发症包括症状波动、异动症和精神症状等。

①症状波动（motor fluctuation）：包括两种形式。a. 疗效减退（wearing-off）或剂末恶化（end of dose deterioration），每次用药有效时间缩短，症状随血药浓度发生规律性波动，可增加每日服药次数或每次服药剂量或改用缓释剂等；b. 开

关现象 (on - off phenomenon), 症状在突然缓解 (开期) 与加重 (关期) 间波动, 开期常伴异动症, 多见于病情严重者, 与服药时间、血药浓度无关, 处理较困难, 试用 DA 受体激动剂或息宁控释片可改善症状。

②异动症: 又称运动障碍 (dyskinesia), 表现舞蹈症或手足徐动样不自主运动, 可累及头面部、四肢和躯干, 有时表现单调刻板的不自主动作或肌张力障碍。主要有三种形式。a. 剂峰运动障碍 (peak - dose dyskinesia), 出现在血药浓度高峰期 (用药 1～2 小时), 与用药过量或 DA 受体超敏有关, 减少 L - Dopa 单次剂量可缓解, 晚期患者需加 DA 受体激动剂; b. 双相运动障碍 (biphasic dysknesia), 剂初和剂末均可出现, 机制不清, 可用弥散型美多巴、增加服药次数或加用 DA 受体激动剂; c. 肌张力障碍 (dystonia), 表现足或小腿痛性痉挛, 多发生于清晨服药前, 可在睡前服用息宁控释片或长效 DA 受体激动剂控释片, 或起床前服用弥散型美多巴。

③精神症状: 表现形式多样, 如生动梦境、抑郁、焦虑、错觉、幻觉、欣快、轻躁狂、精神错乱和意识模糊等。减少药物剂量仍无效时加用抗精神病药物氯氮平治疗, 该药还有直接改善运动障碍的作用。

(4) DA 受体激动剂: 此类药物直接作用于纹状体上的多巴胺受体而起到治疗作用, 可与左旋多巴合用或在左旋多巴失效时应用。

常用药物: ①培高利特, 一般有效剂量每日 0.375～1.5mg, 最大不超过每日 2.0mg; ②溴隐亭, 开始每日 0.625mg, 每隔 3～5 日增加 0.625mg, 通常治疗剂量每日 7.5～15mg, 分 3 次服, 不良反应与左旋多巴类似, 但错觉和幻觉常见, 有精神病史患者禁用, 近期心肌梗死、严重周围血管病和活动性消化性溃疡等是相对禁忌证; ③新型 DA 受体激动剂, 派拉米苏 0.125mg, 每日 3 次, 逐渐加量至 0.5～

1.0mg，每日3次；罗吡尼洛0.25mg，每日3次。上述两药逐渐加量至2～4mg，每日3次。上述两药均不是麦角衍生物，用于早期或进展期帕金森病，症状波动和运动障碍发生率低。

（5）单胺氧化酶B（MAO-B）抑制剂：可阻止DA降解，增加脑内DA含量。与复方L-Dopa合用有协同作用，减少约1/4的L-Dopa用量，能延缓开关现象出现，可维持轻症患者。常用思吉宁，即丙炔苯丙胺2.5～5mg，每日2次，宜早、午服用，傍晚服用可引起失眠。不良反应有口干、恶心和直立性低血压等，胃溃疡患者慎用。该药与维生素E合用，被称为经典的DATATOP方案。

（6）儿茶酚-氧位-甲基转移酶（COMT）抑制剂：通过抑制L-Dopa在外周代谢，维持L-Dopa血浆浓度稳定，加速通过血-脑屏障，增加脑内DA含量。与美多巴或息宁合用可增强后者疗效，减少症状波动反应，单独使用无效。①托可朋，100～200mg口服，每日3次，不良反应有腹泻、意识模糊、运动障碍和氨基转移酶升高等，应注意肝脏不良反应；②恩托可朋，200mg口服，每日5次为宜。

（7）中药或针灸：对PD治疗有一定的辅佐作用，需与西药合用，单用疗效不理想。

2. 非药物治疗 PD的非药物治疗包括运动、言语物理治疗和心理治疗。因为PD和其他原因性帕金森综合征主要为运动功能损害，所以应特别提倡运动康复治疗，如日常行走训练、体操作业、平衡和言语训练等物理治疗。

3. 手术疗法 早期药物治疗显效，而长期治疗效果明显减退，同时出现异动症者并药物治疗难以改善者可考虑手术治疗。需强调的是手术仅能改善症状，而不能根治疾病，术后仍需应用药物治疗，但可减少剂量。手术须严格掌握适应证，非原发性PD的帕金森叠加综合征患者是手术的禁忌证。对处于早期PD、药物治疗显效的患者，不宜手术治疗。手术对肢体震颤和（或）肌强直有较好疗效，但对躯体性中轴症状，如姿势步态异常、平衡障碍无明显疗效。手术方法主要有神经核毁损术和脑深部电刺激术（DBS），DBS因其相对无创、安全和可调控性而作为主要选择方法。手术靶点包括苍白球内侧部、丘脑腹中间核和丘脑底核，其中丘脑底核对震颤、强直、运动迟缓和异动症的治疗效果最为显著。

【病情观察】

应观察患者的主要症状及严重程度。接受相关药物治疗者，治疗后患者症状是否减轻，如震颤是否改善、强直是否减少，同时应密切观察药物的治疗效果及不良反应，如发现疗效不佳或不良反应明显，应及时调整治疗药物。在整个治疗过程中，应对患者的病情及控制程度进行动态评估。

【病历记录】

1. 门急诊病历　记录有无起病缓慢、逐渐进展的特点。详细记录患者震颤和运动减少等的部位和时间，有无起病诱因、病情进展及既往的治疗效果。以往病史记录有无外伤、中毒、感染、动脉硬化及服药物史。体检记录神经系统阳性体征（如铅管样或齿轮样肌强直和慌张步态等）以及有鉴别意义的阴性体征。辅助检查记录脑CT、MRI和脑脊液等检查结果。

2. 住院病历　详细记录患者的发病过程、门急诊或外院的诊疗经过，记录左旋多巴类药物的使用史、用药剂量、疗程和疗效。详细记录治疗后患者的症状、体征的变化、治疗效果、相关的不良反应。需要手术治疗者，应记录与患者或其亲属的术前谈话内容，并由其签署知情同意书。

【注意事项】

1. 医患沟通　应告知患者及其家属，本病目前虽然不能治愈，但多数可得到控制，以帮助患者树立战胜病魔的信心，提高患者的生活质量。同时，要向患者及家属强调药物治疗的长期性、连续性及多种机制不同药物联合或交替应用的必要性，争取患者积极配合治疗，防止过早减量或停药导致病情反复；药物治疗前应告知患者及其家属可能出现的不良反应及防治措施。药物治疗效果不佳或有禁忌证而需要手术治疗的，应告知患者或家属手术的必要性及风险，征得其理解和同意。

2. 经验指导

（1）静止性震颤、强直、运动减少和姿势反射障碍等是帕金森病的四个主要症状、体征，如某一患者具有上述 4 项主要症状、体征中的 2 项，并可排除其他疾病，即可诊断 PD。有主要症状、体征，但同时有 PD 不能解释的病史、症状、体征和辅助检查，则为帕金森综合征。

（2）患者如有长期服用抗精神病药史，本病多为药源性；脑炎后、创伤后和脑血管病均可出现帕金森综合征的表现。

（3）本病的本质是锥体外系损害所致的肌张力增高、震颤和运动减少，无真正意义上的瘫痪，一旦肯定有锥体束损害就可排除原发性 PD。常见的误诊原因一是对本病的特征和本质缺乏认识；二是本病初期仅在一个肢体有静止性震颤或肌强直，而其他部位正常。

（4）左旋多巴是本病治疗最有效、最基本的药物，其他一些药物多在其基础上进一步发挥辅助治疗作用。临床治疗过程中为了使左旋多巴发挥最佳治疗效果，同时减少不良反应，必须将左旋多巴浓度维持在狭窄的治疗窗之内。常采用的办法有以下几种。①左旋多巴分剂给药，将左旋多巴的每日剂量分成多次小量服用，通过减少每次剂量和缩短给药时间，并对每日左旋多巴总量进行调整，可将血中左旋多巴浓度调整到越来越窄的治疗窗内；②调整饮食，高蛋白饮食会影响左旋多巴治疗效果和病情波动，因此左旋多巴至少应在餐前 30 分钟或餐后 90 分钟服用，以增加药物的吸收并转运到脑；③联合用药，左旋多巴与非左旋多巴药物（如多巴胺受体激动剂）的联合治疗能延迟症状波动，并能避免一种药物剂量过大所出现的不良反应；④剂型改良，使用药物控释产品，如美多巴、息宁（帕金宁控释片），以减少不良反应。

（5）帕金森病的药物治疗应包括两大方面：一是症状性治疗，目的是控制病症，改善病残的功能。疾病早期（代偿期）对日常生活和工作能力无明显影响时，应尽量推迟强力的药物治疗，推荐理疗和医疗体育；疾病明显期（失代偿期），对日常生活和工作有明显影响时，则使用有效药物，其原则是"细水长流、不求全效"，即应用最小的剂量，获得最好的疗效；应从小剂量开始，缓慢增加剂量；不同患者对药物治疗的敏感性会有所差异，药量需要因人而异，用药须"个体化"。二是保护性治疗，目的是阻止黑质多巴胺能神经元进一步变性，阻止或延缓疾病的进展。

（6）手术治疗应慎重选择：一般而言，帕金森病患者药物治疗的特点是随着时间的推移、疾病的逐渐发展，长期用药的疗效会逐步减退，不良反应不断出现。因此，需经过有经验的神经专科医师合理、正规的药物治疗证明，确实疗效不佳甚至无效时方可选择手术治疗。

第二节　小舞蹈病

小舞蹈病又称风湿性舞蹈病或称 Sydenham 舞蹈病，是风湿热在神经系统的常见表现，其临床特征为不自主的舞蹈样动作、肌张力低、肌力弱、自主运动障碍和情绪改变等。主要发生于儿童和青少年。由 Sydenham（1684 年）首先描述。本病可自愈，但复发者并不少见。成功的治疗可缩短病程。

【诊断】

1. 临床表现 本病多发生在 5~15 岁的儿童或少年，女性居多。常为亚急性隐匿起病，也有因情绪因素而骤然发病者。早期常有不安宁、易激动、注意力不集中、学业退步、字迹歪斜、手持物体易失落等表现，随着不自主运动的日趋明显并牵涉到身体其他部位而引起注意。

(1) 神经系统损害症状：基底节症状表现为舞蹈样动作，这是一种不自主、不规则、无目的、幅度大小不等的急促动作，可发生于身体任何部位，常起于一肢逐渐发展至一侧，然后波及对侧及全身，偶也可限于一侧，出现手指屈伸、翻举旋臂、耸肩转颈、挺胸扭腰、翻掌甩臂、踢腿屈膝等，与患者握手可发现其握力不均匀，时松时紧，称为盈亏征或挤奶妇手法。上肢可见特殊姿态，即伸臂时腕部屈曲，掌指关节和手指伸直，而拇指外展（Warner 征）。下肢不自主运动表现为步态颠簸，常常跌倒，严重时不能行立。面肌的不自主动作可见挤眉弄眼、张口吐舌、扮鬼脸等。躯干部肌肉可出现耸肩挺胸、脊背歪扭等动作。影响舌肌、咀嚼肌、口唇、软腭及其他咽肌时可致咬破舌头，吞咽、构音障碍及咀嚼和吞咽障碍。以上不自主动作一般上肢症状重于下肢，近端重于远端，在情绪激动时加剧，安静时减轻，睡眠时消失。严重者几乎整日不停，无法行立坐卧，影响日常生活。

(2) 大脑皮质症状：精神症状轻重不一。情绪不稳、易激动、焦虑不安、哭笑无常、注意力散漫，常影响睡眠和休息，对环境全无兴趣。严重者可有精神错乱、妄想、视幻觉、躁狂、强迫症等。

(3) 小脑症状：肌张力明显降低，易于疲劳。严重时达到瘫痪程度，后者也可能限于一侧上、下肢。随意运动呈现共济失调，主要表现为手部快速动作的障碍。由于肌张力降低，多关节出现过度伸直，腱反射减弱甚至消失，个别患者出现钟摆样膝腱反射。锥体束征阴性，无深浅感觉障碍。

（2）全身症状：轻微或完全缺如。部分患者在病前或病程中有发热、咽痛、扁桃体炎、关节疼痛等风湿热症状。心脏受累时可有心率增快、心脏扩大和杂音。还可有急性风湿热的其他表现和嗜酸粒细胞、血清黏蛋白增多等。

2. 检查

（1）细胞学检查：典型可见外周血白细胞增加，血沉加快，C反应蛋白增高，抗链球菌溶血素"O"滴度增加，咽拭子培养检出A型溶血型链球菌。

（2）免疫功能检查：IgG、IgM、IgA可增高。

（3）CT：显示尾状核区低密度灶及水肿，MRI可见尾状核、壳核和苍白球增大，T_2信号增强，PET显示纹状体呈高代谢改变。

（4）脑电图检查：55%~75%异常，常为轻度弥漫性慢活动非特异性改变，表现顶枕区高幅弥漫性慢波，α节律减少，局限性痫样发放及偶然出现的14Hz或6Hz正相棘波的发放。

3. 诊断要点

（1）儿童发病。

（2）可有风湿病史，常有精神刺激和妊娠等诱发因素。

（3）临床上有舞蹈样不自主动作、肌张力降低和肌力呈盈亏征等特征。

（4）可伴有风湿热现象。

4. 鉴别诊断

（1）习惯性痉挛：多见于儿童，其不自主动作是刻板式、重复的，局限于同一肌群或肌肉的收缩，无肌力、肌张力及共济运动异常，无风湿热症状。

（2）先天性舞蹈病：多在 2 岁前发病，较小舞蹈病发病早，一般为脑瘫或出生前后脑病可能产生的一种症状，常伴智能障碍、震颤、手足徐动或痉挛性瘫痪等。

（3）核黄疸：核黄疸的存在，日后可能发生多种不自主动作，包括舞蹈样动作。凭病史、智能障碍和其他形式的不自主动作可资鉴别。

（4）遗传性进行性舞蹈病：发病多在中年以上，以家族史、舞蹈样动作和进行性痴呆为特征。偶有儿童期出现，均伴有强直性肌张力增高，并常有癫痫发作。

（5）手足搐搦症：低血钙引起的手足搐搦症患者常诉说感觉异常，甚至肌肉疼痛。与小舞蹈病的 Warner 征不同，"助产士手"表现为掌指关节屈曲，拇指内收。面神经叩击试验和束臂加压试验也可帮助诊断。

（6）抽动–秽语综合征：好发生于男性儿童，病程慢性持久而症状则有波动。除多发性肌肉抽动外，可有不自主发声及语言动作异常。

（7）肝豆状核变性：多在青少年时起病，也可表现有舞蹈样不自主动作，但起病缓慢，进行性加重，有铜代谢障碍及家族遗传史等可资鉴别。

【治疗】

1. 病因治疗 即使无急性风湿热征象亦应卧床休息、镇静和预防性抗生素治疗等。通常建议青霉素（40～80）万 U 肌内注射，每日 1～2 次，10～14 日为 1 个疗程。过敏者可改用红霉素或者四环素，同时使用阿司匹林 0.5～1.0g，每日 4 次；或水杨酸钠 1.0g，每日 4 次，小儿按 0.1g/kg 计算，分次服用，症状控制后减半，维持 6～12 周，防止或减少复发，并控制发生心肌炎和心瓣膜病。风湿热症状明显者，可加用泼尼松或泼尼松龙，每日 10～30mg，分 3～4 次服用，以后渐减半，总疗程 2～3 个月。为了预防链球菌感染，建议连续预防性每日口服青霉素，直至 20 岁。

2. 对症治疗　不自主运动，可用氟哌啶醇 0.5mg。每日 2~3 次，逐渐增加剂量至不自主运动控制为止。也可选用氯丙嗪 12.5~25mg，苯巴比妥 0.015~0.03mg，地西泮 5mg，硫必利 50~100mg。氟哌啶醇、氯丙嗪、硫必利需注意锥体外系不良反应。个别患儿应用苯巴比妥后可有更加兴奋与不自主运动反而加剧现象，应改用他药。严重躁动不安可给地西泮静脉缓慢滴注或肌内注射氯丙嗪。

3. 卧床休息并加强护理　在舞蹈病发作期应卧床休息，避免强光、嘈杂等刺激，床垫应柔软，保护因不自主动作可能带来的意外损伤，进富含营养及易消化的饮食。有吞咽困难者可以鼻饲饮食。

【病情观察】

观察有无合并风湿病的其他表现，尤其是累及心脏的表现，以及时采取治疗措施；观察有无精神症状，以对症治疗和指导护士及陪床家长相应注意。重点观察治疗后患者的病情改善情况，评估治疗疗效。

【病历记录】

1. 门急诊病历　详细记录患者不自主运动的部位和时间。有无遗传疾病史、胆红素脑病及服药史，是否有风湿热病史。体检记录神经系统的阳性体征及有鉴别意义的阴性体征。辅助检查记录血沉、血钙、抗 O 及血清黏蛋白等检查结果。

2. 住院病历　详细记录患者发病过程、门急诊的诊疗经过、所用药物及效果。记录患者治疗后症状、体征改善情况。

【注意事项】

1. 医患沟通　本病多为儿童发病，医师应如实向患儿家属告知本病特点、病情程度，既要让家长对治疗有信心，去除不必要的紧张和担心，又要让家长对疾病可能的预后（如约 20% 的患者可死于心脏并发症，1/3 患者可复发等）有充分的估计。作为临床医师应认真、负责地指导家属积极配合治疗。

2. 经验指导

（1）有 25% ~30% 的小舞蹈病患者可既无风湿热的证据，又无其他可以引起舞蹈病的原因，这些患者实际上仍属风湿性舞蹈病，不过舞蹈样动作为风湿热的首发症状，应予以注意。

（2）妊娠亦是本病发生的一个诱因，多发生于初次妊娠的青年妇女，且为妊娠早期，以后再次妊娠仍可复发，其治疗同小舞蹈病。

（3）学龄前儿童如有风湿病史和上述典型的舞蹈症状则诊断不难。一旦确诊，急性期应卧床休息，给予足够的营养支持，同时给予 A 型溶血性链球菌敏感的抗生素，如青霉素、红霉素等；有风湿热表现的患者，还需给糖皮质激素治疗，以控制风湿活动；并予氟哌啶醇等药物控制舞蹈样症状。用药过程中应动态观察疗效及不良反应，以利于及时调整治疗用药及剂量。

（4）多数患者虽可自愈，部分患者仍有类神经官能症样后遗症，部分亦可复发。因此，一旦确诊本病，医师就应给予积极的抗感染治疗，辅以护理和对症治疗；舞蹈动作控制后，应予定期随访观察。

第三节　肝豆状核变性

肝豆状核变性也称 Wilson 病，是一种常染色体隐性遗传铜代谢异常性疾病，好发于儿童及青年。慢性起病多，急性起病少，主要是由铜沉积在基底节、肝、角膜和肾等引起。

临床上表现进行性加重的肢体震颤、肌强直、构音困难障碍、精神异常、肝损害及角膜色素环。本病患病率为 (0.5~3) /10万，在我国较多见。

【诊断】

1. 临床表现

（1）神经系统症状：铜在脑部基底节的沉积，导致锥体外系症状。最初出现语言不清、流涎、呆板、步态不稳和共济失调，面部无表情，一侧或双侧肢体粗大震颤，随意运动时增强，安静时减弱。随后波及躯干和面部，可出现扭转痉挛及手足徐动症和痉挛性斜颈等不自主运动。患者肌张力呈铅管样增强，因铜也在脑部其他区域沉积，故出现锥体束征如腱反射亢进和病理反射，可伴癫痫发作。

（2）精神症状：肝豆状核变性的精神症状并无特殊性，以此为首发症状时，易被误诊为精神病。主要表现为情感障碍，如表情淡漠、欣快、躁动和强哭强笑，还有智力障碍及行为异常。前者为幼稚、傻笑，后者为生活懒散、喃喃自语和怪异动作。少数患者有人格障碍，晚期常有痴呆。

（3）肝损害：肝豆状核变性患者的肝损害，表现为肝区不适、疼痛、黄疸、脾大和脾功能亢进症、食管静脉曲张。但多数患者有时出现肝硬化，却无肝损害的临床表现。对此，尤其10岁以下儿童有肝硬化时，高度警惕肝豆状核变性的存在。做铜蓝蛋白的检查，及时发现和治疗。

（4）角膜K-F环：因铜在角膜后弹力层沉着所致，呈黄棕色和黄绿色。K-F环的存在结合上述症状是确诊肝豆状核变性的有力证据。

（5）其他症状：少数患者早期表现为皮肤发黑及小腿伸侧色素沉着，年龄在40岁以上患者表现为原因不明的广泛性骨质疏松和肌肉萎缩及久治不愈的鼻出血和皮肤出血。

2. 检查

（1）血清铜测定：<12.56μmol/L，24小时尿铜排泄增

加，24 小时 >200μg（正常 24 小时 <50μg）。

（2）铜蓝蛋白（CP）：血清 CP < 0.2g/L（正常值 0.26 ~ 0.36g/L），CP 氧化酶活力 <0.2g 光密度（正常值 0.2 ~ 0.532 光密度）。

（3）肝肾功能：可有不同程度的肝功能异常甚至肝硬化，以及肾小管损伤所致的氨基酸尿、蛋白尿等。肝活检显示大量铜过剩。以锥体外系症状为主的患者，早期可无肝功能异常。

（4）影像学检查：CT 显示双侧豆状核区低密度，侧脑室扩大及大脑皮质、小脑和脑干萎缩；MRI 可见豆状核、尾状核及丘脑、齿状核等出现异常信号，其与临床症状的相关性较 CT 扫描更为确切。约 96% 患者骨关节 X 线平片可见关节面不规则、不光滑，糙如木板刷状，长骨处形成囊状病损等。

（5）基因诊断：可用限制性片段长度多态性分析、微卫星标记分析、半巢式 PCR - 酶切分析、荧光 PCR 法等，用于症状前诊断及检出杂合子。

3. 诊断要点

（1）青少年起病，主要表现为震颤、强直、肌张力障碍和精神症状者。

（2）眼部检查证实有 K - F 环。

（3）有上述肝病的征象。

（4）有本病的家族史。

（5）血清铜蓝蛋白（CP）显著降低和（或）肝铜增高可确诊本病。

4. 鉴别诊断 本病临床表现复杂，应注意与急性、慢性肝炎，肝硬化鉴别；表现神经系统异常时主要与小舞蹈病、青少年起病的 Huntington 病、扭转痉挛、帕金森病和精神病等鉴别。

（1）舞蹈病：舞蹈 - 手足徐动型 HLD 患者也多见于儿

童，少数患者临床表现同样以肌张力减低，四肢近端为主的、大幅度的、不规则的快速不自主运动为主要表现。尽管没有明确的感染病史，但经常被误诊为感染性舞蹈病。两者鉴别诊断一般较为简单，只需裂隙灯检查和必要的铜代谢测定即可区别。

（2）帕金森病：部分 HLD 通常以震颤为首发症状或主要症状，临床表现与其他帕金森综合征尤其与帕金森病颇类似。帕金森病（PD）大多于中年以后（40～60 岁）起病，震颤呈典型的静止性震颤。PD 引起的静止性震颤发展顺序有一定的规律性，通常由一肢发展扩展至同侧另一肢，再先后发展至对侧上、下肢。少数 PD 患者震颤始终局限于偏侧，但均极少累及头、躯干等部位。对怀疑病例，裂隙灯与铜代谢测定可进一步确诊。

【治疗】

治疗的基本原则是低铜饮食、减少铜的吸收和增加铜的排出，保护肝及对症治疗；治疗愈早愈好，对症状前期患者也需及早治疗。

1. 饮食控制　避免食用含铜高的食物，如动物肝、血、猪肉、蛤贝类（蛤蜊、牡蛎、田螺）、坚果、干豆类（黄豆、黑豆、小豆、扁豆、绿豆）、芝麻、可可、巧克力、明胶、樱桃和一些含铜高的蔬菜（蘑菇、荠菜、菠菜、油菜、芥菜、茴香、芋头、龙须菜等）及含铜量较高的中药等。对铜制餐具、食具也应慎用。使每日铜摄入低于 1.5mg，饮用水应软化。高氨基酸、高蛋白饮食能促进尿铜排泄。

2. 减少肠道对铜吸收的药物　餐后服用硫化剂，每次 20mg，每日 3 次，可使肠道中的铜形成不溶性硫化铜以制止肠道吸收；硫酸锌或葡萄糖酸锌能抑制胃肠道对铜的吸收，还可动员和排泄体内沉积的铜。此类药物缺点是容易产生缺铁性贫血。治疗必须持续终生，大多数早期治疗的患者可望完全或近于完全缓解。与 D - 青霉胺合用时，两者至少相距 2 小时服用，以防锌离子在肠道内被 D - 青霉胺络合。

3. 增加铜排泄的药物 为巯基络合剂类。其目的在于清除组织中的铜盐并防止再沉积，增加尿铜排泄，但不能使原来已降低的血清铜及铜蓝蛋白增高，这是因为本病的发生可能与先天性结构基因异常或控制基因异常而不能形成铜蓝蛋白。常用药物如下。

（1）D - 青霉胺（D - penicillamine）：系青霉素的分解产物，为含巯基的氨基酸，对铜等重金属有强效络合作用，可使铜迅速从尿中排出，是目前治疗本病的首选药物。小剂量开始，逐渐加量，全症状基本缓解后渐为维持量。一旦症状有加重趋势，则应加量。成人每日 1 ~ 1.5g 口服，儿童 20mg/（kg·d），分 3 次服，应尽早用药，但需终身用药。本药疗效缓慢，治疗初期可能出现神经症状有所加重，可动态观察血清水平和裂隙灯检查 K - F 环。不良反应包括恶心、药物疹、口腔溃疡、关节痛、血小板减少、局限性癫痫发作、视神经损害甚至贫血等。长期服药者还可出重症肌无力、关节病等，极少数患者可发生骨髓抑制、狼疮样综合征、肾病综合征等严重不良反应。患者首次用药时应做青霉素皮试，阴性才能使用。如遇过敏反应可脱敏后再用。

（2）四环硫代钼（Tetrathiomolybdate）：对治疗有时可有帮助。

（3）三乙基四胺（Trietylamine）：0.2 ~ 0.4g，每日 3 次，对青霉胺有不良反应时可改服本药，长期应用可致铁缺乏。疗效及药理作用与 D - 青霉胺基本相同。成人每日 1.2g 口服，不良反应小，但药源困难，价格昂贵。

（4）二巯基丁二酸钠（Na - DMS）：为含双巯基的低毒高效重金属络合剂，可结合血中游离铜、组织中与酶结合的铜离子，形成低毒性硫醇化合物经尿排出。10% 葡萄糖液 40ml

加1g缓慢静脉滴注，每日1～2次，5～7日为1个疗程，可重复用药。可有牙龈出血和鼻出血等不良反应。

3. 保肝及对症治疗 不论肝功能是否异常，均应采用保肝治疗，可选用葡醛内酯、肌苷和维生素 C 等。震颤等不自主运动和肌张力增高者可用苯海索或金刚烷胺，症状明显者可用复方左旋多巴和卡左双多巴缓释片，精神症状明显应给予抗精神病药，智力减退可用促智药等。急性起病或神经症状显著加重时，除用络合剂、镇静剂外，适当应用神经细胞活化剂，如 ATP、细胞色素 C、胞二磷胆碱等。

4. 手术治疗 严重脾功能亢进症可导致白细胞和血小板显著减少，易出血和感染，青霉胺也可使白细胞和血小板降低，这类患者可行脾切除术。因肝病变是本病铜代谢障碍的根源，故严重病例也可考虑肝移植。

【病情观察】

观察患者治疗后症状改善程度，如震颤、精神症状是否减轻，监测治疗后患者血清铜蓝蛋白、尿铜排泄率和血铜水平变化，了解不全控制与否，评估治疗效果；监测患者的肝功能变化，以了解肝损害程度，治疗后是否改善；药物治疗的，应注意观察治疗后有无不良反应，以便及时处理。

【病历记录】

1. 门急诊病历 记录患者舞蹈样及手足徐动样动作和癫痫发作等症状特点。记录其起病方式、发展有无规律。体检记录神经系统的阳性体征及有鉴别意义的阴性体征，如锥体外系和锥体束损害，有无肝区疼痛、肝大或缩小、脾大及脾功能亢进症，注意记录有无角膜 K－F 环。辅助检查记录血清铜蓝蛋白、铜氧化酶活性测定、血清铜水平、肝功能、头颅CT 及 MRI 等检查的结果。

2. 住院病历 详细记录患者门急诊及外院的诊疗经过，尤其是记录患者以往 D－青霉胺使用史、用药的剂量、疗程和疗效。有过敏现象者，更应在显著位置红笔写明。病程记录应详细记录患者症状的变化、疗效、药物副作用、患者的精神状态、饮食睡眠和大小便情况。有肝病严重并发症，如食管胃底静脉破裂出血者，应详细记录抢救经过、治疗效果。

【注意事项】

1. 医患沟通 医师应将本病的有关知识和遗传病的本质告诉患者家属，以使之能正确对待疾病。应告知本病目前的治疗现状和进展，使患者及家属能以乐观的心态，树立治疗的信心。药物治疗效果好的，应鼓励继续坚持，强调治疗的长期性；治疗不理想的患者，应说明本病的本质是遗传基因改变和酶异常所致的铜异常沉积，让患者家属逐渐接受现实，同时应介绍肝移植是本病治疗的有效方法，如有条件可开展此项技术。

2. 经验指导

（1）肝豆状核变性虽为常染色体隐性遗传疾病，绝大多数局限于同胞一代发病，多数来诊者不会主动提供家族史。因此，对5~40岁间发病，以肌强直、动作减少和慌张步态等锥体外系症状为主或以舞蹈、手足徐动症和张力不全性小脑锥体外系动作为主来就诊者，或以黄疸、消化不良等肝病症状就诊者，或主要表现注意力和记忆力减退、学习能力下降、情绪不稳来初诊者，均应想到本病的可能。应检查眼部有无K-F环，其次检查血清铜蓝蛋白和血铜测定等，以利于明确诊断。

（2）肝豆状核变性时，K-F环的出现率为75%，不是100%，这就是说，无K-F环者不能除外肝豆状核变性，因此，铜代谢检查是必要的；另外，K-F环亦可见于原发性胆汁性肝硬化及非肝豆状核变性的疾病引起的慢性活动性肝病和多发性骨髓瘤患者，因此仅有K-F环，不能诊断本病。

（3）肝豆状核变性的表现复杂多样，切忌初步接触患者就主观上认为像肝豆状核变性，就不再进一步检查和排除其他疾病、不进行鉴别诊断。有肝病症状的本病患者常被误诊为各类型肝炎，肝脾大的患者常被误诊为原发性脾功能亢进症、血吸虫病等。临床上应十分注意本病的诊断和鉴别诊断。

（4）治疗时，患者应避免高铜食物如菌类、坚果类、巧克力、玉米及贝螺等海鲜类和动物肝脏等。

（5）所有治疗均应围绕患者异常铜代谢的各个环节。首先和基本的是低铜和能促进尿铜排泄的饮食，再加上应用锌制剂抑制铜的吸收，使铜沉积不再进一步加重。增加铜排泄需用 D - 青霉胺，应从较小剂量开始逐渐增加，服药前必须做青霉素皮试；青霉胺不能增加铜排泄时，可改用二巯基丙醇、二巯基丁二酸钠或依地酸钙钠，这些药物均需长期使用。

第四节　扭转痉挛

扭转痉挛（torsion spasm）又名变形性肌张力障碍（dystonia musculorum deformans）。临床上以四肢、躯干或全身的剧烈不随意扭转和姿势异常为特征。肌张力在肢体扭转时增高，扭转停止时则正常。本病根据病因分为原发性和继发性两型。如没有明确原因引起的称为原发性扭转痉挛，常常见于青少年起病；如是由于感染、中毒、创伤和肿瘤等原因引起，称为继发性扭转痉挛。根据肌张力障碍的部位分为全身性、局限性、节段性和偏身性等。

【诊断】

1. 临床表现

（1）原发性扭转痉挛属常染色体隐性遗传者：多在儿童期发病，通常有家族史，出生及发育史正常，表现一侧或双侧下肢的轻度运动障碍，足内翻，行走时足跟不能着地，继而躯干和四肢不自主扭转运动，导致严重功能障碍。全身扭转或做螺旋形运动是本病的特征性表现。脊柱前凸侧弯、骨盆倾斜。颈部肌肉患病斜颈。面部肌肉受累时表现挤眉弄眼、牵嘴歪唇等动作。舌肌和咽喉肌受累，表现舌头时而伸出、时而缩回，或在口内做不自主动作，并有构音障碍和吞咽困难。症状轻者，生活可自理，严重者卧床不起。肌张力在扭转运动时增高，平静时则恢复正常。变形性肌张力障碍即由此得名。扭转痉挛于精神紧张时加重，入睡时消失，肌力、深浅感觉均正常，智力正常或减退，病程进展快慢不同，部分病例可长期停顿而不加重。

（2）原发性扭转痉挛属常染色体显性遗传型及散发型者：起病较晚，外显率多不完全。家族成员中或有多个同病成员，或有多种顿挫型局限性症状，如眼睑痉挛、脊柱侧弯、书写痉挛、痉挛性发音困难等。多自上肢开始，可长期局限于起病部位，即使发展为全身型，症状亦较轻，预后较好。但成人发病的局限性肌张力障碍也可有家族性基础，为常染色体显性遗传，与 18p31 基因（DYT7）突变有关。

（3）继发性扭转痉挛：成年期起病的肌张力障碍多为散发，可查到病因。症状常自上肢或躯干开始，约 20% 的患者最终发展为全身性肌张力障碍，一般不发生严重致残。体检可见异常运动、姿势，如手臂过度旋前姿势伴屈腕及手指伸展，腿伸直和足跖屈内翻，躯干过屈或过伸等，以躯干为轴扭转最具特征性；可出现扮鬼脸、痉挛性斜颈、睑痉挛、口–下颌肌张力障碍等，缺乏其他神经系统体征。

2. 检查

（1）实验室检查：血铜、尿铜及血清铜蓝蛋白水平测定有助于鉴别肝豆状核变性，全血细胞计数及比值有助于排除脉管炎、系统性红斑狼疮等可导致运动障碍的疾病。血清乳酸、丙酮乳酸、丙酮酸最小运动量试验有助于排除线粒体脑肌病（mitochondrial encephalomyopathy）。

（2）特殊检查：目前尚无有效的辅助检查帮助诊断。部分患者 X 线检查可发现关节挛缩，脊柱或关节畸形。CT、MRI 等影像学检查有助于明确症状性扭转痉挛的病因。

3. 诊断要点 根据病史、特征性不随意扭转和异常姿势诊断并不困难，必须排除其他原因引起的症状性肌张力障碍。肝豆状核变性、脑炎后是出现此种综合征最常见的原因。药物诱发的多动症亦很常见，应询问发病前有无服药史。发病前正常发育史、缺乏其他神经系统体征及实验室检查正常对诊断本病也很重要。

4. 鉴别诊断

（1）面肌痉挛（facial spasm）：常为一侧睑眼或面肌的短暂抽动，不伴口 - 下颌不自主运动，可与睑痉挛或口 - 下颌肌张力障碍区别。

（2）颈部骨骼肌先天性异常导致先天性斜颈（Klipple - Fell 畸形）：局部疼痛刺激引起的症状性斜颈等需与痉挛性斜颈鉴别，前组都有明确病因，并能检出引起斜颈的异常体征。

（3）僵人综合征（stiff - person syndrome）：需与肌张力障碍区别，前者表现发作性躯干肌（颈脊旁肌和腹肌）和四肢近端肌僵硬和强直，明显限制患者主动运动，且常伴疼痛，休息和肌肉放松时肌电图检查均出现持续运动单位电活动；不累及面肌和肢体远端肌肉。

（4）癔症：其引起的不自主运动容易受暗示的影响，而且常有精神因素为背景，而扭转痉挛引起的不自主运动可因情绪因素加重，但其症状的长期持续存在可排除癔症。

【治疗】

目前尚无肯定有效的药物治疗方法。通常试用的药物有镇静剂、肌肉松弛剂和治疗帕金森病的药物。如症状明显，影响到工作和生活，则进行外科治疗。

（一）药物治疗

1. 特发性扭转性肌张力障碍 药物治疗可减轻症状，部分改善异常运动。①左旋多巴，对特发性扭转痉挛变异型（多巴反应性肌张力障碍）效果明显。②抗胆碱能药物，给予可耐受的最大剂量，如苯海索 20mg 口服，每日 3 次，多对儿童有效，多数成人不能耐受其不良反应；三己芬迪 40～50mg 口服，每日 3 次，可能控制症状。③地西泮 2.5～5mg 或硝西泮 5～7.5mg 口服，每日 3 次，部分病例有效。④氟哌啶醇、酚噻嗪类或丁苯喹嗪可能有效，但达到有效剂量时可能诱发轻度帕金森综合征。⑤巴氯芬和卡马西平对有些病例可有帮助。继发性肌张力障碍者需同时治疗原发病。

2. 局限性肌张力障碍 ①药物治疗基本同特发性扭转痉挛；②严重痉挛性斜颈采用副神经和上颈段神经根切断术，部分病例可缓解症状，但可复发；③肉毒毒素 A 局部注射疗效较佳，剂量应个体化，疗效可维持 3～6 个月，重复注射有效。

（二）手术治疗

由于药物治疗无效，人们开始关注手术治疗效果。

1. 适应证 年龄在 7 岁以上；病程超过 1 年或 1 年半；应用各种药物（包括暗示疗法）治疗无效，已排除功能性表现，又无其他严重疾病者。

2. 禁忌证 单侧肢体扭转，且能独立生活，还可参加部分劳动者；双侧严重症状伴有明显延髓麻痹，智能低下者。

3. 偏侧肢体肌张力障碍 立体定向丘脑腹外侧核损毁术或丘脑切除术对偏侧肢体肌张力障碍可能有效，但常复发。双侧手术易发生言语障碍。故手术疗法只能最后考虑。有些患者用苍白球脑深部电刺激术（DBS）有效。

（三）其他治疗

神经干细胞和转基因细胞移植对该病的治疗有着光明的前景。

【病情观察】

（1）观察药物治疗效果。

（2）注意观察治疗后患者的肌张力障碍有无缓解。

（3）躯干、四肢甚至全身缓慢而剧烈的不随意扭转有无改善等。

【病历记录】

（1）入院时应注意记录患者的发病年龄、起病的缓急、详细的症状与体征、有无家族同类病史等。

（2）治疗后详细记录病情的恢复情况，有无并发症的发生。手术前、后的病情交代情况，患者及其家属的要求与态度，要有签字记录。

【注意事项】

1. 医患沟通

（1）应向患者及家属交代清楚对该病目前尚无有效的药物治疗，丘脑苍白球核团的射频毁损对部分患者有一定疗效，但易复发。

（2）患者选择立体定向手术，应向患者及家属交代术后可能出现的并发症在 21% 左右，主要表现为术后肌张力明显下降，行走不灵活，特别是下肢行走有拖拉步态，少数患者出现言语更不清晰。

（3）适当向患者及家属说明该病的治疗与研究进展，增加患者生活与治疗的信心，有助于患者的治疗与恢复。

2. 经验指导

（1）扭转痉挛的诊断根据其特征性的临床表现多无困难。本病临床症状的核心是异常的体位姿势和不自主的变换动作。

（2）原发性扭转痉挛为好发于儿童的中枢神经系统的一种慢性进展性疾病。

（3）目前尚无有效的治疗方法，药物和手术治疗均只能缓解少数患者的症状。

（4）原发性扭转痉挛的转归差异较大，轻者病情长期稳定，可自理生活，重者则卧床不起，出现典型的肌张力障碍姿势。

（5）起病年龄和起病部位是影响预后的两个主要因素。起病年龄早（15 岁以前）及下肢起病患者，大多不断进展，最后几乎都发展成全身型，预后不良，多于起病数年后死亡，自行缓解者甚少；成年期起病且症状自上肢开始者预后较好，不自主运动倾向于长期局部起病部位。常染色体显性遗传或散发型的预后较隐性遗传型好。

（6）脑深部慢性电刺激使肢体痉挛状态缓解可达 75% ~ 85%，一般并发症少，在目前是一种尚为满意的治疗方法。

第五节　手足徐动症

手足徐动症（athetosis）又称指划运动，是由纹状体变性引起的综合征。可见于多种脑病，其临床特征为肌强硬和手足不断做缓慢的、弯弯曲曲的或蚯蚓爬行样的奇形怪状的运动。该综合征可见于多种疾病，如基底节大理石样变性、脑炎、出生时窒息、早产、产伤、胆红素脑病、肝豆状核变性等。基底节大理石样变性是最常见的病因。

【诊断】

1. 临床表现　先天性病例出生后即可出现不自主运动，但亦有数月开始明显出现，发育迟缓，行走、说话等时间均延迟。本病是一种不自主运动和异常姿势复合在一起的一种异常运动，具有不能固定体位及多变性。患者不能保持手指、足趾在某一固定位置，维持的位置被一种缓慢、连续不断的和无目的的移动性动作所干扰。徐动性动作主要出现在四肢远端。手指扭转，不断做出缓慢的弯弯曲曲的奇形怪状的强烈运动，呈不规则"蠕虫样"运动，掌指关节过分伸展，呈"佛手"样特殊姿势，过度伸展和弯曲交替出现。下肢受累时，拇指常自发性前屈，诸趾也可扭转，过度背屈和趾伸。

面肌受累则挤眉弄眼，扮出各种怪脸。咽喉肌和面肌受累时发生吞咽和构音困难，可伴有扭转痉挛和痉挛性斜颈。口唇可不断努嘴；舌头时而伸出，时而缩回。不自主运动在安静时减轻，入睡后停止；精神紧张时加重。当肌痉挛时肌张力增高，肌松弛时肌张力正常，感觉正常，部分病例可有智能减退。许多患者伴有不同程度的运动缺陷，如锥体束损害造成肌张力增高。病程可达数年至数十年，少数病例可长期停顿而不加重。

2. 检查

（1）应常规行脑脊液生化检查，以发现有关病变的存在。

（2）可行头颅 CT、MRI、PET 等，以寻找该综合征的病因。

3. 诊断要点 根据手足徐动症患者的手、足表现的特殊姿势的不自主动作即可诊断。

4. 鉴别诊断

（1）舞蹈症：舞蹈病不自主动作出现于肢体躯干及头面部，范围广泛，动作迅速，呈跳动样。本病的动作主要局限于受阻，为躯干或四肢绕脊柱或肢体长轴做螺旋形扭动，动作缓慢。

（2）假性手足徐动症：其病因为因肢体丧失位置觉造成一伴有额叶、后柱和侧柱合并损害或周围神经损害。

【治疗】

无论是内科治疗还是外科手术，对此病疗效均不佳。

1. 药物治疗 目前尚无有效的药物。各种镇静剂（苯巴比妥、地西泮、硝西泮及氟哌啶醇）均可使不自主运动暂延缓。抗胆碱能药物（苯海索、丙环定等）亦可有一定帮助。盐酸硫必利每次 $0.1 \sim 0.2g$，每日 3 次口服，疗效不肯定。

2. 手术治疗 立体定向丘脑苍白球神经核团毁损或慢性电刺激或脑组织移植疗效均不肯定。

【病情观察】

药物治疗过程中注意观察病情的缓解情况，同时，应注意观察药物的不良反应，如苯海索的口干、眼花、尿潴留等不良反应。

【病历记录】

病历中如实记录患者治疗前后的症状与体征，向患者及家属交代的病情情况应记录清楚，整理好患者的知情同意书。

【注意事项】

1. 医患沟通

（1）本病目前治疗效果无论药物还是手术治疗都不满意，因此，向患者交代病情时要注意措辞，尽量取得患者的理解。

（2）在药物、手术治疗效果不理想的情况下，心理疏导、医患沟通成为主要治疗手段。

2. 经验指导

（1）有肝性脑病、酚噻嗪、氟哌啶醇或左旋多巴过量引起的手足徐动症可于成年以后或老年期发病。

（2）手足徐动症有手足特殊姿势的不自主运动，临床特征为肌强硬和手足发生缓慢性和不规则的扭转，诊断并不困难。

（3）手足徐动症为多种神经系统疾病的一组临床综合征，最常见于脑基底节大理石样变性。

（4）该综合征见于多种疾病，其预后一定程度上取决于原发病的部位和性质。

（5）本病大多数患者病程可长达数年或几十年之久，少数患者病程可长期停顿而不进展。

（6）手足徐动性运动严重且伴有咽喉肌受累者，可早期死于并发症。

（7）目前尚无有效的药物和手术治疗方式，脑深部慢性电刺激、神经干细胞转基因细胞脑移植有可能为缓解本综合征的症状带来一线曙光。

第六节　亨廷顿病

亨廷顿病（Huntington disease，HD），又称慢性进行性舞蹈病、遗传性舞蹈病。为常染色体显性遗传性疾病，男女患病均等。患病率为（4～7）/10万。病理表现为基底节，特别是尾状核及壳核质以及大脑皮质的变性和萎缩。其临床特征由舞蹈样动作、痴呆和家族史三联征组成。患者通常中年发病，起病隐袭，进行性加重。从发病到死亡一般经历15年左右，常见自杀。儿童期发病罕见（3%）。遗传基因来自父亲。

【诊断】

1. 临床表现　最主要症状为舞蹈样运动和痴呆，症状不断加重。

（1）通常中年起病，进行性加重，多有家族史，偶有散发病例，起病后平均生存期10～15年。

（2）以上肢远端及面部表情肌为明显的多动症或伴有耸肩，行动笨拙。

（3）首发症状常为人格和行为改变。早期可见易激惹、抑郁和反社会行为等精神症状，伴有人格改变。精神渐衰退，以后出现进行性痴呆。

（4）运动障碍：最初表现明显的烦躁不安，逐渐发展为异常粗大的舞蹈样动作，其动作多变，挥舞速度稍慢，有某些目的性动作的外观。因多动引起晃脑、扮鬼脸使语言与吞咽困难；多动引起随意运动障碍而使起坐与行走失去平衡，易跌倒。

（5）少数病例运动症状不典型（Westphal变异型），通常以肌强直为特征，无舞蹈样动作，多见于儿童期发病患者。癫痫和小脑性共济失调也是青少年型的常见特点，伴痴呆和家族史可提示正确诊断。

2. 检查

(1) 脑电图：主要表现为低波幅快波，异常率达 88.9%。

(2) 头颅 CT 或 MRI：尾状核萎缩，脑室额角外侧面向外膨起呈球型，脑室扩大，侧脑室形态呈特征性的蝴蝶型。

(3) SPECT：尾状核和豆状核血流明显下降。

3. 诊断要点

(1) 家族史。

(2) 中年（35~40 岁）起病。

(3) 进行性痴呆和舞蹈症状进行性加重。

(4) 严重病例头颅 CT 和 MRI 检查可见大脑及纹状体萎缩，侧脑室及第三脑室扩大。

4. 鉴别诊断

(1) 良性家族性舞蹈病：典型临床症状开始于正常发育期后的婴儿和幼儿。起病后舞蹈症状为非进行性，但终身存在。智能下降。

(2) 小舞蹈病：临床特征为不自主的运动、运动不协调和力弱。主要发病于 5~15 岁，女性较多。首次发病后持续时间不超过 6 个月，但 1/3 的患者有复发。不自主运动更为唐突暴发跳动样和抽动样。另一不同点是在闪动样抽搐中累及肌肉少，且远端肌肉受累较突出。痴呆罕见。可有风湿热及有关征象。

(3) 系统性红斑狼疮：有时并发舞蹈病，亦有以舞蹈病为首发症状，但是系统性红斑狼疮常伴有皮肤损害，并且对称性，80% 患者在病程中出现皮疹。

【治疗】

目前尚无阻止或延迟此病发生、发展的方法，治疗重点集中在心理与神经病症两方面的症状治疗，同时进行必要的支持治疗。

1. 药物治疗

（1）多巴胺 D_2 -受体阻断剂：氟哌啶醇，每次 0.5mg 开始，每日 4 次；氯丙嗪 25~50mg，每日 2~3 次；硫必利 0.1~0.2g，每日 3 次；应自小剂量开始，逐渐加至不自主运动控制为止，注意锥体外系不良反应。

（2）耗竭神经末梢 DA 药物：利舍平 0.1~0.25mg 口服，每日 3 次，丁苯那嗪 12.5~50mg，每日 3 次。

（3）增强 GABA 能和胆碱能神经传递药物：通常无效，选择性 5-羟色胺再摄取抑制剂可能减轻病情进展。禁用左旋多巴，因左旋多巴可加重舞蹈症状。

由于这些药物可有致帕金森综合征、迟发性运动障碍、抑郁等不良反应而加重原有运动障碍，所以必须谨慎使用，以从小剂量开始，缓慢加量，直到满意控制舞蹈样运动。

2. 心理治疗 HD 患者常有孤独、失望、抑郁等心理障碍，对此，必须给予心理疏导，使其树立信心。伴发抑郁、焦虑的患者可选用氟西汀每日 20~40mg 晨 1 次口服。对并发有痴呆的患者，尤需加强护理与营养支持治疗。

【病情观察】

可观察治疗前后的病情改善情况，应着重观察治疗后的病情进展情况，因为用药治疗虽然可取得一定的疗效，但效果不令人满意。

【病历记录】

在病历中应注意对患者的系统检查情况，除了舞蹈样症状以外，要详细了解患者的智力状况，有无人格障碍。向患者家属交代病情的情况，以及患者家属对病情的认识程度，对有攻击行为倾向或自杀倾向的患者要向患者家属交代防范措施，要有知情同意书。

【注意事项】

1. 医患沟通

（1）该种患者一般智力受损，交流比较困难，有时可伴有心理障碍，在沟通时应注意方式方法，应尽量取得患者的信任。

（2）将病情及其预后情况向患者家属详细交代清楚，争取其积极配合医生做好患者的治疗工作。

2. 经验指导

（1）主要根据遗传性、发病年龄、慢性进行性舞蹈样运动、精神症状和痴呆等临床一般不难诊断。但也有散发病例，部分病例首先出现智能障碍而没有舞蹈症状，其早期诊断较为困难，需要长期观察出现不自主运动始能确诊。亦可做基因检测，可以确诊，还可发现临床前病例。

（2）由于尚无 HD 发病的有效治疗方法，一旦发病即持续发展。

（3）本病目前尚无有效的治疗方法，药物和立体定向手术仅能在一定程度上控制舞蹈症状，药物以氟哌啶醇或氯丙嗪效果较好，立体定向手术以脑深部慢性电刺激效果较好；脑移植有一定的发展前景。

（4）发病后存活 10～15 年，死亡年龄平均 52 岁，早发患者 20 多岁即可能死亡。

（5）常死于心功能不全合并感染和全身衰竭。

第十章

神经系统变性疾病 ◆●●

第一节 运动神经元病

运动神经元病（motor neuron disease，MND）是一组病因未明的选择性侵犯上、下两级运动神经元的慢性进行性变性疾病。目前病因与发病机制尚不明确，特征性病理改变为选择性侵犯脊髓前角细胞、脑干运动神经元、皮质锥体细胞及锥体束，表现为上、下运动神经元的变性、坏死和凋亡。最常见的 MND，类型为肌萎缩性侧索硬化（amyotrophic lateral sclerosis，ALS），呈全球性分布。

【诊断】

1. 临床表现 隐袭起病，病程进展缓慢，也有呈亚急性进展。病程多为 2~8 年，最后死于并发症。临床根据肌萎缩、肌无力和锥体束征的不同组合分为 4 型：进行性脊髓性肌萎缩、进行性延髓麻痹、原发性侧索硬化、肌萎缩性侧索硬化。其中最常见的 MND 类型是肌萎缩性侧索硬化。

（1）进行性脊髓性肌萎缩：多为青壮年发病，男性多于女性，起病隐袭，常以颈膨大首先受累，病变仅侵犯脊髓前角细胞。首发症状常为对称性双手大小鱼际肌萎缩、无力。以后逐渐累及骨间肌及蚓状肌、前臂、上臂、肩胛带肌、颈肌、躯干肌及下肢、全身。同时还可出现肌束震颤。肌萎缩也可从一侧开始，渐波及对侧，由远端向近端缓慢发展。极少数患者肌萎缩首先从下肢开始。检查可见肌无力、萎缩、肌束颤动、肌纤维颤动、肌张力减弱或消失，病理反射阴性，全身感觉正常。本病进展缓慢，当累及呼吸肌时出现呼吸麻痹或合并肺部感染而死亡。

（2）进行性延髓麻痹：多在40岁以后发病，可为首发症状，但通常在肌萎缩侧索硬化症的晚期出现。病变早期侵及延髓的舌下神经核、疑核，临床表现为核下性延髓麻痹。出现构音不清、饮水呛咳、咽下困难、舌肌萎缩及肌束颤动、咽反射迟钝或消失。后期可侵犯脑桥的面神经核及三叉神经核，出现唇肌的萎缩、咀嚼无力。因病变常波及皮质脑干束，故常合并核上性延髓麻痹。检查可见软腭上举受限，下颌反射亢进，后期可伴有强哭、强笑，呈现典型的真、假性延髓麻痹并存。如病变累及脑干内的皮质脊髓束，尚可有上、下肢腱反射亢进及病理反射。

（3）原发性侧索硬化：多于中年以后发病，起病隐袭，进展缓慢，临床表现上运动神经元瘫痪。病变常先侵及下胸段皮质脊髓束，临床上常先出现双下肢无力，肌张力增高，腱反射亢进，病理反射阳性，行走时出现痉挛性或剪刀样步态，以后缓慢发展到双上肢。一般无肌萎缩，无感觉丧失，不伴有膀胱症状。如果皮质延髓束发生变性，可出现假性球麻痹征象，伴有情绪不稳定，如强哭、强笑，并有吞咽困难，舌狭长而强直，动作受限，下颌反射亢进。

（4）肌萎缩侧索硬化：本病最为多见，常于成年期发病，30岁以前发病者极少，男性多于女生。本病多为散发，发病与地区、种族无关。本病主要侵犯脊髓前角细胞和锥体束，故临床上可出现上、下运动神经元损害并存的特征。颈膨大的前角细胞常最先受累，故首发症状常为手指运动不灵活及无力；大、小鱼际肌萎缩，骨间间隙凹陷，蚓状肌萎缩，造成手掌屈肌肌腱之间出现沟凹、无力与萎缩，双手呈鹰爪形，随后扩展至前臂、上臂及肩部肌肉。此时在萎缩区可见到粗大的肌束颤动。但在少数病例中，首发症状可以发生在全身任何一个或一组肌肉中，如肩部肌肉、下肢肌肉、腹部肌肉均可最先出现症状。双上肢症状可同时出现，也可先后相隔数月，在上肢症状出现同时，或相隔一段时间，双下肢发生力弱和强直，但萎缩少见。在极少数病例中，疾病以缓慢进展的强直性轻偏瘫作为发病的征象。由于锥体束受损，可以出现上运动神经元损害的症状，故本病的一个重要征象是早期出现持久的腱反射亢进，病理反射阳性，行走时呈痉挛步态。随着病情进展，可以出现延髓受累的表现，如构音困难、吞咽困难、饮水呛咳、咽反射消失、舌肌萎缩伴肌束颤动、面部无表情等，但眼球运动一般不受影响，瞳孔光反应正常。括约肌症状少见，而且一般发生在疾病的晚期。典型的病例没有客观感觉变化，而常有主观感觉异常，如麻木、疼痛。即使病程很长，病情很重，患者的神志始终是清醒的，只有少数病例出现精神症状或痴呆。最后患者常被迫卧床，终因呼吸肌受累致呼吸麻痹或继发肺部感染而死亡。

2. 检查

（1）神经电生理：肌电图呈神经源性改变。静息状态下可见纤颤电位、正锐波，有时可见束颤电位；小力收缩时运动单位电位时限增宽、波幅增大、多相波增加，大力收缩呈现单纯相。神经传导速度正常。运动诱发电位有助于确定上运动神经元损害。

（2）肌肉活检：有助于诊断，但无特异性，早期为神经源性肌萎缩，晚期在光镜下与肌源性肌萎缩不易鉴别。

（3）其他：腰椎穿刺压力正常，奎肯试验椎管无梗阻。脑脊液蛋白、细胞数多正常，只有少数蛋白含量略高。偶有

IgG、IgA 增高，在疾病进展期，常有尿内肌酸排出量增多。肌酸磷酸激酶活性可轻度异常。MRI 可显示部分病例受累脊髓和脑干萎缩变小。

3. 诊断要点 中年以后隐袭起病，慢性进行性病程，表现肌无力、肌萎缩和肌束震颤，伴腱反射亢进、病理征等上、下运动神经元受累征象，无感觉障碍，典型神经源性改变肌电图，通常可临床诊断。

4. 鉴别诊断

（1）颈椎间盘病变：常由于椎间盘压迫脊髓而产生症状，其临床表现为下肢上运动神经元瘫痪，上肢为上或下运动神经元瘫痪，一般无延髓症状，常有上肢的根性疼痛，有不同程度的感觉障碍。颈椎 X 线片、脊髓造影、脊髓 CT 扫描或磁共振成像均有助于诊断。

（2）脊髓空洞症：本病首发症状也为手部小肌肉萎缩、肌束颤动，也可出现舌肌萎缩及锥体束征。这与运动神经元病相似。但其症状的不对称性和节段性分离性感觉障碍可与之区别。

（3）良性肌束颤动：部分正常人也可出现广泛的粗大的肌肉束性颤动，但发生肌束颤动的肌肉没有无力症状，亦无萎缩现象，肌电图没有去神经改变，可资鉴别。

（4）上肺尖肿瘤：可以出现手部小肌肉萎缩，且伴有显著的疼痛症状，有颈交感神经麻痹综合征。X 线摄片及肺 CT 扫描可显示肿瘤位置及对脊柱的侵蚀。

（5）重症肌无力：肌萎缩性侧索硬化症的早期可出现延髓麻痹，应与重症肌无力鉴别，后者新斯的明试验阳性，肌电图多呈低频重复电刺激衰减。

（6）多灶性运动神经病：与 PSMA 相似，但发病机制和预后不同，特征为不对称分布肌无力，血清抗神经节苷酯（GM1）抗体滴度升高，静脉注射免疫球蛋白治疗有明显疗效。肌电图示多灶性运动传导阻滞，是重要的鉴别手段。

（7）多发性硬化：特别是以下肢强直性无力发病的患者，但多发性硬化有视力变化及足部感觉异常和震动觉降低，可以与肌萎缩性侧索硬化症鉴别。

【治疗】

目前尚无有效的治疗方法和药物，治疗原则是多种药物联合应用保护正常运动神经元，延缓病情发展，对症处理并发症，提高生存质量。中药、针灸应用可明显改善临床症状。

1. 抗兴奋性氨基酸毒性治疗　兴奋性氨基酸毒性学说认为，肌萎缩侧索硬化患者高亲和谷氨酸转运障碍。

2. 清除自由基　自由基学说基于在家族性 ALS 患者中分离出编码 Cu/Zn 超氧化物歧化酶 – 1 基因。推荐使用大剂量维生素，即每日加维生素 E 800～1000mg，维生素 C 500mg，维生素 A 1000U 和复合维生素 B 片。乙酰半胱氨酸是一种自由基清除剂，是细胞内主要的抗氧离子系统谷胱甘肽的直接和间接的前体，治疗 1 年后脊髓首发症状 MND 死亡率下降。

3. 免疫治疗　免疫治疗效果尚不肯定。大剂量环磷酰胺治疗并未改变 ALS 的病程，意味着在阻止 ALS 进展中抑制 T 细胞非依赖性 B 细胞反应并无益处。只有在 ALS 早期治疗才有效。

4. 神经保护性治疗　营养因子治疗是一种保护性治疗。临床应用中如使用 2 种或 2 种以上的神经营养因子可能会有显著的疗效。

5. 干细胞移植治疗　研究发现，把神经干细胞直接移植到成年鼠脊髓损伤部位，可以明显减轻脊髓损伤所导致的神经功能缺损。但在治疗 MND 时是否有效，目前仍处于试验阶段。

6. 溴隐亭治疗 ALS　应用溴隐亭治疗 ALS，部分患者近期有一定疗效，只要增量缓慢一般不会有较严重不良反应，在对 ALS 这类目前尚不能有效阻滞其病情发展的情况下，可试用。

7. 并发症的治疗

（1）构音障碍：早期由语言康复医生指导非常重要。处理措施包括鼓励患者减慢讲话速度，局部使用冰块或巴氯芬能帮助患者减轻舌肌痉挛，对修复软腭及抬高软腭也有帮助。

（2）流涎：帮助措施包括颈部支持，头位矫正，口腔感染的治疗。抗胆碱能制剂阿托品或东莨菪碱局部皮肤涂擦有效，阿米替林可帮助患者改善睡眠、心境和流涎。

（3）吞咽困难：应鼓励患者吃自己觉得轻松舒适的食品，避免刺激性食物造成的咳嗽和憋气。巴氯芬减轻痉挛，可帮助解决吞咽困难，有时剂量可达 80～90mg。必要时可下鼻饲胃管，避免经口呛咳引起的呼吸道感染。

（4）痉挛及疼痛：首先摆正姿势，使患者处于放松的体位，药物可用肌松剂巴氯芬 5g，每日 3 次，盐酸乙哌立松每日 50mg，非激素类抗炎药及阿片制剂（病情晚期）。

（5）抗抑郁治疗：大多数患者可表现绝望、愤怒、易激惹。后期绝大多数不仅对配偶、朋友，而且对医生也产生对立情绪。要及时使用抗抑郁药及抗焦虑药。常用阿米替林每日 25～150mg，帕罗西汀每日 20mg，氟西汀每日 20mg，其不良反应更小。

（6）便秘：由于会阴肌肉无力，不恰当的饮食及使用抗胆碱能药和阿片制剂而易致便秘。处理包括增加食物纤维含量及水分摄入。

（7）呼吸困难：当患者出现呼吸困难时，呼吸支持可延长患者生命，家庭可用经口或鼻正压通气缓解症状，减轻患者的高碳酸血症和低氧血症，晚期严重呼吸困难患者需依靠气管切开维持通气。

（8）鼓励患者进行肢体功能训练。

【病情观察】

观察患者的症状是否进展，如肌无力是否加重，肌萎缩是否明显，有无呼吸肌麻痹或延髓麻痹的临床表现，如有应立即处理。如有呼吸衰竭应动态观察血气分析，必要时进行气管切开、呼吸机辅助通气，根据具体情况调整呼吸机参数。

【病历记录】

1. 门急诊病历　详细记录患者肌无力、肌萎缩的持续时间，病程较长的病例应记录既往治疗情况。记录有无家族史。体检记录患肢无力及肌肉萎缩的程度，同时记录病理反射和感觉检查结果。辅助检查记录肌电图的检查结果。

2. 住院病历　详尽记录患者的主诉、发病过程、门急诊或外院的诊疗经过。首次病程记录应提出本病的诊断依据与鉴别诊断要点。记录入院治疗后的病情变化、治疗效果以及肌电图、MRI 等检查结果。需特殊检查或治疗者，应记录与患者或其亲属的谈话经过，并签字为据。

【注意事项】

1. 医患沟通　应告知患者或家属，运动神经元病的特点为慢性致残性，目前只能给予对症、支持治疗，并告知药物治疗的疗效、不良反应等，嘱患者定期随访。诊断不明确者，应告知行肌电图检查或肌肉活检的必要性。

2. 经验指导

（1）本病为慢性致残性疾病，临床表现为肌无力、肌萎缩、肌震颤及延髓麻痹的患者要注意本病的鉴别诊断，以免漏诊或误诊。

（2）本病体检一般表现为上、下运动神经元受损，腱反射亢进或消失，病理反射阳性，无感觉障碍。

（3）运动神经元病一般需要行肌电图检查以帮助诊断。

（4）本病目前尚无有效的治疗方法，所以对症支持治疗很重要。

(5) 一旦发生呼吸功能衰竭，应及时行气管切开和呼吸机辅助通气。延髓麻痹的患者应防止误吸，预防肺部感染尤为重要，一旦发生感染应及时使用广谱抗生素，同时应预防真菌感染。

第二节 阿尔茨海默病

阿尔茨海默病（Alzheimer's disease，AD），是发生于老年和老年前期、以进行性认知功能障碍和行为损害为特征的中枢神经系统退行性病变，是老年期痴呆的最常见类型，约占老年期痴呆的 50%。临床上表现为记忆障碍、失语、失用、失认、视空间能力损害、抽象思维和计算力损害、人格和行为的改变等。一般症状持续进展，病程通常为 5~10 年。据统计，65 岁以上的老年人约有 5% 患有 AD。随着年龄的增长，患病率逐渐上升，至 85 岁，每 3~4 位老年人中就有一名罹患 AD。

【诊断】

（一）病因

AD 的病因至今仍不清楚，目前有多种学说，一般认为与遗传和环境因素有关。

1. 遗传因素 Alzheimer 病患者的一级亲属有较高患病风险。双生子研究发现如一方患 Alzheimer 病，单卵双生的另一方患病率为 90%，而双卵双生的另一方患病率为 45%，较普通人群患病率显著增高。家族性 Alzheimer 病为常染色体显性遗传，为多基因遗传病，具有遗传异质性。迄今为止发现与 Alzheimer 病相关的染色体有 1、14、19、21 号染色体，染色体上的基因突变引起 Alzheimer 病或改变 Alzheimer 病的易感性，如淀粉样前体蛋白（APP）基因、早老素 1（Presenilin 1，

PS1）基因、早老素 2（Presenilin 2，PS2）、载脂蛋白 E（ApoE）等。

2. 环境因素 脑外伤、铝中毒、吸烟、受教育水平低下、一级亲属中有 Down 综合征患者等都可增加患病风险。

3. 神经递质系统功能障碍 Alzheimer 病患者的脑内存在广泛的神经递质水平下降，可累及乙酰胆碱系统、氨基酸类、单胺系统、神经肽类等，这些递质系统与学习和记忆密切相关。神经递质系统功能障碍包括神经递质减少和递质受体减少，目前最为明确的是乙酰胆碱（Ach）和谷氨酸（Glu）的减少。由这一病因学说获得多种治疗策略，如胆碱酯酶抑制剂经临床实验证实对 Alzheimer 病的治疗具有长期稳定的效果。

4. 其他 Alzheimer 病还可能与炎性反应、神经毒性损伤、氧化应激、自由基损伤、血小板活化、雌激素水平低下和免疫功能缺陷等有关。

其他有关病因的假说有：正常衰老过程的加速；免疫系统的进行性衰竭；机体解毒功能减弱及慢性病毒感染等可能与本病的发生有关。高龄、丧偶、独居、经济窘迫和生活颠沛者患病的机会较多，心理社会因素可能是本组疾病的诱因。

（二）临床表现

AD 通常是隐匿起病，很难确切了解具体的起病时间，病程为持续进行性，无缓解、停止进展的平稳期，即使有也极罕见。AD 的临床症状可分为两方面，即认知功能减退及其伴随的生活能力减退症状和非认知性神经精神症状。其病程演变大致可以分为轻、中、重三个阶段。

1. 轻度 此期的主要表现是记忆障碍。首先出现的是近事记忆减退，常将日常所做的事和常用的一些物品遗忘。随着病情的发展，可出现远期记忆减退，即对发生已久的事情和人物的遗忘，面对生疏和复杂的事物容易出现疲乏、焦虑和消极情绪，还会表现出人格方面的障碍，如不爱清洁、不修边幅、暴躁、易怒、自私多疑。需要指出的是，在该期发生的记忆减退常可因患者本人及其家属误为老年人常见的退行性改变而被忽视，直至出现了定向力障碍（对时间和空间的定向力紊乱）才会引起重视。此期患者易与良性记忆障碍或称年龄相关记忆障碍相混淆。

2. 中度　除记忆障碍继续加重外，患者可出现思维和判断力障碍、性格改变和情感障碍，患者的工作、学习新知识和社会接触能力减退，特别是原已掌握的知识和技巧出现明显的衰退。出现逻辑思维、综合分析能力减退，言语重复、计算力下降，还可出现局灶性脑部症状如失语、失用、失认或肢体活动不灵等。有些患者还可出现癫痫、强直－少动综合征。此时患者常有较多的行为和精神活动障碍，有的因外出后找不到回家的路而走失，有的原来性格内向的患者现在变得易激惹、兴奋欣快、言语增多，而原来性格外向的患者则可变得沉默寡言，对任何事情（原来熟悉的事物、工作和个人爱好）提不起兴趣。甚至出现人格改变，如不注意卫生、仪表，甚至做出一些丧失廉耻（如随地大小便等）的行为。

3. 重度　此期的患者除上述各项症状逐渐加重外，还有情感淡漠、哭笑无常、言语能力丧失，以致不能完成日常简单的生活事项如穿衣、进食。终日无语而卧床，与外界（包括亲友）逐渐丧失接触能力。四肢出现强直或屈曲瘫痪，括约肌功能障碍。此外，此期患者常可并发全身系统疾病的症状，如肺部及尿路感染、压疮以及全身性衰竭症状等，最终因并发症而死亡。轻、中度 AD 患者常没有明显的神经系统体征，少数患者有锥体外系体征。重度晚期患者出现神经系统原始反射如强握反射、吸吮反射等。晚期患者常有肌张力增高，四肢呈持久的屈曲姿态。阿尔茨海默病的典型临床特征是失忆型记忆功能障碍、语言功能恶化和视觉空间缺陷。除非到了疾病的晚期，运动和感觉功能异常、步态异常和抽搐并不常见。

（三）检查

1. 实验室检查　作为痴呆症评估内容的一部分，是确定痴呆症病因和老年人中常见并存疾病所不可或缺的检查项目。甲状腺功能检查和血清维生素 B_{12} 水平测定是确定痴呆症其他特殊原因的必查项目。还应进行下列检查：全血细胞计数，血尿素氮、血清电解质和血糖水平测定，肝功能检查。当病史特征或临床情况提示痴呆症的原因可能为感染、炎性疾病或暴露于毒性物质时，则还应进行下列特殊实验室检查：如梅毒血清学检查、血沉、人类免疫缺陷病毒抗体检查或重金属筛查。

2. 神经系统影像学检查　可见脑萎缩征象，如侧脑室、第Ⅲ脑室增大，且可不成比例的增大；脑沟增宽、加深，后期患者额、颞叶萎缩尤为明显。MRI 上还可表现为皮、髓质分界消失、颞叶内侧高信号和海马萎缩伴海马裂扩大，海马萎缩具有诊断价值，在头颅 MRI 冠状位片易于发现；PET、SPECT、功能 MRI 可见颞、顶叶低代谢区，但上述影像学表现缺乏特异性。当前人们建议，患者在痴呆症的病程中，至少需要接受 1 次采用计算机化体层摄影（CT）或磁共振成像检查进行的大脑结构影像学检查。采用正电子发射体层摄影或单光子发射 CT 进行功能成像检查，可能有助于对与痴呆症相关的疾病进行鉴别诊断。家庭成员和医师对痴呆症的发现率很低，这种情况成为影响许多痴呆症患者合适治疗的主要障碍。对于表现复杂或治疗困难的患者，应转到有丰富痴呆症诊治经验的专家处就诊。

3. 神经心理学检查　在对 AD 进行诊断的过程中，神经心理学测验是必不可少的内容。一般而言对 AD 的认知评估领域应包括定向力、记忆功能、言语功能、应用能力、注意力、知觉（视、听、感知）和执行功能七个领域。临床上常用的工具可分为以下几种。①大体评定量表：如简易精神状况检查量表（MMSE）、阿尔茨海默病认知功能评价量表（ADAS-cog）、长谷川痴呆量表（HDS）、Mattis 痴呆量表、认知能力筛查量表（CASI）等；②分级量表：如临床痴呆评定量表（CDR）和总体衰退量表（GDS）；③精神行为评定量表：如痴呆行为障碍量表（DBD）、汉密尔顿抑郁量表（HAMD）、神经精神问卷（NPI）；④用于鉴别的量表：Hachinski 缺血量表。还应指出的是，选用何种量表，如何评价测验结果，必须结合临床表现其他辅助检查结果综合判断。

4. 脑脊液 无明确异常，ELISA 检测偶有 tau 蛋白、β 淀粉样蛋白增高。

5. 脑电图检查 早期 α 节律丧失及电位降低，常见弥漫性慢波，且脑电图减慢的程度和痴呆的严重程度具有相关性。

6. 基因检查 有明确家族史的患者可进行 APP、PS1、PS2 基因检测，突变的发现有助于确诊。

（四）诊断标准

关于 AD 的诊断标准，目前认识比较一致的是采用《美国精神障碍诊断统计手册（第四版）》（DSM-Ⅳ）和美国国立神经病语言障碍卒中研究所和阿尔茨海默病及相关疾病学会（NINCDS-ADRDA）两种诊断标准。

1. DSM-Ⅳ中关于 AD 的诊断标准

（1）进展性多个认知功能缺失，包括以下两项。

①记忆障碍，包括学习新知识和回忆旧知识均有障碍。

②一个或数个下列功能障碍，如失语（言语障碍）、失用（运动功能正常而应用不能）、失认（感觉器官正常而不能认识外界物体）以及执行功能（计划、组织、排序、抽象概括）障碍。

（2）以上认知功能障碍导致患者社会活动和职业工作能

力明显减退，不能胜任以往工作。

（3）认知功能丧失为逐渐起病，并缓慢持续进展。

（4）认知缺陷，并非由于下列原因导致。

①中枢神经系统疾病（脑血管病、帕金森病、亨廷顿病、慢性硬膜下血肿、正常颅压性脑积水、脑肿瘤等）。

②系统性疾病（甲状腺功能减退症、维生素 B_{12} 缺乏、叶酸缺乏、烟酸缺乏、高钾血症、神经梅毒和 HIV 感染等）。

③活性物质所致的痴呆。

（5）这些缺陷并非由于谵妄所致。

（6）不能由其他精神疾病（如抑郁症、精神分裂症）解释。

2. NINCDS – ADRDA（很可能 AD 的标准）

（1）诊断标准

①痴呆：临床检查和认知量表测查确定有痴呆。

②两个或两个以上认知功能缺损，且进行性恶化。

③无意识障碍。

④40～90 岁起病，多见于 65 岁以后。

⑤排除其他引起进行性记忆和认知功能损害的系统性疾病和脑部疾病。

（2）支持标准

①特殊性认知功能如言语（失语症）、运动技能（失用症）、知觉（失认症）的进行性损害。

②日常生活功能损害或行为方式的改变。

③家庭中有类似疾病史，特别是有神经病理学或实验室证据者。

④实验室检查腰椎穿刺压力正常；脑电图正常或无特殊性的改变如慢波增加；CT 或 MRI 证实有脑萎缩，且随诊检查有进行性加重。

（3）排除标准

①突然起病或卒中样发作。

②早期有局灶性神经系统体征，如偏瘫、感觉丧失、视野缺损、共济失调。

③起病或疾病早期有癫痫发作或步态异常。

（五）鉴别诊断

1. 脑血管性痴呆 急性起病，偶可亚急性甚至慢性起病，症状波动性进展或阶梯性恶化，有神经系统定位体征，既往有高血压或动脉粥样硬化或糖尿病病史，可能有多次脑卒中史，影像学可发现多发的脑血管性病灶。越来越多的循证医学证据表明此类痴呆可能是老年期痴呆的重要原因。

2. 老年期抑郁症 患者多思维困难、反应迟缓、音调低沉、动作笨拙，易与老年性痴呆早期，特别是伴有抑郁者相混。但抑郁症患者可通过鼓励在短时间内表现出良好的记忆力、注意力和计算力，一般无后遗智能障碍和人格改变。

3. 谵妄状态 老年人常在躯体性疾病损伤或手术后出现谵妄状态，表现为记忆力、定向力障碍，同痴呆类似。但谵妄常突然发生，症状波动夜间较重，对环境刺激或幻觉的反应迅速强烈，与老年性痴呆的淡漠、呆痴明显不同，可资鉴别。

4. Pick 病 早期出现人格、精神障碍，遗忘则出现较晚，影像学示额叶和颞叶脑萎缩，与 AD 弥漫性脑萎缩不同，故又称为额颞叶痴呆。病理表现在新皮质和海马的神经细胞内出现银染的胞浆内包涵体 - Pick 小体。

5. 正常颅压脑积水 表现为痴呆、步态不稳、尿失禁三联征。

6. Creutzfeldt - Jakob 病 急性或亚急性起病，迅速进行性智力丧失伴肌阵挛，脑电图在慢波背景上出现广泛双侧同步双相或三相周期性尖 - 慢复合波（PSWCs）。

7. Lewy 体痴呆 表现为波动性认知功能障碍、反复发生的视幻觉和自发性锥体外系功能障碍等三主征。患者一般对镇静药异常敏感。

8. 其他表现为痴呆的疾病 如甲状腺功能低下、胶原系统疾病、恶性贫血、帕金森病、麻痹性痴呆等，这些疾病早期综合病史都有相应的体征，实验室检查结果阳性，可发现原发疾病，并在给予相应的治疗后其"痴呆"症状可得到改善和恢复，可资鉴别。

【治疗】

目前无特效治疗方法，主要是支持、对症治疗。

1. 生活护理 包括使用某些特定的器械等。有效的护理能延长患者的生命及改善患者的生活质量，并能防止摔伤、外出不归等意外的发生。

2. 非药物治疗 包括职业训练、音乐治疗和群体治疗等。

3. 药物治疗

（1）改善认知功能：轻至中度 AD 可选用胆碱酯酶抑制剂，如盐酸多奈哌齐、重酒石酸卡巴拉汀、加兰他敏等；中重度患者可选用谷氨酸盐受体拮抗剂，如盐酸美金刚。临床上有时还使用脑代谢复活剂如吡拉西坦、茴拉西坦和奥拉西坦；微循环改善药物如麦角生物碱类制剂，钙离子拮抗剂如尼莫地平等。

（2）控制精神症状：很多患者在疾病的某一阶段出现精神症状，如幻觉、妄想、抑郁、焦虑、激越、睡眠紊乱等，可给予抗抑郁药物和抗精神病药物。前者常用选择性 5－HT 再摄取抑制剂，如氟西汀、帕罗西汀、西酞普兰、舍曲林等；后者常用不典型抗精神病药，如利培酮、奥氮平、思瑞康等。这些药物的使用原则是：①低剂量起始；②缓慢增量；③增量间隔时间稍长；④尽量使用最小有效剂量；⑤治疗个体化；⑥注意药物间的相互作用。

4. 支持治疗 重度患者自身生活能力严重减退，常导致营养不良、肺部感染、泌尿系感染、压疮等并发症，应加强支持治疗和对症治疗。

【病情观察】

观察患者的神经系统损害症状是否缓解，如认知损害和感情障碍等，并评估治疗效果，应注意观察治疗后药物的不良反应。

【病历记录】

1. 门急诊病历 详细记录患者主要临床症状的特点，如记忆力减退、精神、认知障碍的时间，记录患者的起病方式。有无动脉粥样硬化、高血压病史，是否患过脑血管病。体格检查记录有无运动、感觉障碍和锥体束受损。辅助检查记录脑结构影像和功能影像学、神经电生理、脑脊液、神经心理学量表等检查结果。

2. 住院病历 详尽记录患者及其亲属的主述、发病过程、门急诊或外院的治疗经过、所用药物及效果。病程记录患者入院治疗后的病情变化、治疗效果、有关影像学及神经心理测试等检查结果。

【注意事项】

1. 医患沟通 应告知患者亲属有关本病的特点、治疗的药物及治疗过程等应注意事项。一旦诊断 AD，就应和患者及家属共同制定出较全面的治疗方案，包括个体化的生活指导和活动安排。提高 AD 患者胆碱能活性的治疗药物大多价格昂贵，效果并不确切，这些均应如实告知患者及家属。

2. 经验指导

（1）本病临床表现不一，首发症状各异，详细的病史询问和神经系统检查可帮助确立临床诊断，诊断时应注意与假性痴呆等鉴别。目前对 AD 的生前诊断尚无确凿的生物学标志，只有病理检查才能确诊。

（2）本病体检表现为高级神经活动功能异常，早期无肢体运动障碍和感觉障碍，但较早可出现肌张力增高者并非少见；AD 患者晚期可出现锥体系和锥体外系体征。

（3）AD 临床诊断主要依据其特殊的临床症状演变过程。高级认知功能相继丧失及行为和神经系统功能障碍发生的次序：早期记忆减退，尤其近记忆障碍常为首发症状，视空间和语言障碍，而人格和社交活动相对完整。随之失语、失认、失用，认知功能明显衰退，人格和行为障碍。晚期才出现运动障碍、锥体系和锥体外系体征。临床诊断应结合神经心理测试和影像学检查结果综合分析。

（4）目前 AD 尚无特效的疗法。一般治疗尚停留在改善脑循环和脑代谢上，根据病因所做的大量治疗研究，除少数可暂时改善症状外，并未从根本上达到停止病理退化、恢复智能的目的。

（5）与改善递质障碍有关的治疗是 AD 的主要治疗方法。为提高 AD 患者胆碱能活性的治疗有三类药物：①增强乙酰胆碱合成和释放的突触前用药，如胆碱和磷脂酰胆碱；②限制乙酰胆碱降解以提高其活性的药物如毒扁豆碱；③突触后用药即胆碱能激动剂。氨甲酰胆碱为高选择性乙酰胆碱受体激动剂，可显著提高乙酰胆碱系统的活性。一般以多奈哌齐治疗相对效果较好。

（6）由于尚无有效遏制 AD 进行性发展的有效治疗方法，该病目前病程为 6~12 年。患者多死于合并症。因此，早期做出诊断，使患者不脱离社会活动和有效预防合并症极为重要。

第十一章

神经-肌肉接头疾病 ◂◂◂━

第一节　重症肌无力

重症肌无力（myasthenia gravis，MG）是乙酰胆碱受体抗体（AchR–Ab）介导的，细胞免疫依赖及补体参与者的神经-肌肉接头（NMJ）处传递障碍的自身免疫性疾病。病变主要累及 NMJ 突触后膜上乙酰胆碱受体（acetylcholine receptor，AchR）。临床特征为部分或全身骨骼肌易疲劳，通常在活动后加重、休息后减轻，具有晨轻暮重等特点。发病率为 3～90/100 万，男女之比为（3～4）∶1。家族性发病占 3%。任何年龄均可起病，发病高峰期为 20～30 岁，之后在 50～60 岁时还有一个小的高峰期。本病是由于 IgG 抗体作用于神经-肌肉接头上的突触后膜的乙酰胆碱受体，阻断 Ach 对运动神经的作用所致。

【诊断】

1. 临床表现　女性多于男性，各年龄组均可发病，临床特征是受累肌肉呈病态疲劳，症状具有活动后加重、休息后减轻、早晨轻傍晚重的"晨轻暮重"特点。

首发症状常为眼外肌麻痹，出现非对称性眼肌麻痹和上睑下垂，斜视和复视，严重者眼球运动明显受限，甚至眼球固定，瞳孔光反射不受影响。10 岁以下患儿眼肌受累较为常见。90% 以上的病例可见眼外肌麻痹；受累肌肉明显地局限于某一组。面肌受累表现面部皱纹减少、表情困难、闭眼和示齿无力；咀嚼肌受累使连续咀嚼困难，引起进食经常中断；延髓肌受累导致饮水呛咳、吞咽困难、声音嘶哑或讲话鼻音；颈肌受损时抬头困难。严重时发展为肢体无力，但很少单独出现，一般上肢重于下肢，近端重于远端。呼吸肌、膈肌受累出现咳嗽无力、呼吸困难，重症可因呼吸肌麻痹或继发吸入性肺炎导致死亡。偶有心肌受累引起突然死亡。平滑肌和膀胱括约肌一般不受累。

2. 检查

（1）疲劳试验（亦称 Jolly 试验）：目的是使受累肌肉重复运动造成疲劳，诱发并使重症肌无力的症状加重。如嘱患者反复做睁闭眼动作 50～100 次或持续上视数分钟，出现眼裂变小或上睑下垂为阳性。有的患者在做十数次甚至数次即出现症状。此外还可于仰卧位做连续的抬头动作，出现不能抬头亦为阳性。

（2）冰块试验：有人建议将冰块置于眼睑部位 2～5 分钟后，如下垂的上睑明显好转，则有诊断价值。这种方法简便易行，无不良反应，可作为初筛试验。

（3）药物试验

①腾喜龙试验：先给试验量 2mg，如 30 秒后仍无不适，则接着可加至 8mg。30～60 秒内对无力的肌肉有明显的改善作用，2～3 分钟后作用消退。应采用双盲法用盐水对照检查。对未治疗的患者可在门诊做诊断检查。在 Lambert－Eaton 综合征，本试验不一定为阳性。在多发性肌炎和运动神经元疾病的检查结果也往往是模糊不定的。

②新斯的明试验：较腾喜龙试验来得慢。用甲基硫酸新斯的明 0.5～1mg 肌内注射，如 30 分钟症状改善则为阳性，可

持续 2 小时；阿托品 0.4mg 肌内注射可拮抗流涎增多、腹泻和恶心等毒蕈碱样反应。

（4）肌电图：肌电图常是有助于诊断的，但若患者正服用抗胆碱酯酶剂则可能造成误导，应在停用胆碱酯酶抑制剂 17 小时后检查，神经重复电刺激试验，低频衰减 10% 以上为阳性。对肌肉（并不一定有无力表现）进行重复运动神经刺激期间的运动诱发电位时可出现衰减（decremental）反应。在 Lambert – Eaton 综合征，则出现一种增大的反应，这种增大反应也可在自主收缩后见到。

（5）抗乙酰胆碱受体抗体：这些抗体能提供最好的诊断依据，可在 80% 以上的重症肌无力患者血清中发现，对重症肌无力几乎是特异性的。

（6）抗心肌抗体：应用免疫荧光技术，测定重症肌无力患者、健康者及其他疾病患者血清抗心肌抗体。发现伴胸腺瘤 MG 患者的抗心肌抗体阳性率可为 91.3%，而不伴胸腺瘤 MG 患者的阳性率仅为 18.5%，伴心电图异常的 MG 患者抗心肌抗体阳性率为 76.5%，而不伴心电图异常者阳性率仅为 30%。

（7）其他血清抗体：也可发现于特别是在有胸腺瘤时直接抗骨骼肌的抗体。有时有抗核抗体因子滴度增加，发现抗甲状腺素抗体和抗胃抗体。

（8）CT、MRI 或 X 线检查：胸腺 CT、MRI 或 X 线断层平扫可发现胸腺瘤、胸腺增生。

3. 诊断要点

（1）骨骼肌无力的分布有特点，以眼外肌受累最多见，也可累及全身，危象时呼吸受累。

（2）肌无力症状具有波动性，呈晨轻暮重、活动后明显加重、休息可减轻的特点。

（3）抗胆碱酯酶药物试验阳性。

（4）低频电刺激周围神经试验阳性。

（5）大部分患者 AchR 抗体测定阳性。

（6）若重症肌无力患者急骤发生呼吸肌无力、不能维持换气功能，称为危象。危象可分为以下几种。①肌无力危象：多由于病情加重，抗胆碱酯酶药物不足而造成。此种危象最常见，90% 以上危象均为此型。常见的诱发因素有全身感染、分娩、药物应用不当（庆大霉素、链霉素等抗生素，地西泮、吗啡等镇静呼吸抑制剂）等，注射新斯的明或腾喜龙可缓解症状。②胆碱能危象：抗胆碱酯酶药物过量造成，常有短时间内应用过量的抗胆碱酯酶药物史。有胆碱能性不良反应的表现，如出汗、肉跳（肌束颤动）、瞳孔缩小、流涎、腹痛或腹泻等。注射新斯的明症状加重，用阿托品后症状可好转。近年来临床上罕见。③反拗性危象：病情加重，抗胆碱酯酶药物突然失效。原因不明，无胆碱能不良反应出现。依酚氯铵、新斯的明或阿托品注射后均无变化。

4. 鉴别诊断

（1）肌无力综合征：又称癌性肌无力综合征。本综合征主要见于男性，男女为 9:1。多在 50 岁左右发病，以双下肢肌无力明显；很少侵犯眼外肌。新斯的明肌内注射症状改善不明显，而钙剂静脉注射有效，多数患者伴有肺癌等。

（2）多发性肌炎：本病可表现为四肢无力或吞咽困难，但眼外肌无力较少，多有肌肉痛或压痛，血清肌酶增高，而新斯的明试验阴性，部分患者伴皮肤症状。

（3）动眼神经麻痹：患者也表现为上睑下垂，眼球向上、向内、向下活动受限，同时伴瞳孔散大。症状无波动性，新斯的明试验阴性，不难鉴别。

（4）肉毒杆菌中毒、有机磷中毒、蛇咬伤：引起神经-肌肉传递障碍，用新斯的明或腾喜龙后症状也会改善，但这些疾病都有明确的病史。肉毒杆菌毒素作用在突触前膜影响

NMJ 传递功能，出现骨骼肌瘫痪，应及时给予盐酸胍治疗，静脉注射葡萄糖和生理盐水。

（5）肌萎缩：侧索硬化、进行性肌营养不良的肌无力伴延髓麻痹、甲状腺功能亢进症或神经性肌无力等。

【治疗】

重症肌无力患者偶尔可有数月或数年的自发性缓解，不过此病通常为永久的、并常常是呈进行性发展为残疾的疾病。治疗的目的有两个：即维持患者的现有状态和使患者的症状缓解，避免发生重症肌无力危象。

维持现有状态方面的治疗：在重症患者的护理病房，理疗和机械通气有时是极为重要的。口服抗胆碱胆酯酶剂可改善患者的肌力，偶尔也可使患者肌力恢复到正常水平。在晚期，已有肌肉无力及出现肌萎缩的肌肉对药物治疗多不起作用。

1. 胆碱酯酶抑制剂　主要药物是溴吡斯的明（Pyridostigmine bromide），剂量为 60mg，口服，每日 3 次。可根据患者症状确定个体化剂量，若患者吞咽困难可在餐前 30 分钟服药，如晨起行走无力可起床前服用长效溴吡斯的明 180mg。

2. 皮质类固醇　适用于抗胆碱酯酶药反应较差并已行胸腺切除的患者。由于用药早期肌无力症状可能加重，患者最初用药时应住院治疗，用药剂量及疗程应根据患者具体情况做个体化处理。①大剂量泼尼松：开始用，口服每日 60～80mg，当症状好转时可逐渐减量至相对低的维持量，隔日服 5～15mg，隔日用药可减轻不良反应发生，通常 1 个月内症状改善，常于数月后疗效达到高峰；②甲泼尼龙冲击疗法：反复发生危象或大剂量泼尼松不能缓解的病例可试用，每日 1g，连用 3～5 日。如 1 个疗程不能取得满意疗效，隔 2 周可再重复 1 个疗程，治疗 2～3 个疗程。应注意皮质类固醇不良反应，如 Cushing 综合征、高血压、糖尿病、胃溃疡、白内障、骨质疏松和戒断综合征等。

3. 免疫抑制剂　严重的或进展型病例尽管做了胸腺切除术，并用抗胆碱酯酶药症状改善不明显者可试用硫唑嘌呤（Azathioprine）；小剂量皮质激素未见持续疗效的患者也可用硫唑嘌呤替代大剂量皮质激素；常用剂量为 $2 \sim 3mg/$（$kg \cdot d$），最初自小剂量 $1mg/$（$kg \cdot d$）开始。需注意骨髓抑制和易感染，应定期检查血象和肝、肾功能，白细胞低于 $3 \times 10^9/L$ 应停用；吗替麦考酚酯可选择性抑制 T 和 B 淋巴细胞增生，每次 $1g$，口服，每日 2 次。

4. 血浆置换　用于病情急骤恶化或肌无力危象患者，可暂时改善症状，或胸腺切除术前处理，避免或改善术后呼吸危象。疗效持续数日或数月。该法安全，但费用昂贵。

5. 免疫球蛋白　通常剂量为 $0.4g/$（$kg \cdot d$），静脉滴注，连用 $3 \sim 5$ 日，用于各种类型危象。不良反应可有头痛、感冒样症状，$1 \sim 2$ 日内可缓解。

6. 胸腺切除　60 岁以下的 MG 患者可行胸腺切除术，适用于全身型 MG 包括老年患者，通常可使症状改善或缓解，但疗效常在数月或数年后显现。

7. 危象的处理

（1）肌无力危象（myasthenic crisis）：最常见，常因抗胆碱酯酶药量不足引起，注射腾喜龙或新斯的明后症状减轻。应加大抗胆碱酯酶药的剂量。

（2）胆碱能危象（cholinergic crisis）：抗胆碱酯酶药过量可导致肌无力加重，出现肌束震颤及毒蕈样反应，腾喜龙静脉注射无效或加重，应立即停用抗胆碱酯酶药，待药物排出后重新调整剂量或改用其他疗法。

（3）反拗危象（brittle crisis）：抗胆碱酯酶药不敏感所致。腾喜龙试验无反应。应停用抗胆碱酯酶药，输液维持或改用其他疗法。

危象是 MG 急症，死亡率为 $15.4\% \sim 50\%$，一旦发生，急需抢救。处理原则：保持呼吸道通畅，出现呼吸肌麻痹者，应立即气管切开，用人工呼吸器辅助呼吸，严格无菌操作；积极控制感染，选择有效、足量和对神经－肌肉接头无阻滞的抗生素；糖皮质激素，选用大剂量甲泼尼龙或地塞米松，症状改善后逐渐减量；血浆置换。

8. MG 禁用或慎用的药物　奎宁、奎尼丁、吗啡、普鲁卡因酰胺、青霉胺、普萘洛尔、苯妥英钠、锂、四环素及氨基糖苷类抗生素，应避免使用。地西泮等镇静剂对于呼吸衰竭患者应慎用。

【病情观察】

观察治疗后患者的症状可否控制，如肌力是否改善、原有肌群累及者是否缓解，治疗中随访观察患者的神经电生理、血清抗乙酰胆碱受体抗体等自身抗体滴度或水平是否下降，以观察治疗后效果及病情控制程度；对危象患者，应密切观察治疗后呼吸困难是否缓解，呼吸机辅助呼吸后病情变化，有无感染等合并症，以便及时处理。如采用血浆置换疗法，则应注意观察治疗效果。

【病历记录】

1. 门急诊病历　详尽记录患者肌无力的部位和时间、程度及肌无力的特点。记录呼吸肌是否受累，有无呼吸困难。记录既往用药史、所用药物的剂量及效果，有无胸腺瘤及手术、放疗史。体格检查记录患肌肌力及神经系统定位体征。辅助检查记录胸部 X 线、CT 及周围神经电刺激的检查结果。

2. 住院病历　记录应准确反映患者症状体征的特点、病情的发展过程和包括有鉴别诊断价值的资料。病程记录中应详细记录患者症状的变化、有无新的症状和体征出现、患者的精神状态、各种辅助检查的结果分析、有关科室的会诊意见及落实情况，如病情危重或需用血浆置换治疗或手术治疗，均应记录与患者家属的谈话内容，并由其签署知情同意书。

【注意事项】

1. 医患沟通　应如实向患者及家属告知本病的临床特点、诊断方法、治疗药物等，以使患者及家属能理解，并调动患者及其家属的积极性，使各项诊疗措施准确落实，以取得最好疗效。诊断不明确者，需主动向患者及家属介绍目前患者的诊断检查情况及不能确诊的原因所在，提出下一步的检查计划，征得患者及家属同意。如行肌电图检查和血浆交换治疗，事前要征得患者及家属同意。

2. 经验指导

（1）诊断重症肌无力的关键要点：①肌无力和病态的易疲劳性；②抗胆碱酯酶药物的良好反应；③电生理学检查发现神经－肌肉接头的传递障碍，具体表现为低频重复刺激出现递减现象或单纤维肌电图出现同一神经支配的肌纤维电位间的间隔时间延长现象；④血清中测得高于正常值的 Ach 受体抗体；⑤肌肉病理检查发现突触后膜皱褶变平，Ach 受体数目减少。

（2）眼肌型患者，若发病后 2 年仍局限于眼肌，则很少转变为全身型，自发性的缓解亦似乎主要发生在发病后的初始 2 年内，因此初始 2 年内对症状的观察及治疗是十分重要的。重症肌无力的一个重要临床特征是力弱的分布，约 53% 患者第一个症状为眼外肌力弱，所有的重症肌无力，最后约 85% 的患者均有眼肌力弱，表现为上睑下垂及复视。

（3）除单纯眼外肌型外，几乎所有的重症肌无力对胆碱能药物都有良好的反应，因而药物治疗试验也成为重症肌无力的临床诊断标准之一。

（4）根据临床症状，重症肌无力可分为不同类型，其中以 Osserman 临床分型最常用。Ⅰ型：眼肌型（15% ~20%）；ⅡA 型：轻度全身型（30%），进展缓慢，药物敏感，无危象，可有眼肌受累；ⅡB 型：中度全身型（25%），骨骼肌、延髓肌严重受累，药物不敏感，无危象；Ⅲ型：重症急进型（15%），症状重，进展快，数周至数月达高峰，出现危象须气管切开或辅助呼吸，常伴胸腺瘤，药效差，死亡率高；Ⅳ型：迟发重症型（10%），从Ⅰ型逐渐发展至ⅡA、ⅡB和Ⅲ型。该分型有助于临床治疗分期及判定预后。

（5）抗胆碱酯酶剂治疗可暂时缓解症状，维持生活质量，争取进一步进行免疫治疗的时间，但不能从根本上改变患者的自身免疫过程，长期使用疗效会逐渐减弱，故应配合其他免疫抑制剂治疗。

（6）临床上实际很难区分肌无力危象及胆碱能危象，因此，危象患者均须停抗胆碱酯酶药，可使用免疫球蛋白或血浆置换治疗，待症状恢复后重新调整抗胆碱酯酶剂量或改用其他疗法。危象的最基本治疗是进行辅助呼吸、控制诱因、维持生命体征及控制可能合并的感染。

第二节 周期性瘫痪

周期性瘫痪是一类以发作性肢体和躯干无力为特征的疾病，其特别容易在运动锻炼后发生，可持续数分钟到数日。有时肌无力仅局限于一个肢体。在肌无力期间腱反射低下，肌肉不能被电兴奋，有些患者甚至可发展为永久性的肌无力。周期性瘫痪根据血钾的变化分为以下三种类型。

1. 低钾性周期性瘫痪 这是一种常染色体显性遗传疾病，发病年龄开始于儿童或青年人（10~20岁）。发作期血清钾通常低（<3.0mmol/L）且尿排钾也低。患者在进高糖类饮食及高盐和情绪变化时可诱发疾病发作。

2. 高钾性周期性瘫痪 这是一种常染色体显性遗传疾病，通常在儿童时期发病。发作期血清钾常增高（>5.0mmol/L）且尿排钾和肌酸激酶水平也高。发作易在受冷、饥饿、怀孕和钾大量进入时激发。

3. 正钾性周期性瘫痪　这是一种常染色体显性遗传病或遗传方式未定性疾病，发病年龄开始于儿童期。发作易在受冷、饮酒和钾大量进入时激发。

【诊断】

（一）临床表现

1. 低钾性周期性瘫痪　多于夜间发病（这是因为肌细胞的钾离子内外转移有昼夜节律之故，白天肌细胞内钾离子外流大于夜晚，夜晚睡眠时，肌肉摄取钾离子则相对增强），四肢呈弛缓性瘫痪，下肢重、上肢轻，近端重、远端轻。患者一般无吞咽困难、感觉障碍和膀胱功能障碍。发作频率不等，有数月或数年发作一次，也有一月内发作 1~2 次或终身只发作 1 次。类似发作可能发生于甲状腺功能亢进症和偶在其他原因引起的低钾血症中。不过，正常情况下，低钾血症引起一种持续性疲软的肌无力。

2. 高钾性周期性瘫痪　肌无力症状，有些患者可有肌强直症，特别是眼睑、舌、拇指和前臂肌肉明显。这种状态似与先天性肌强直症部分重叠。

（二）实验室检查

1. 血钾异常　血钾为 2.0~2.5mmol/L 称中度低钾，血钾低于 2.0~2.5mmol/L 称重度低钾。

2. 心电图检查　低钾性周期性瘫痪可见 T 波低平或倒置，ST 段降低，出现明显的 U 波，超过 0.1mV，或同一导联中，U 波大于 T 波，少数患者还有心律不齐等。

【治疗】

（一）低钾性周期性瘫痪

主要是补钾治疗，辅以脱羧酶抑制剂及抗醛固酮剂治疗。一般不主张用静脉注射葡萄糖注射液加氯化钾注射液。可用 5% 甘露醇注射液或生理盐水加氯化钾注射液静脉滴注。

1. 10%氯化钾口服液　30ml 一次口服，然后可改为 10ml，每日 3 次，口服。

2. 乙酰唑胺片　0.25g，每日 3 次，口服。

3. 螺内酯片　20mg，每日 3 次，口服。

（二）高钾性周期性瘫痪

给予大量的葡萄糖及胰岛素静脉输注，同时给葡萄糖酸钙或氯化钙静脉滴注、4%碳酸氢钠等治疗。

1. 正规胰岛素　10～20U，加入 10% 葡萄糖 500～1000ml，静脉滴注。

2. 葡萄糖酸钙或氯化钙　1～2g，静脉滴注。

3. 4%碳酸氢钠　200～400ml，静脉滴注。

4. 乙酰唑胺片　250mg，每日 3 次，口服。

（三）高钾性周期性瘫痪

主要补充大剂量的生理盐水或高钠治疗。每日补充氯化钠量 10～15g。

1. 生理盐水　1000～1500ml，每日 1 次，静脉滴注。

2. 乙酰唑胺片　250mg，每日 1 次，口服。

【病情观察】

观察治疗后患者肌力的恢复情况，并注意复查血清钾、心电图等，以评估治疗效果。如为继发者，应注意观察治疗后原发疾病控制与否。

【病历记录】

1. 门急诊病历　记录患者瘫痪肢体的部位和时间，有无起病的诱因，有无饱餐、激烈活动、寒冷和情绪激动等。既往史记录有无甲状腺功能亢进症、原发性醛固酮增多症、腹泻，以及是否应用噻嗪类利尿剂、皮质类固醇剂和有无酒精中毒史。体检记录肢体瘫痪的特点，是否呈弛缓性瘫痪。辅助检查记录血钾测定、心电图等检查的结果。

2. 住院病历　重点记录患者临床表现的特征、首次发病年龄、既往发作频率、每次肌无力的特点、可能的诱发因素。记录患者心电图、血清钾检测结果。详细记录患者补充钾盐治疗的剂量、过程及效果等。

【注意事项】

1. 医患沟通　应向患者介绍本病的性质、反复发生肌无力的机制和常见诱发因素，指导正确的生活方式，使瘫痪少发生或不发生，即使患者发病，亦能使患者正确对待，即症状发生后，即可口服氯化钾液。

2. 经验指导

（1）诊断时应主要把握患者典型的临床表现。患者常在饱餐、激动、剧烈运动后、夜间醒后或清晨起床时等背景下发病，出现四肢和躯干肌的无力或瘫痪，开始常表现腰背部和双下肢的近端无力，再向下肢的远端发展，少数可累及上肢；一般 1~2 小时，少数 1~2 日达到高峰。见肌张力降低，腱反射减弱或消失，但没有感觉障碍。

（2）诊断本病者，一般应有血清钾降低、心电图示低血钾的改变等。

（3）发作期的主要治疗是每 2~3 小时口服 10% 氯化钾或 10% 枸橼酸钾溶液 10ml，直至病情好转后逐渐减量，每天总量不超过 5~15g。病情严重者可静脉补钾，每小时不要超过 1g，以免影响心脏功能，有心律失常者应积极纠正。

（4）预防发作。"钠、碱、糖、钙"均有降低血钾浓度或对抗钾离子作用，因此，进食勿过饱，禁用高糖饮食，应予低钠饮食，避免寒冷和过度劳累。发作频繁者可口服醋氮酰胺或螺内酯，并补充钾盐。

第三节　多发性肌炎和皮肌炎

多发性肌炎（polymyositis，PM）是一组以骨骼肌的间质性炎症改变和肌纤维变性为特点的综合征。如病变局限于肌肉称为多发性肌炎，如病变同时累及皮肤称皮肌炎（DM）。此病是一种自身免疫性疾病，可累及各种年龄和性别，男女之比为1:2。任何年龄组的人都可以发病，但发病率最高的是40～60岁者，或为5～15岁的儿童。发生率为每年0.5/10万人口。约30%病例有皮肤受累（可被称作皮肌炎）。可能有25%病例有恶性变（通常为支气管癌或乳腺癌）或胶原血管病（通常为系统性血管炎）。不过这种伴随恶性变可能被夸大和可能较小或并不存在。

【诊断】

1. 临床表现　急性起病，伴有身体不适的发热，亚急性或隐伏数月或数年。成人与儿童症状类似，儿童多为急性发病，而成人多为隐匿性发病。一般症状是弥漫性的肌无力，多为近端肢体对称出现。颈肌经常亦出现无力。手、足、面部等肌肉一般不受累，只偶在远端肢体肌肉和延髓肌发生肌无力，呼吸肌及眼外肌则罕见受累。在急性而非慢性病例，受累肌肉可有疼痛和触痛，特别是运动锻炼时。患者腱反射存在，除非肌无力严重和晚期出现肌萎缩。在慢性病例则可出现肌挛缩。

典型的皮疹呈一种红斑状与紫色皮疹，分布于眼、颈、前额上部、躯干和肢体的伸面。可以有硬结和表面起鳞屑。通常在眶周，但有时可更广泛出现皮下水肿。关节痛、Rayaud现象、肺纤维增生和心肌炎偶为本病的特征。

多肌炎和皮肤炎患者约30%，发生多关节痛，伴关节肿胀、关节渗液及非致畸性关节炎等其他表现，但一般症状很轻微。多发性肌炎与其他结缔组织病同时存在的患者，雷诺现象的发生率高。

2. 检查

（1）实验室检查：急性期周围血白细胞数可增高，血沉增快；血清 CK、LDH、GOT 和 GPT 等肌酶活性显著增高，增高程度与病变严重程度相关，但水平正常不能排除诊断，免疫球蛋白及抗肌球蛋白的抗体增高。

（2）24 小时尿肌酸：尿肌酸增加，这是肌炎活动的一个指标。部分患者出现肌红蛋白尿，提示肌肉急性坏死。

（3）肌电图：可见自发性纤颤电位和正相锐波，大量短时的低波幅多相运动单位电位，表现肌源性损害为主。神经传导速度正常。

（4）肌肉活检：可见肌纤维变性、坏死，细胞核内移，空泡形成，肌纤维大小不等，炎性细胞浸润，血管内皮细胞增生。PM 病损呈斑块分布，一次肌肉活检有时不能发现异常。

3. 诊断要点

（1）进行性对称性的近端肢带肌，尤其是上肢肌力减弱和萎缩，而肌力弱的症状往往超过肌萎缩的程度，肌力弱的进展常达数周或数月。受累肌肉多有明显的压痛和疼痛。多伴有皮肤损害。通常无脑神经损害及感觉障碍，用激素治疗有效。

（2）肌活检显示节段性肌肉坏死、再生及单核细胞浸润。

（3）血清磷酸肌酸激酶（CPK）的骨骼肌同工酶或醛缩酶及肌红蛋白升高。

（4）多发性肌病性肌电图改变（低电压、短时限、多相运动单元电位）伴或不伴有插入电位的延长或自发电位。

符合上述四条标准者可肯定诊断；其中不伴有皮肤损害者为多肌炎；并发皮肤损害者为皮肌炎。符合上述三条为可能诊断；仅两条符合者为可疑诊断；仅符合一条者不能诊断。

4. 鉴别诊断 该病应注意与包涵体肌炎、肢带型肌营养不良症、重症肌无力相鉴别。

【治疗】

尽早应用肾上腺皮质激素或免疫抑制剂；对症和支持治疗，防治各种感染；血浆交换疗法；大剂量丙种球蛋白治疗；顽固、重症者全身放疗。

1. 皮质类固醇激素 是 PM 和 DM 患者的首选药物。常用泼尼松，起始剂量每日 60mg，隔日顿服，必要时可补钾和给予制酸剂。随病情好转药物剂量可逐渐减少至维持量，通常为每日 10～20mg，但患者可能需要维持用药达 2～3 年，减量过快可导致复发。急性或重症患者首选甲泼尼龙 500－1000mg 冲击疗法，2 小时内静脉滴注，每日 1 次，连用 3～5 日，然后减量或改为口服维持。需注意用药必须足量，初始剂量要大，减量不宜过快。

2. 免疫抑制剂 激素治疗无效可使用其他免疫抑制剂，如硫唑嘌呤（Azathioprine）1.5～2mg/（kg·d）口服，单独或与泼尼松每日 15～25mg 合用。皮质类胆固醇抵抗患者用甲氨蝶呤（Methotrexate）可能有效，每周 7.5mg，分 3 次服用。用药期间应注意白细胞减少。

3. 免疫球蛋白 可试用大剂量免疫球蛋白静脉滴注，0.4mg/（kg·d），连用 5 日，每月 1 次。

4. 中药治疗 雷公藤糖浆或昆明海棠片，每日 3～4 次。服药期间应注意肝肾功能损害。

5. 血浆交换治疗 对激素和免疫抑制剂无效者可采用此疗法。

6. 放疗或淋巴结照射 难治性 PM 可试用放疗或淋巴结照射，抑制 T 细胞免疫活性。

7. 支持疗法 包括适当休息、高蛋白及高维生素饮食、适当活动和理疗等。重症卧床患者可给予肢体被动活动，以防关节挛缩及废用性肌萎缩。恢复期患者尤应加强康复治疗和对症治疗。

【病情观察】

观察治疗后患者的症状是否控制，如肌无力是否减轻、吞咽困难是否缓解、肌肉疼痛是否改善。注意复查血沉、免疫功能、肌电图等，以了解患者的病情变化，评估治疗效果。如用糖皮质激素药物治疗，应注意观察有无治疗药物本身的不良反应。

【病历记录】

1. 门急诊病历 详细记录患者肌无力的部位和症状持续时间、起病方式、病情演变及诊治情况。记录有无恶性肿瘤、结缔组织疾病的病史。体格检查记录神经系统检查阳性体征及有鉴别意义的阴性体征。辅助检查记录血清酶 CPK、LDH 及肌电图检查等检查结果。

2. 住院病历 记录患者病情的发生发展过程和症状演变过程。记录血肌酶谱、肌电图等检查结果，记录患者治疗后的病情变化、治疗效果等，如行肌活检，患者或其亲属应签署知情同意书，术后应详细记录患者肌活检的病理检查结果。

【注意事项】

1. 医患沟通 医师应如实向患者及家属告知本病的临床特点，介绍肌活检是诊断本病的重要依据，使患者及家属能理解、配合。本病的主要治疗是应用糖皮质激素治疗，并且需长期服药，提高治疗的依从性。治疗中，医师应多与患者及家属沟通，使患者家属对诊断、治疗中可能出现的各种反应能有足够的思想准备。

2. 经验指导

（1）本病的临床诊断依据包括亚急性或慢性起病的以四肢近端为主的肌无力、颈前屈肌无力、吞咽困难、肌痛和皮肤损害，实验室检查显示血清肌酶明显升高。确诊要依靠肌肉活检。

（2）由于本病的临床表现多数缺乏特征性，因此几乎所有以近端肌无力为主要症状的患者都应与本病进行鉴别，如进行性肌营养不良、线粒体肌病、脂质沉积性肌病、糖原累积病、内分泌性肌病、近端型进行性脊髓性肌萎缩等。组织学上炎性浸润是诊断本病的重要病理依据，但肌肉活检病理检查找不到炎症浸润并不能排除本病。

（3）治疗首选药物为糖皮质激素，首次减量应在治疗后1~3个月，此时肌力开始恢复，肌酸磷酸激酶接近正常。减量速度一般为5mg/（1~2）周，当20mg/天时，改为2.5mg/（1~2）周。最后达到10mg/天的维持量。我们的体会是，治疗4~6周后，无论是否有效或肌力的改善程度如何，糖皮质激素均应减量。这是因为4~6周的时间足以抑制肌肉的炎性坏死过程，肌力的恢复则依赖于肌纤维的破坏程度和肌肉本身的再生和修复能力，如果患者对激素治疗不敏感，延长治疗时间不仅对疾病本身无益，还可使病情加重。

第四节 进行性肌营养不良症

进行性肌营养不良症（progressive muscular dystrophy, PMD）是一组以有遗传异常引起的肌肉变性肌病。临床表现为缓慢进行性加重的对称性肌无力和肌萎缩，无感觉障碍。

进行性肌营养不良症是一种原因不明的慢性进行性的原发性肌病，与遗传及家族有密切关系，遗传方式不一。病者往往表现血清酶及肌酸酶代谢失常。临床特征是某些对称部位的肌群出现进行性无力与萎缩。多发生于儿童及青少年。

【诊断】

1. 临床表现

（1）假性肥大型：通常在5岁左右发病，男女发病比例为6:1。起病缓慢，患儿最初表现行走笨拙，易跌倒，登楼梯及起立有困难。逐渐表现走路时腰椎前凸、腹隆起、摇摆，称为"鸭步"。从仰卧位起立时，必先翻身取俯卧位，用肘和手支于床面，逐渐取跪位，再以双手支撑于膝部，作深鞠躬状，利用双手沿其股前部，自下而上，一点点地往上撑，最后挺腰站立起来，此现象称为高尔（Gower）征。独特的体征能提示本病的诊断。检查时发现躯干及四肢近端肌肉萎缩，有翼状肩，腓肠肌及其他肌肉假性肥大。面和手部的肌肉一般不受损害。

（2）肢带型：常在20岁左右发病，两性皆可罹患。肌无力及肌萎缩开始于肩胛带，常不对称。病者通常两臂上举无力，梳头困难。经10~20年渐蔓延及骨盆底肌肉。但也有骨盆底肌肉先受累者。

（3）面肩肱型：儿童期至中年均可发病。主要受累为面部及肩胛带肌肉，患者面部表情欠佳。两侧上睑闭合不全，唇肌无力，难做噘嘴及吹哨动作，称为"肌病面容"。

（4）眼肌型：发病年龄多在30岁以前。表现为进行性双上睑下垂和眼外肌麻痹，眼球运动受限，有时累及下部面肌。数年后可延及颈、躯干和上肢肌肉。

（5）远端型：发病在40~60岁，肌无力和萎缩始于手和足的小肌肉，逐渐向近端扩展。

（6）眼咽型：少见，起病年龄不一，以缓慢进行的眼肌麻痹和吞咽困难为主要症状，但也可伴躯干和肢体肌肉受累的表现。

（7）无萎缩型：多见于儿童，表现肌营养不良的症状和体征，无明显肌肉萎缩。

（8）混合型：又名中间型或过渡型。包括症状不能归于以上各型的肌营养不良病例。

2. 检查

（1）酶学检查：它是肌肉疾病检查最敏感的指标。血清肌酸磷酸激酶、丙酮酸激酶、醛缩酶、乳酸脱氢酶、谷氨酸氨基转移酶、天门冬氨酸氨基转移酶皆可在疾病早期有所增高。并可见于症状出现前。其中以肌酸磷酸激酶增高时对假性肥大型早期更具有特征性诊断价值。

（2）血浆环 – 核苷酸测定：cAMP 值明显升高，而 cGMP 与正常值近似。

（3）尿肌酸排出量增多、肌酐减少：肌酐减少对诊断意义较大，肌酸耐量试验异常（禁肉食 4 日，第 4 日口服含水肌酸 1.32g，测 24 小时尿肌酸量，正常排泄量不超过 30%）。

（4）肌电图：在随意用力时，有低电压干扰型电活动，并有特殊类型的多相电位，持续时间长达 5～20ms，低电压 50～300μV，频率较高（10～40 次/s）。

（5）心电图：注意有无心前导联的高 R 波及 R+S 总和是否有增高，有无深的 Q 波及右束支传导阻滞。本病完全性房室传导阻滞及心律失常少见。

（6）肌活检：显示肌纤维变性、萎缩，并有肌纤维肥大、肌核移行至肌纤维中心，肌活检的超微结构检查，有利于确定基因携带者，并可发现血清 CPK 水平正常的基因携带者。

（7）B 超检查：可以从形态学的角度检测进行性肌营养不良症携带者肌肉的病理改变情况。

3. 诊断要点

（1）缓慢发生进行性四肢肌肉无力和萎缩，多从近端开始，呈对称性，由于萎缩肌肉的特征性分布而表现肌病面容，翼状肩及鸭步，常与假性肥大并存。

（2）腱反射减弱或消失。

（3）通常无感觉障碍。

（4）发病多在儿童及青少年期。

（5）电生理、肌肉病理及 B 超等检查呈阳性结果，如有家庭遗传史则进一步支持诊断。

4. 鉴别诊断

（1）少年近端型脊髓性肌萎缩：为常染色体显性和隐性遗传。青少年起病，主要表现为对称分布的四肢近端肌萎缩，有肌束震颤；肌电图为神经源性损害，肌肉病理为神经性萎缩；基因检测显示染色体 5q11～13 的 SMN 基因缺失、突变或移码可确诊。主要与肢带型肌营养不良鉴别。

（2）慢性多发性肌炎：无遗传史，病情进展较快，可出现对称性肢体近端无力。主要与肢带型肌营养不良鉴别。血清 CK 水平正常或轻度升高，肌肉病理符合肌炎改变；皮质类固醇疗效好，不难鉴别。

（3）重症肌无力：主要与眼咽型、眼肌型鉴别。重症肌无力具有晨轻暮重、休息后减轻、活动后加重特点。新斯的明试验阳性，肌电图低频重复电刺激检查可鉴别。

（4）肌萎缩侧索硬化症：因手足小肌肉萎缩、无力，应与远端型肌营养不良相鉴别。本病除肌肉萎缩、无力外，还有肌跳、肌张力高、腱反射亢进、病理征阳性。

（5）肌强直性肌营养不良：胸锁乳突肌是最易受损的肌肉之一，但在进行性肌营养不良中，却很少受累。受累肌肉具有强直的特征，常伴有白内障和性腺萎缩。

【治疗】

由于本病的病因不明，尚无特效的治疗方法。目前，多采用中西医结合的方法进行治疗。患者应尽可能维持正常活动，进行适当的体力和医疗体育锻炼。各个关节充分被动运动，经常推拿、按摩，增强运动功能，防止挛缩。饮食中要有较多的蛋白质。而糖类和脂肪适当少些。

1. 进行性肌营养不良　迄今无特异性治疗，以支持疗法为主，如增加营养。应鼓励患者尽可能从事日常活动，避免长期卧床，若不活动可导致病情加重和残疾；同时避免过劳和防止感染。物理疗法和矫形治疗可预防或改善畸形和挛缩，对维持活动功能是重要的。药物治疗可选用三磷酸腺苷、肌苷、肌生注射液、甘氨酸、核苷酸、苯丙酸诺龙及中药等。基因疗法及干细胞移植有望成为有效的治疗方法。

维生素 E 每日 300mg，分多次口服。泼尼松 1～1.5mg/kg，隔日配合脑活素 10～20ml，溶于 10% 葡萄糖 250ml 静脉滴注，每日 1 次，10～20 日为 1 个疗程。视病情可再间断使用 2～3 个疗程。加兰他敏每次 1～3mg，每日 1～2 次，肌内注射。肾上腺素、毛果芸香碱每日皮下注射。1:1000 肾上腺素 0.13ml，毛果芸香碱 0.1mg，30 日为 1 个疗程。胰岛素每日皮下注射正规胰岛素 1 次，注射后 10～15 分钟，口服糖 75～100g，35 日为 1 疗程。正规胰岛素的剂量，先递增，后递减。第 1～5 日为每日 4U，第 6～10 日为每日 8U，第 11～15 日每日为 12U，第 16～20 日为每日 16U。以后每 5 日递减每日 4U，直至疗程结束。三磷酸腺苷每次 20mg，肌内注射，每日 1 次，30～40 日为 1 个疗程。

中药宜采用补血益气、补养肝肾为主的方剂和药物，并配合按摩、针灸。

体外反搏治疗采用 SBK Ⅱ 型四肢序贯式体外反搏治疗，充气压力为 0.4～0.5kg/cm²，每日 1 次，每次 1 小时，12 次为 1 个疗程，视病情可进行 2～4 个疗程。

2. 对 PMD 采取预防措施很重要 主要包括检出携带者和产前诊断。应用基因诊断检出 Duchenne 型肌营养不良症（DMD）病变基因携带者，如发现胎儿为 DMD 或 PMD，应行人工流产防止患儿出生。

【病情观察】

治疗中观察患者运动功能有无改善或停止进展。本病为慢性进行性进展性疾病，晚期因脊柱畸形及肋间肌、膈肌无力使肺功能受损，可发生肺部感染。患者有心肌受累，出现心脏扩大、心肌病。多在 20 岁左右因心肺合并症死亡。平时注意观察有无肺部感染与心脏扩大。

【病历记录】

必须详细询问病史与家族史。在现病史中记录可排除脊肌萎缩症、脑性瘫痪、多发性肌炎的病史。在病程记录中记载确诊依据，记者每天病情变化与药物剂量、应用方法与近期疗效。在出院小结中记录出院后按摩、体疗内容，如疗效观察。

【注意事项】

1. 医患沟通

（1）向患者及家属交代此病的病情、治疗与预后，正确对待疾病，主动配合各项治疗和护理。建议家属为患者安排力所能及的生活与活动，延缓关节挛缩；进行按摩体疗，改善肢体功能；对已卧床不起者应加强护理，防止呼吸道感染和窒息。定期随访检查呼吸肌功能、心肌功能、肢体活动能力。

（2）对患者家属成员检测血肌酸激酶，必要时进行肌电图与肌肉活检，找出肯定携带者、拟诊携带者、可疑携带者。携带者如妊娠可进行产前诊断，区别胎儿性别及对羊水细胞进行 dystrophin 基因分析。

2. 经验指导

（1）根据临床表现、遗传方式，尤其基因及抗肌萎缩蛋白检测，配合肌电图、肌肉病理检查及血清 CK 测定，一般不难诊断。肌无力的患者要除外遗传性病因，必要时应检查家族的其他成员。由于许多遗传性疾病有不同的临床表现，可采用遗传学检查确诊。

（2）进行性肌营养不良迄今无特异性治疗，以支持疗法为主，如增加营养。应鼓励患者尽可能从事日常活动，避免长期卧床，若不活动可导致病情加重和残疾；避免过劳和防止感染。物理疗法和矫形治疗可预防或改善畸形和挛缩，对维持活动功能是重要的。药物治疗可选用三磷酸腺苷、肌苷、肌生注射液、甘氨酸、核苷酸、苯丙酸诺龙及中药等。基因疗法及干细胞移植有望成为有效的治疗方法。

第五节　强直性肌营养不良

强直性肌营养不良（dystrophy myotonic，DM）是一组多系统受累的常染色体显性遗传病。发病率为 1/8000 ~ 1/20000，多为青春后期起病。临床特征除了进行性肌无力、肌萎缩和肌强直外，常伴有白内障、心律失常、糖尿病、秃发、多汗、性功能障碍和智力减退等多系统损害。在一个家族里，患者可有不同的临床表现，从无症状的成人（杂合子）到病情严重的新生儿都可有。国内于 1957 年报道首例 DM，至 1999 年已在临床、病理和分子生物学等多方面报道本病，共计 300 余例。

【诊断】

（一）临床表现

本病起病隐匿，多发生在青春后期，主要症状为肌无力、萎缩和肌强直。肌无力可见于全身骨骼肌，开始表现手和足部无力、萎缩，特别是足背屈和腕关节无力。进展缓慢，手掌变薄变平，柔软易弯曲，逐渐发展至面肌、咬肌、颞肌和胸锁乳突肌，故患者面容消瘦，颧骨隆起，双睑下垂，闭眼不紧，唇厚而微张，下半面部变窄，下颌骨变薄错位，使牙齿不能很好地咬合，呈典型的斧状脸。胫前肌群萎缩导致足下垂、跨阈步态、行走困难易跌倒，可能为某些家系早期特征。颈消瘦，细长而稍前屈，被称为鹅颈。前臂远端肌肉较背部肌肉、肢带肌受累明显。由于咽部肌肉无力或肌强直，可出现构音不良或吞咽困难。

叩击前臂肌、手肌和舌肌可引出典型的肌强直，尤以指屈肌群明显，并出现放松困难。随病情的发展，肌强直有所减轻，易在近端肌肉引出。寒冷可加重，重复收缩可减轻。尽管肌强直是本病的特征性改变，但相对其他症状则较轻。

本病为多系统疾病，可出现多种临床症状，主要表现有以下几方面。

1. 心脏 80%患者有心脏受累，1/2～2/3 患者出现心脏传导阻滞和心动过缓，可由于心室纤颤或完全性传导阻滞引起猝死。心脏病变可发生在任何年龄，有时其第一症状便是在儿童期或少年期发生猝死或晕厥。

2. 眼白内障 在 20～30 岁后发生，随年龄增大而加重。DM 白内障的特征是位于囊后，呈云雾样，闪烁或红色，早期不影响视力，可由裂隙灯检出。约发病 10 年以后晶体逐渐变成乳白色，此时才影响视力。其他的眼部症状有视网膜色素变性和异常的视网膜电图。眼睑下垂常见，虽然也有其他眼外肌运动障碍，但复视并不常见，往往要通过眼科检查才能发现。

3. 中枢神经系统 有认知和行为改变，早发病的患者可有智能障碍，成人较少见，但可能有轻度社会适应能力下降。成人常有嗜睡，可 1 日睡 20 个小时，因而出现表情淡漠并影响日常生活。

4. 内分泌系统 内分泌系统损害在男性患者表现为睾酮水平下降，精子形成减少；女性患者为月经不调，排卵不规则，不孕常见。大多数男性患者早秃，偶可见于病情严重的女性患者。临床上伴发糖尿病的发病率不高，但是常有葡萄糖耐受和高胰岛素血症。这些改变原因尚不明了，可能与胰岛素受体活性缺陷和循环中高水平的胰岛素抗体有关。

5. 呼吸系统和平滑肌 呼吸系统受累与两个因素有关：舌咽肌无力和呼吸肌强直，导致呼吸困难和通气不足，患者对低氧和高二氧化碳的通气反应亦减弱。平滑肌障碍的结果是食管扩张、蠕动减慢，胆囊排空能力降低，易形成胆囊结石。

6. 其他 患者接受麻醉时要特别谨慎，因为发生恶性高热的危险大大提高。由于 IgG 代谢加快，导致血清 IgG 水平低下，患者可有免疫功能缺陷。

此外，本病也可伴发视觉、听觉和本体感觉障碍。

先天性强直性肌营养不良（CDM）是指由已有症状或尚未出现临床症状的 DM 女性患者所生的婴儿，一出生就出现肌张力低下、呼吸困难、吸吮无力、双侧面肌无力和畸形等临床症状，几乎均有心脏传导的异常。呼吸困难与先天性膈肌发育缺陷有关，可造成新生儿死亡。如果能活过新生儿期，患儿肌张力会逐渐增加，但仍有运动发育迟缓。智力发育迟滞常见，但不进展。这种患者往往于几岁内发展为 DM。CDM 一般由母亲传递，罕见父亲传递。生过 1 个 CDM 患儿的母亲，再生 CDM 的概率是 80%。

（二）实验室检查

血清酶活性正常，血浆中胆固醇与脂蛋白增高，血清 IgG、IgM 分解代谢增加。肌活检示肌核数目增多，可见环状纤维。肌纤维坏死和变性并不突出。组化改变包括 I 型纤维萎缩和 II 型纤维肥大。利用分子生物学方法可检出（CTG）n 拷贝数，正常人为 5~40，患者一般大于 50，并可高达数千。PCR 方法可检出（CTG）n 拷贝数较少者，患者出现一条正常范围带和一条异常扩增带。Southern 杂交可见患者出现一条 10kb 和一条大于 12kb 的杂交带。

（三）电生理和影像学检查

1. 肌电图 示肌强直电位，在面肌和手部远端肌肉明显，重复电刺激后肌强直轻至中度减少，症状消失，病情较轻的患者需寒冷刺激才能引出肌强直放电。肌电图表现尚有运动单元电位时限缩短，多相电位比例增高，运动传导速度轻度减慢。运动单元电位通常易于恢复。部分患者（约24%）有感觉 SEP 异常。

2. 脑电图 表现为基本节律慢波化和散在慢波。

3. 头颅 X 线和 CT 检查 可有蝶鞍变小、脑室扩大和大脑皮质萎缩等改变。头颅 MR 可表现有局部白质损害和前颞叶异常。

（四）诊断

根据肌强直和肌萎缩的特点，且伴有多系统损害如白内障、秃发、内分泌改变等可以确诊。阳性家族史有助确诊，肌电图改变可协助诊断。基因诊断对高危人群和胎儿有重要意义，不仅能确诊患者，还可能预测症状的严重性。

（五）鉴别诊断

本病需与以下疾病鉴别诊断。

1. 先天性肌强直症 本病起病年龄早，肌强直分布较广泛，无肌萎缩和其他系统损害的表现。

2. 进行性肌营养不良 起病早，肌萎缩分布在肢体的近端，无肌强直，伴有假性肥大。肌电图有助鉴别。

3. 进行性脊肌萎缩症 本病表现为远端肌肉萎缩，肌张力和腱反射减低或消失。无肌强直和其他系统的损害。肌电图示神经性损害。

【治疗】

目前对强直性肌营养不良可采用下列对症治疗。

1. 膜系统稳定药 如苯妥英钠 0.1g，每日 3 次；普鲁卡因胺 1g，每日 4 次；奎宁 0.3g，每日 3 次。可促进钠泵活动，降低膜内钠离子浓度，提高静息电位，改善肌强直状态，有心脏传导阻滞患者禁用普鲁卡因胺和奎宁。

2. 钙离子通道阻滞剂或其他解痉药 可能有效，可试用皮质类固醇和 ACTH。

3. 其他 肌萎缩可试用苯丙酸诺龙治疗，加强蛋白合成代谢，灵芝制剂有一定的疗效。康复治疗对改善肌无力、保持肌肉功能有益。合并其他系统症状者应给予对症治疗，成年患者应定时检查心电图和眼部疾病。

【病情观察】

治疗中观察患者运动功能有无改善或停止进展。本病为慢性进行性进展性疾病，主要症状为肌无力、肌萎缩和肌强直。注意观察症状与体征的变化，记录辅助检查结果。

【病历记录】

必须详细询问病史与家族史。在现病史中记录可排除脊肌萎缩症、脑性瘫痪、多发性肌炎的病史，在病程记录中记载确诊依据，记者每天病情变化与药物剂量、应用方法与近期疗效。在出院小结中记录出院后按摩、体疗内容如疗效观察。

【注意事项】

1. 医患沟通

（1）向患者及家属交代此病的病情、治疗与预后，正确对待疾病，主动配合各项治疗和护理。建议家属为患者安排力所能及的生活与活动，延缓关节挛缩；进行按摩体疗，改善肢体功能。

（2）对患者家属成员检测血肌酸激酶，必要时进行肌电图与肌肉活检，找出肯定携带者、拟诊携带者、可疑携带者。

2. 经验指导

（1）有些药物可加重原已存在的心脏传导缺陷，并也可引起心脏功能的衰竭。普鲁卡因酰胺可以引起恶心、腹泻、皮疹、意识模糊、类系统性红斑性狼疮综合征及粒细胞减少症。双异丙吡胺有抗胆碱能的不良反应。

（2）下列药物可以引起肌强直或使肌强直症状加重：①20，25 二氮胆固醇（降脂剂）；②三苯乙醇（降脂剂）；③β受体阻断剂；④去极化的肌肉松弛剂（如琥珀酰胆碱）。

（3）先天性肌强直症和先天性副肌强直症多不进展。肌强直程度随年龄增长而有所缓和，故预后良好。萎缩性肌强直为慢性进展性疾病，晚期易出现肺部感染、肺功能不全或房室传导阻滞及心力衰竭而致死。

（4）肌强直病的任何改善都不一定有功能性益处，因为对许多患者而言，解决肌无力的问题比解决肌强直更难。

第十一章

自主神经系统疾病 ◂••

第一节 雷 诺 病

雷诺病（Raynaud disease）为支配血管的交感神经功能紊乱而引起的肢体小动脉痉挛性疾病，多由受凉或情感因素诱发。以阵发性肢体末端对称性的间歇发白、发绀、感觉异常为特征。临床分为原发性雷诺病和继发性雷诺病。前者病因不明，可能与遗传有关。后者多因系统性疾病引起，最常见与系统性硬化症，其次为系统性红斑狼疮、类风湿关节炎、干燥综合征、多发性肌炎，还可有高血压、糖尿病、腕管综合征、偏头痛等。

【诊断】

1. 临床表现

（1）缺血期：每当环境温度降低或情绪激动时，两侧手指或足趾、鼻端、外耳突然变白、僵冷。在肢端温度降低同时，皮肤出冷汗，常伴有蚁走感、麻木感或疼痛感，每次发作的频率及时限各异，常持续数分钟至数小时。

（2）缺氧期：局部缺血期继续，同样地有感觉障碍及皮肤温度降低，但肢端青紫或呈蜡状，有疼痛，延续数小时至数日，然后消退，或转入充血期。

（3）充血期：动脉充血，温度上升，皮肤潮红，然后恢复正常。也可开始发作即出现青紫而无苍白，或在苍白后即转为潮红。某些病例在苍白或青紫后即代之以正常色泽。经过多次发作，至晚期指尖偶有溃疡或坏疽，肌肉及骨质可有轻度萎缩。

2. 检查

（1）冷水试验：根据血管对寒冷刺激反应的原理，将患者的双手浸入较低温度的水中，观察其反应。一般用水温4℃左右、浸泡1分钟，皮色变化诱发率为75%。此试验简便易行，但也可使患者感到手指疼痛。伴有高血压和心脏病的患者需慎用此法。

（2）局部降温试验：此法是冷水试验的改进。室温20℃时，先测手指皮温，再将双手浸入4℃水中2分钟，然后观测手指皮温变化，记录恢复试验前皮温时间，超过30分钟者为阳性。这一试验可与冷水试验结合检查。

（3）冷却箱试验：冷却箱用薄金属板制成双层夹壁，夹层内可存水液，箱盖装有玻璃窗和风扇。使用时以风速1.5m/s，冷却水液使箱内温度保持在3℃左右，将手伸入箱内15分钟，通过玻璃窗观察皮色变化情况。有报道称手指出现苍白和发绀的阳性率为60%。

（4）缚臂试验：将血压计袖带缚于上臂，测量血压后从收缩压降低1.33kPa（10mmHg），维持5分钟；释放后观察手指皮色变化情况。此法是利用压力刺激诱发血管痉挛，简便易行，但诱发率较低。

（5）握拳试验：两手紧握1.5分钟，然后上肢屈肘平腰松开双手。此试验可诱发皮色变化，并延迟皮色由苍白恢复正常的时间。

（6）甲皱微循环检查：正常人毛细血管袢清晰，排列整齐，管径一致，底色为红黄色，血流通畅。而患雷诺病患者的毛细血管袢明显减少，管径很细，毛细血管襻短小，多数毛细血管袢呈断裂或点状，血流缓慢，甚而停滞。

（7）动脉造影：末梢动脉痉挛，尤以掌指动脉最为明显。动脉造影显示管腔细小，动脉多是蛇形弯曲；晚期改变为指动脉内膜粗糙、管腔狭窄或阻塞。这些改变一般不出现在掌弓动脉近侧。

3. 诊断要点

（1）发病年龄 20～30 岁，女性多见，继发者可延长至老年。

（2）寒冷或受凉为主要诱发因素，部分可因情感变化而诱发。

（3）上肢多见。

（4）典型发作过程：受寒冷后，肢端小动脉对称性痉挛，至双侧手指（趾）苍白，少数疼痛麻木，继之转为青紫，伴局部发凉、针刺样疼痛，数分钟后因血管扩张充血，皮肤变为潮红，渐转为正常颜色。

（5）发作时将患处浸入温水可迅速缓解。

（6）发作突然，每次持续数分钟到几小时，每日发作数次。

4. 鉴别诊断

（1）血栓闭塞性脉管炎：不对称，男性多见，多有吸烟史，足背动脉搏动弱或摸不到等，可以鉴别。

（2）气锤病：一种矿工、采石工、筑路工等使用气锤工具者的职业病，通过病史及职业特点即可鉴别。

（3）硬皮病：雷诺现象为其晚期并发症，此时皮肤及皮下组织萎缩明显，病变不对称，皮肤产生硬化样改变。

（4）脊髓空洞症：无发作性规律，有感觉分离现象及运动障碍，故易鉴别。

（5）颈肋：由前斜角肌、颈肋或先天畸形的第一肋骨压迫臂丛和锁骨下动脉而发病，临床表现为雷诺现象。但通过体位变化和桡动脉搏动的强弱改变可资鉴别。

（6）遗传性冷肢病：暴露于寒冷后，有几个手指呈苍白、发绀及麻木，病情很少进展，症状可改善或消失。

（7）冻疮：表现红肿或青紫，通常局限于外露部位，有灼热感或瘙痒，寒冷的冬季过后会逐渐痊愈。

【治疗】

避免诱因，注意保暖，酌情应用扩血管药物，必要时手术治疗。

1. 一般治疗　应尽量减少肢体暴露在寒冷中的机会，加强锻炼，提高机体耐寒能力，避免精神紧张，树立治疗信心。保持患部的温暖，如经常戴并指手套，穿保暖厚袜及温浴。若条件许可，最好在气候温暖和干燥的地方工作。避免指（趾）损伤及引起溃疡。

应用冷热交替水疗、光疗、直流电疗及按摩疗法，皆可影响神经系统及血液循环。

2. 药物治疗　应用血管扩张剂，如盐酸妥拉苏林（Tolazaline dydrochlorid），每次 25～50mg，每日 3 次；利舍平，每次 0.25mg，每日 3 次，口服，常有帮助。痉挛明显或踝部水肿者，应用甲基多巴（Methyldopa），从少量开始，成人 0.25g，每日 2～3 次，最高不超出每日 2g，分 4 次服。

严重坏疽继发感染者，应配合抗生素治疗。巴比妥类镇静药及小剂量甲状腺素能减轻动脉痉挛。严重雷诺病伴发硬皮病可应用右旋糖酐 -40 静脉输入。

3. 手术治疗　如病情严重，药物治疗效果不满意，可采用手术治疗。上肢病变行 T_2 交感神经根切断术，下肢病变行腰交感神经根切断术。近年有学者行肢端动脉外膜剥离交感神经切除术，对部分患者疗效明显。

【病情观察】

诊断明确者，门诊诊疗时应观察患者症状发作次数、发作特点，评估治疗效果；诊断不明确者，门诊就诊时，应向患者及家属介绍其冷激发试验的方法，怀疑继发性雷诺综合征者应对原发疾病明确诊断。

【病历记录】

1. 门急诊病历 记录患者就诊的主要症状、病程，有无反复发作的特点，是否有每次发作的诱因，症状持续时间、缓解方式等。注意询问有无结缔组织病、阻塞动脉疾病、原发性肺动脉高压、神经系统疾病、血液系统疾病及服用避孕药等。有无吸烟史，有无高血压及糖尿病病史。描述初步诊断、处理意见。

2. 住院病历 记录患者主诉、发病过程、门诊或外院的治疗过程、用过何种药物及疗效如何。重点记录何种治疗后病情变化、治疗效果。

【注意事项】

1. 医患沟通 诊断明确者，如为原发性，应告知患者戒烟，注意保暖、避免接触冰冷物体，需服药治疗的，应告知患者及家属治疗药物疗程、可能疗效。注意本病的治疗目前仍不理想，患者及家属应有足够的思想准备。病情重而药物治疗无效者，应告知患者可采取交感神经切除术，但患者或其亲属须签署知情同意书。

2. 经验指导

（1）根据患者典型的雷诺现象，诊断本病一般不难，其中指端皮肤苍白是诊断的必备条件。

（2）发作间歇期患者，因无典型的表现，此时，可行冷激发试验，如能诱发典型的雷诺现象，即可明确诊断。

（3）若为继发性，则应积极寻找原发疾病，如系统性红斑狼疮、真性红细胞增多症等，有助于治疗原发疾病，以控制本病发作。

（4）防寒保暖及避免接触冰冷物体、戒烟等能减少发作次数。

(5) 经一般处理后，发作次数仍较多者可采取药物治疗，药物治疗应遵循个体化的原则，但不宜依赖药物，同时应注意药物治疗本身的不良反应。

第二节 原发性直立性低血压

原发性直立性低血压是一种病因未完全明了的以自主神经系统功能失调为主的多系统萎缩，是在直立位置时血压降低导致脑供血不足而引起眩晕、晕厥、视物模糊、全身无力等症状的原发性变性疾病。多见于中年人，男性明显多见。起病往往隐袭，病程大多进展缓慢。

【诊断】

1. 临床表现

(1) 特发性低血压：直立体位时出现的主要症状为头昏、眩晕、晕厥、视物模糊、全身无力、发音含糊及共济失调。患者卧位时血压正常，但站立时则收缩压及舒张压较快地下降达 3～5kPa 或更多。除早期患者偶有代偿性心率增快外，一般发作时无心率的变化，也无一般晕厥患者所常见的先兆症状，如苍白、出汗、恶心等。早期患者症状较轻，需直立相当时间以后才出现症状，且较轻微；渐加重甚至不能连续站立 1～2 小时，严重者于直立时立即出现晕厥，需长期卧床。若直立后进行肌肉运动，以促进静脉血液的回流，有时能预防晕厥的发生。

(2) 其他自主神经功能损害：如直肠膀胱功能失调（便秘或顽固性腹泻，尿失禁或尿潴留）、阳痿、皮肤温度异常、局部或全身的出汗障碍及颈交感神经麻痹的症状等。这些症状常与体位改变无关。

(3) 躯体神经功能损害：起病数年后，部分患者可出现躯体神经系统功能的进行性损害表现，如眼球震颤、构音困难、步态不稳、共济失调、全身乏力、腱反射亢进、锥体束征阳性、帕金森综合征及精神异常等。

2. 检查

（1）24 小时尿检查：去甲肾上腺素和肾上腺素的排泄量可低于正常。放射性核素标记试验显示去甲肾上腺素的代谢正常，提示病者可能系正常情况下不能释放儿茶酚胺所致。

（2）肾素释放：在直立位时未见明显增多，部分患者醛固酮分泌亦减少，这种肾素 - 醛固酮的活动障碍可能与钠的贮存量不足有关。

（3）自主神经检查：①出汗试验在体表局部受热或服用阿司匹林后的出汗反应消失；②皮肤划痕试验减弱或消失；③冷试验测压反应消失；④Valsalva 动作试验在正常人出现血压升高，心率变慢，但病者无反应；⑤1% 肾上腺素或 3% 可卡因液体滴眼，示瞳孔反应异常。

3. 诊断要点

（1）多为老年前期发病，缓慢逐渐进展病程。

（2）追问病史可能有夜晚或白天于起床或久站后出现晕厥史。

（3）测量卧位及直立位的血压变动，每分钟 1 次，连续测定 5～10 分钟。如直立位时收缩压可下降达 30mmHg 以上，舒张压可达 20mmHg 以上，并出现临床症状者，在无任何足以引起血压降低的原因时，可以作为诊断依据。

（4）常伴有阳痿、无汗及膀胱直肠功能障碍，或出现椎体外系功能损害等。

（5）排除其他疾病。

4. 鉴别诊断

（1）单纯性晕厥：晕厥多有明显诱因，如疼痛、恐惧、情绪紧张、空气污浊、疲劳等，晕厥前有短时的前驱症状，如头晕、恶心、苍白、出汗等；晕厥最常发生于直立位或坐位，但无上述明显直立体位改变的特殊关系；晕厥时血压下降、心率减慢而微弱、面色苍白且持续至晕厥后期，恢复较快，无明显后遗症状。

（2）排尿性晕厥：发生于排尿，或排尿结束时，引起反射性血压下降和晕厥。最常发生在病者午夜醒来小便时，清晨或午睡起来小便时也可发生。

（3）心源性晕厥：心脏血管疾患，如房室传导阻滞、心动过速、心脏瓣膜病、心肌梗死等，均可因心排出血量减少影响脑供血不足而引起晕厥。心电图检查有异常。

（4）颈动脉窦综合征：系同颈动脉窦敏感性增强引起。常在颈动脉窦受刺激、颈动脉硬化或其邻近病变、衣领过紧时发生。在临床上做颈动脉窦加压试验时，可使心率变慢、血压降低并引起晕厥。

（5）其他：继发性引起直立性低血压的一些疾病，如肾上腺皮质功能减退、慢性酒精中毒、糖尿病、脊髓空洞症、卟啉症、原发性淀粉样变、急性感染性疾病恢复期、脑炎及交感神经干切除或损伤后综合征等，均应注意鉴别。有些患者接受某些降压药物治疗，如氯丙嗪、胍乙啶等药物，突然从卧位站立时亦可发生晕厥。

【治疗】

体位改变要慢，切忌突然起坐或站立，以防止因血压降低而昏倒。避免喝酒或过高室温，或浴池浸泡等诱发血压降低等因素。慎用影响血压药物。

1. 一般治疗　睡眠时可将床头位抬高 10°～30°；起立下床时动作要缓慢，下地直立后进行全身肌肉运动，促使静脉血液的回流，可预防晕厥的发生。或穿有弹性的紧身衫裤。

2. 药物治疗　服用盐酸麻黄碱，每次 25mg，每日 3～4次；或服用苯异丙胺：每次 10～20mg，每日 2～3次；或盐酸哌醋甲酯（利他林）10～20mg，早晨及中午各服1次。

（1）严重者：可试服泼尼松等肾上腺皮质激素，直至不出现直立性低血压或体重明显增加时减量维持。

（2）美多巴与单胺氧化酶抑制剂合并治疗：美多巴可改善锥体外系症状，开始剂量为每次125mg，每日2次，逐渐增加至每次250mg，每日3～4次，随时根据患者的反应调节剂量。单胺氧化酶抑制剂服用后常使血压增高，严重病例亦可同时应用酪胺治疗。但治疗期间，每日早晚测量血压。

（3）预防血管扩张药：吲哚美辛25mg，每日2～3次。普萘洛尔10mg，每日3～4次。

3. 注意营养、增强体质 可服用一般强壮剂及各种维生素，并适当地加强体育锻炼等。

【病情观察】

诊断明确者，门诊诊疗时应观察患者症状发作次数、发作特点，评估治疗效果；注意测量卧位及直立位的血压变动。

【病历记录】

1. 门急诊病历 记录患者就诊的主要症状、病程，有无反复发作的特点，是否有每次发作的诱因、症状持续时间、缓解方式等。有无吸烟史，有低高血压及低血糖病史。

2. 住院病历 记录患者主诉、发病过程、门诊或外院的治疗过程、用过何种药物及疗效如何。重点记录何种治疗后病情变化、治疗效果。

【注意事项】

1. 医患沟通 诊断明确者，应告知患者及家属治疗药物疗程、可能疗效。告知患者及家属有关本病的日常注意事项及护理知识。

2. 经验指导 追问病史中可能有夜晚或白天于起床或久站后出现晕厥史，测量卧位及直立位的血压变动，每分钟1次，连续测定5～10分钟，如直立位时收缩压下降达6.7kPa

左右并出现临床症状者，在无任何足以引起血压降低的原因时，可以作为诊断本症的依据。

第三节 间脑病变

间脑由丘脑、丘脑底、下丘脑、膝状体及第三脑室周围结构所组成，是大脑皮质与各低级部位联系的重要结构。"间脑病变"一词，一般用于包括与间脑有关的自主神经功能障碍、精神症状和躯体方面的体重变化、水分潴留、体温调节、睡眠–觉醒节律、性功能、皮肤素质等异常和反复发作性的症状群，脑电图中可有特征性变化。

【诊断】

1. 临床表现

（1）定位性症状

①睡眠障碍：是间脑病变的突出症状之一。下丘脑后部病变时，大部分患者有睡眠过多现象，即嗜睡，但少数患者失眠。当下丘脑后区大脑脚受累时，则表现为发作性嗜睡病和猝倒症等。

②体温调节障碍：a. 低热，一般维持于 37.3～37.8℃，很少达 39℃ 以上。24 小时体温曲线有助于了解温度调节障碍。b. 体温过低，下丘脑的前部和邻近的膈区与身体的散热可能有关，下丘脑后侧部病变时产热机制减弱或消失，常可引起体温过低。c. 高热，下丘脑视前区两侧急性病变常有体温很快升高，甚至死亡后仍然有很高体温。

③尿崩症：下丘脑的病变损害视上核、室旁核或视上核–垂体束，均常发生血管加压素分泌减少，可引起尿崩症。各种年龄均可发病，但以 10～20 岁为多。男性稍多于女性。起病可急可缓。主要症状有多尿（失水）、口渴、多饮。每昼夜排尿总量常在 5～6L，多至 10L，余尿比重低（<1.006），

但不含糖。每日饮水也多，总量与尿量相接近，如限制喝水，尿量往往仍多而引起失水。患者有头痛、疲乏、肌肉疼痛、体温降低、心动过速、体重减轻。久病者常因烦渴多饮，日夜不宁，发生失眠、焦虑、烦躁等神经－精神症状。若下丘脑前部核群功能亢进或双侧视交叉上核损害，偶尔亦发生少饮及乏尿症。

④善饥：下丘脑病变引起过分饥饿较烦渴症状为少见。善饥症发生在额叶双侧病变，包括大脑皮质弥散性疾病及双侧前额叶切除后。轻度善饥症状见于激素治疗及少数精神分裂症患者。这些患者对食欲无法控制。在强食症中，表现过分饥饿，伴周期性发作性睡眠过度等症状，常归因于下丘脑病变。双额叶病变时，偶亦发生善饥，表现贪食，吃不可食用的东西，同时有视觉辨别功能丧失、攻击行为及性活动增加等症状。

⑤性功能和激素代谢障碍：性功能异常表现为性欲减退，儿童病例有发育迟缓或早熟，青春期后女性则月经周期改变或闭经，男性则精子形成障碍甚至阳痿。此种障碍之出现常用下丘脑脊髓纤维及下丘脑垂体纤维通过神经体液的调节紊乱来解释。闭经－溢乳综合征的主要机制是沁乳素分泌过多，高泌乳素血症抑制下丘脑促性腺释放激素的分泌。常由肿瘤（垂体肿瘤等）、下丘脑与垂体功能障碍性或服用多巴胺受体拮抗剂（硫代二苯胺、氟哌啶醇）等各种因素所致。间脑病时激素代谢的改变以 17 酮类固醇类最明显。

⑥脂肪代谢障碍：肥胖是由于下丘脑后方病变累及腹内侧核或结节附近所致，常伴有性器官发育不良症，称肥胖性生殖不能性营养不良（Frolirh）综合征。继发性者常为下丘脑部肿瘤或垂体腺瘤压迫下丘脑所致，其次为下丘脑部炎症。原发性者多为男性儿童，起病往往颇早，有肥胖和第二性征发育不良，但无垂体功能障碍。肥胖为逐渐进展性，后期表

现极其明显，脂肪分布以面部、颈及躯干最著，其次为肢体的近端。皮肤细软，手指细尖，常伴有骨骼过长现象。

消瘦在婴儿多见，往往因下丘脑肿瘤或其他病变引起，如肿瘤破坏双侧视交叉上核、下丘脑外侧区或前方，均可发生厌食症，吞咽不能，体重减轻。在成人有轻度体重下降，乏力，但极端恶病质常提示有垂体损害。

⑦糖、蛋白代谢及血液其他成分的改变：下丘脑受损时，血糖往往升高或降低。当下丘脑受急性损伤或刺激时，可产生高血糖，但血清及小便中酮体往往阴性。在动物实验中，损伤下丘脑之前方近视交叉处或破坏室旁核时，能引起低血糖及增加胰岛素敏感性。蛋白质代谢障碍表现为血浆蛋白中白蛋白减低，球蛋白增高，因而 A/G 系数常常低于正常。用电泳法观察，发现球蛋白中以 α_2 - 球蛋白的上升比较明显，β 间脑疾病部分减低。间脑疾病时血中钠含量一般都处于较低水平，血溴测定常增高。其次也可以发生真性红细胞增多症，在无感染情况下也可出现中性粒细胞的增多。

⑧胃、十二指肠溃疡和出血：在人及动物的急性下丘脑病变中，可伴有胃、十二指肠溃疡及出血。但下丘脑的前方及下行至延髓中的自主神经纤维，在其径路上的任何部位，有急性刺激性病变时，均可引起胃和十二指肠黏膜出血和溃疡形成。产生黏膜病变的原理有两种意见：一种认为由于交感神经血管收缩纤维的麻痹，可发生血管扩张，而导致黏膜出血；另一种认为是迷走神经活动过度的结果，使胃肠道肌肉发生收缩，引起局部缺血与溃疡形成。

⑨情绪改变：动物实验中见到多数双侧性下丘脑病损的动物，都有较为重要的不正常行为。研究指出，下丘脑的情绪反应不仅决定于丘脑与皮质关系上，当皮质完整时，在刺激乳头体、破坏下丘脑的后腹外核及视前核有病变时均可引起。主要的精神症状包括兴奋、病理性哭笑、定向力障碍、

幻觉及激怒等。

⑩自主神经功能症状：下丘脑前部及灰结节区为副交感神经调节，下丘脑后侧部为交感神经调节。下丘脑病变时自主神经是极不稳定的，心血管方面的症状常是波动性的，血压大多偏低，或有直立性低血压，但较少有血压增高现象。一般下丘脑后方及腹内核病变或有刺激现象时，有血压升高、心率加快、呼吸加快、胃肠蠕动和分泌抑制、瞳孔扩大；下丘脑前方或灰结节区刺激性病变，则血压降低、心率减慢、胃肠蠕动及分泌增加、瞳孔缩小。但新近研究指出，在视上核及室旁核或视前区类似垂体后叶，有较高浓度的血管加压素及催产素，说明下丘脑前方也可引起高血压。若整个下丘脑有病变则血压的改变更为复杂、不稳。伴有心率、脉搏减慢，有时出现冠状动脉的供血不足，呼吸浅而慢，两侧瞳孔大小不对称，偶可引起排尿障碍，常有心脏、胃肠、膀胱区不适感。因结肠功能紊乱，偶有大便溏薄，便秘与腹泻交替出现的情况。

（2）发作性症状：常以间脑癫痫为主要表现。所谓间脑性癫痫发作，实为下丘脑疾患所引起的阵发性自主神经系统功能紊乱综合征。发作前患者多先有情绪波动、食欲改变（增高或低下）、头痛、打呵欠、恐惧不安和心前区不适。发作时面色潮红或苍白、流涎、流泪、多汗、战栗、血压骤然升高、瞳孔散大或缩小、眼球突出、体温上升或下降、脉速、呼吸变慢、尿意感及各种内脏不适感，间或有意识障碍和精神改变等。发作后全身无力、嗜睡或伴有呃逆。每次发作持续数分钟到数小时。有的则突然出现昏迷，甚至心脏停搏而猝死。总之，每个患者的发作有固定症状和刻板的顺序，而各个患者之间则很少相同。

2. 检查

（1）脑脊液检查：除占位病变有压力增高及炎性病变，

有白细胞增多外，一般均属正常。

(2) X线头颅正侧位摄片：偶有鞍上钙化点、蝶鞍扩大，或后床突破坏情况，必要时行血管造影及CT脑扫描。

(3) 脑电图：能见到14Hz的单向正相棘波或弥漫性异常，阵发性发放的、左右交替的高波幅放电有助于诊断。

3. 诊断要点 详细询问病史，并结合神经系统检查及辅助检查，细致分析考虑。时常发现下丘脑病理的改变很严重，而临床症状却不明显；亦有下丘脑病理改变不明显，而临床症状却很严重。必须指出，在亚急性或慢性的病变中，自主神经系统具有较强的代偿作用。因此不要忽略详细的自主神经系统检查，如出汗试验、皮肤划痕试验、皮肤温度测定、眼心反射、直立和卧倒试验及药物肾上腺素试验等，以测定自主神经的功能状况。脑电图的特征性改变有助于确定诊断。

【治疗】

1. 病因治疗 首先要分辨肿瘤或炎症。肿瘤引起者应根据手术指征进行开颅切除或深度X线治疗。若为炎症，应先鉴别炎症性质为细菌性或病毒性，然后选用适当的抗生素、激素及中药等治疗。若系损伤和血管性病变所致，则应根据具体情况，采用手术、止血或一般支持治疗。非炎症性的慢性退行性的下丘脑病变，一般以对症治疗、健脑和锻炼身体为主。

2. 特殊治疗

(1) 下丘脑病变：若以嗜睡现象为主者，则选用中枢兴奋药物口服，如苯丙胺、哌醋甲酯、氯酯醒等。

(2) 尿崩症：采用血管加压素替代治疗。垂体后叶制剂常用者有下列三种。①垂体加压素：以鞣酸盐油剂（又名尿崩停注射剂）的作用时间为最长，肌内注射每次0.5~1ml，可维持7~10日；②垂体后叶粉剂（尿崩停鼻烟剂）：可由鼻道给药，成人每次30~40mg，作用时间6~8小时，颇为方便；③氢氯噻嗪：若对尿崩停类药物有抗药、过敏或不能耐受注射者，可以本品代替。

（3）病变引起垂体前叶功能减退者，可补偿周围内分泌腺（肾上腺、甲状腺、性腺）分泌不足，用合并激素疗法。例如甲状腺制剂合并泼尼松适量，口服；丙酸睾酮 25mg，每周 1～3 次肌内注射；高蛋白饮食。若有电解质紊乱可考虑合用去氧皮质酮或甘草。

（4）间脑性癫痫发作，可采用苯妥英钠、地西泮或氯氮䓬等口服治疗。精神症状较明显的患者可应用氯丙嗪口服。但如有垂体功能低下的病例需注意出现危象。

（5）颅内压增高用脱水剂，如氨苯蝶啶 50mg，每日 3 次，口服；氢氯噻嗪 25mg，每日 3 次，口服；20% 甘露醇 250ml，静脉滴注等。

3. 对症治疗 血压偶有升高，心跳快，可给适量降压剂，必要时口服适量普萘洛尔。发热者可用中枢退热药物（阿司匹林、氯丙嗪）、苯巴比妥、地西泮、甲丙氨酯等，或物理降温。并发胃及十二指肠出血，可应用适量止血剂，如酚磺乙胺及氨甲苯酸等。神经症状明显者，应采取综合疗法，首先要进行增强体质的锻炼，如广播操、太极拳等，建立正常生活制度，配合适当的休息。对失眠者晚间用适量催眠剂，白天也可用适当镇静剂，头痛严重者也可用镇痛剂。

【病情观察】

诊断明确者应观察患者症状发作次数、发作特点，评估治疗效果。应用加压素治疗中，观察尿量、尿比重、饮水量、血压的改变。加压素有收缩血管作用，有的患儿应用后有暂时性面色苍白、腹痛。加压素过量可引起水中毒，有头痛、高血压、低钠性抽搐、严重时可昏迷。

【病历记录】

1. 门急诊病历 记录患者就诊的主要症状、病程，有无反复发作的特点，是否有每次发作的诱因、症状持续时间、缓解方式等。注意询问有无阻塞动脉疾病、原发性肺动脉高压、神经系统疾病等。有无吸烟史，有无高血压及糖尿病病史。

2. 住院病历 记录患者主诉、发病过程、门诊或外院的治疗过程、用过何种药物及疗效如何。重点记录何种治疗后病情变化、治疗效果。

【注意事项】

1. 医患沟通 诊断明确者药物治疗的，应告知患者及家属治疗药物疗程、可能疗效。告知患者及家属有关本病的知识及患者预后的健康指导。

2. 经验指导 下丘脑病变的病因较多，临床症状表现不一，诊断较难，必须注意详细询问病史，并结合神经系统检查及辅助检查，细致分析考虑。时常发现下丘脑病理的改变很严重，而临床症状却不明显，亦有下丘脑病理改变不明显，而临床症状却很严重。必须指出，在亚急性或慢性的病变中，自主神经系统具有较强的代偿作用。

第十三章

癔　症 ◀··

　　癔症（hysteria），是一类由精神因素，如重大生活事件、内心冲突、情绪激动、暗示或自我暗示，作用于易病个体引起的精神障碍。主要表现为各种各样的躯体症状，意识范围缩小，选择性遗忘或精神暴发等精神症状，但无相应的器质性损害作为病理基础。

【诊断】

1. 临床表现

（1）分离性障碍

①分离性遗忘：对围绕心理创伤的有关事件，部分或完全遗忘，多为可逆性。通常为重要的近期事件的记忆丧失，而不是由于器质性因素所致。

②分离性漫游：在应激性事件或问题后，突然离家外出漫游，可保留自我照顾的能力，但对漫游存在遗忘。

③情感暴发：哭笑无常，手舞足蹈，以唱山歌、唱小调等方式发泄内心不悦之事。有夸张、做作、易接受暗示，或表现为神鬼附体，用想象中对象的姿势与口吻讲话等。

④假性痴呆：对问题常以"近似回答"，如 $2+3=4$，似乎什么都懂，给人以故意讲错的印象。

（2）转化性运动和感觉障碍

①转化性运动障碍：常见有肢体瘫痪、共济失调、失用、

构音困难，但神经系统检查均属正常。

②抽搐发作：与癫痫的抽搐十分相似，但无意识丧失及很少有咬碎舌头、小便失禁及严重摔伤等情况。

③转换性感觉障碍：可表现为皮肤麻木、感觉丧失及感觉器官功能丧失，包括心因性失眠、失聪等。但常与医学知识不符。

④内脏自主神经功能障碍：可表现为咽喉梗死感、呃逆、厌食、呕吐、腹胀、尿频等。

2. 实验室检查　一般无阳性结果。

3. 诊断要点　本病临床表现多样，详细的病史询问可帮助确立诊断，一般依据详细的病史和神经系统阴性检查结果做出诊断。本病神经系统检查和辅助检查均为阴性，若有阳性发现，可以排除癔症诊断。

4. 鉴别诊断

（1）器质性疾病：详细的体格检查和辅助检查有阳性发现，中年以后首次发作，躯体症状源于特定器官的障碍，有明显器质性病变基础。疾病过程相对固定、持续存在，不受环境因素影响而发生急剧变化。

（2）癫痫：意识丧失，出现病理反射，瞳孔散大，对光反射短暂消失，脑电图异常发现。

（3）散发性脑炎：多种神经系统体征阳性，病理征阳性，脑电图常为弥漫性慢波异常，脑脊液异常。

（4）反应性精神病：在强烈的精神刺激下急性发病，无情感色彩，无表演和夸大特点，无反复发作史，发作性病程。

【治疗】

1. 心理治疗　帮助患者正确认识疾病，解释本病完全可以治愈而不留下任何残疾。并应做好患者家属、同事等人的工作，避免周围人的紧张及过分关心等不良气氛所带来的影响。

（1）暗示疗法：可觉醒暗示或催眠暗示。主要通过语言暗示或配合适当的理疗、针刺或按摩，以取得疗效。

（2）心理疗法：解释性心理疗法或分析性心理疗法。目的在于引导患者正确认识和对待致病的精神因素，克服个性缺陷，认识无意识动机对健康的影响并加以消除。

（3）行为疗法：对患者进行功能训练，适用于暗示治疗无效肢体或言语有障碍病例。

2. 药物治疗　对癔症性蒙眬状态、精神病状态或痉挛发作，很难接受正规精神治疗时，可采用盐酸氯丙嗪 25～50mg 肌内注射；或地西泮 10～20mg 静脉注射，促使患者入睡。急性期后，精神症状仍然明显者，可采用盐酸氯丙嗪，口服 25～50mg，每日 1～3 次。头痛、失眠等可给予阿普唑仑 0.4mg，每日 3 次。

【病情观察】

应观察患者的症状在暗示治疗后是否缓解，对症治疗是否控制发作。

【病历记录】

1. 门急诊病历　记录患者的起病形式，记录有无心理因素的诱因。记录患者的性格特征，有无类似发作史。记录主要的癔症性躯体障碍、运动障碍和躯体化障碍的症状表现。记录患者神经系统和内科的体检结果，尤其是有鉴别诊断意义的阴性体征。辅助检查记录脑电图、CT、血生化、肝肾功能、血气分析等检查结果。

2. 住院病历　详尽记录患者及亲属的主诉、患者的发病过程、门急诊或外院的治疗经过。记录本病与癫痫和反应性精神病等疾病的鉴别诊断要点。记录入院治疗后的病情变化，治疗效果，需请精神科会诊的患者应记录会诊意见和结论。

【注意事项】

1. 医患沟通　应告知患者亲属有关癔症的特点及治疗效

果。让患者知道所患疾病的本质是功能性而非器质性，是可以治愈的，以消除患者的各种顾虑，稳定患者情绪，使之配合医生战胜疾病。引导患者认识病因，加强自我锻炼，促进身体康复。

2. 经验指导

（1）本病临床表现多样，详细的病史询问可帮助确立诊断，一般依据详细的病史和神经系统阴性检查结果做出诊断。

（2）本病神经系统检查和辅助检查均为阴性，若有阳性发现，可以排除癔症诊断。

（3）暗示治疗可以使本病得到完全缓解，合并兴奋躁动者可适当予镇静治疗。

（4）准确诊断本病比治疗更为重要，诊断本病时，应排除器质性疾病、反应性精神病等。诊断本病后，予以心理疏导等治疗，以避免发作。